現代の母性看護

各論

入山茂美・春名めぐみ・大林陽子 [編]
Shigemi Iriyama　Megumi Haruna　Yoko Obayashi

名古屋大学出版会

まえがき

　本書は，看護学生が母性看護の対象に対する看護ケアを適切に実施できるようになることを目指したテキストとして企画しました．執筆者は，大学で母性看護学を教授している看護教員，周産期医療の最前線で活動している産科医師，小児科医師，助産師，看護師といった専門家です．

　近年，日本の周産期医療は世界トップレベルとなり，1000 g 未満で生まれた子どもが数十年後にオリンピックのメダリストとなるという素晴らしい未来を提供できるまでになりました．周産期医療の現場では，かけがえのない命と向き合い，その命を守るために，医療従事者は出産された女性と生まれてきた子ども，そしてご家族に寄り添い，最善の医療を提供しようと日々努力をしています．そのような周産期医療の現場では，看護学生も看護師と同様に看護の対象となる方たちに対して真摯に向き合い，適切な看護ケアを提供できるように対応していく必要があります．

　本書は，妊娠期，分娩期，新生児期，産褥期の対象への看護ケアを安全に提供できるよう，各期に必要な知識，対象の特徴，対象のアセスメント，対象のニーズとその看護，各期における異常に関する知識，異常となった対象への看護という項目でまとめています．そのため，出産された女性と生まれてきた子ども，そしてその家族の生活を支えるための看護について，看護学生がステップを踏みながら学んでいくことができます．本書の特徴は，スペシャルニーズをもつ妊婦産婦，褥婦の看護やハイリスク新生児の看護についても詳細に記述している点です．看護学生が母性看護の実習で受け持つ対象の中にも，若年や高年の妊産婦，がんや精神障害を抱えながら出産し子育てをする女性，早産児や疾患をもつ子どもの子育てをする女性など，多様な妊産婦がいます．本書を通して，多様なニーズをもつ母性看護の対象への看護を深く学ぶことで，実践の場における看護ケアに活かしていただけることと思います．

　本書は，看護学生が理解しやすいように難しい専門用語についてはわかりやすい言葉で解説しています．また，図や表を用い，実習の現場に活かせる実践的な看護ケアについて説明をしています．多くの看護学生が本書を手に取り，母性看護の実習の現場でテキストとして利用していただくことを願っています．さらに，看護師として活動されてからも読み返していただき，看護ケアに活用していただけると幸いです．

　最後に，執筆を快くお引き受けいただきました諸先生方，そして，長期にわたりご支援いただきました名古屋大学出版会編集部の皆様に深謝いたします．

2019 年 12 月

編者を代表して　入山茂美

目　次

まえがき　i

I　妊　娠　期

I-1　妊娠期の看護に必要な知識 …………………………………………… 2
1　妊娠の成立・診断　2
2　妊娠期間　6

I-2　妊婦と胎児の特徴 ……………………………………………………… 8
1　妊婦の身体的特徴　8
2　胎児の発育　13
3　妊婦の心理社会的特徴　23
4　妊婦と家族と社会　25

I-3　妊婦と胎児のアセスメント …………………………………………… 28
1　妊婦のアセスメント　28
2　胎児のアセスメント　30
3　妊婦健康診査　34

I-4　妊婦のニーズとその看護 ……………………………………………… 40
1　妊婦のニーズと看護　40
2　家族のニーズと看護　44
3　妊娠中の保健指導　47

I-5　妊娠期の異常 …………………………………………………………… 61
1　妊婦の異常　61
2　胎児の異常　78

I-6　妊娠期に異常となった妊婦の看護 …………………………………… 80
1　ハイリスク妊娠とは　80
2　妊娠悪阻のおそれのある妊婦の看護　80

3 妊娠高血圧症候群の妊婦の看護　84

4 妊娠糖尿病の妊婦の看護　86

5 妊娠期感染症のある妊婦の看護　88

6 切迫流産・早産妊婦の看護　88

7 多胎妊婦の看護　89

I-7　スペシャルニーズを持つ妊婦の看護　92

1 精神障害（周産期うつ病を含む）の妊婦の看護　92

2 高年妊婦の看護　95

3 若年妊婦の看護　95

4 不妊症を経た妊婦の看護　96

5 がんを抱えた妊婦の看護　97

II　分　娩　期

II-1　分娩期の看護に必要な知識　102

1 分娩に関する用語の定義　102

2 分娩の3要素　103

3 分娩経過　108

4 分娩様式　110

II-2　分娩経過に伴う産婦と胎児の変化　111

1 産婦の身体的変化　111

2 産婦の心理　113

3 胎児の身体的変化　114

II-3　産婦と胎児のアセスメント　116

1 産婦のアセスメント　116

2 胎児のアセスメント　120

3 付属物のアセスメント　121

II-4　産婦のニーズとその看護　122

1 分娩前の産婦のニーズとその看護　122

2 分娩時の入院における産婦のニーズとその看護　125

3 分娩直後の産婦のニーズとその看護　128

4 母子とその家族への支援　129

II-5　分娩期の異常 ·· 131

1　産婦に起こりやすい異常　131
2　胎児に起こりやすい異常　139
3　分娩直後に産婦に起こりやすい異常　143

II-6　分娩期に異常となった産婦の看護 ································· 150

1　分娩前に異常となった産婦の看護　150
2　分娩直後に異常となった産婦の看護　154

II-7　スペシャルニーズを持つ産婦の看護 ··························· 157

1　精神疾患を持つ産婦の看護　157
2　GBS 感染症の産婦の看護　158
3　妊娠高血圧症候群を合併した産婦の看護　160
4　緊急帝王切開術を受けることとなった産婦の看護　161

III　新生児期

III-1　新生児期の看護に必要な知識 ································· 166

1　新生児の定義と分類　166
2　新生児の解剖　168
3　新生児の生理　169

III-2　新生児の特徴 ·· 171

1　子宮外生活への適応　171
2　新生児の発育　179
3　妊娠・分娩経過の異常による影響　182

III-3　新生児のアセスメント ·· 185

1　新生児のフィジカルアセスメント　185
2　新生児の生理的変化　194
3　新生児のマススクリーニング　196

III-4　新生児のニーズとその看護 ································· 199

1　栄養（哺乳，授乳，ビタミン K 投与）　199
2　保温と環境整備　201
3　清潔（保清）　203

4 排泄（おむつ交換） 205
5 睡眠（音と光の調節） 206
6 愛着形成（早期母子接触） 207
7 EENC : early essential newborn care（早期必須新生児ケア） 209

III-5　新生児の異常 211

1 新生児仮死 211
2 呼吸器疾患 213
3 低血糖 215
4 黄疸 215

III-6　ハイリスク新生児 217

1 早産児と低出生体重児 217
2 巨大児 218
3 感染症 219
4 糖尿病 219
5 新生児メレナ 220
6 頭蓋内出血 221
7 動脈管開存症 222

III-7　ハイリスク新生児の看護 224

1 早産児・低出生体重児の看護 224
2 巨大児の看護 227
3 感染症（GBS 感染症，敗血症，髄膜炎）を持った児の看護 228
4 糖尿病の母から生まれた児の看護 229
5 新生児メレナを発症した児の看護 230
6 頭蓋内出血を発症した児の看護 230
7 動脈管開存症を発症した児の看護 231

IV　産　褥　期

IV-1　産褥期の看護に必要な知識 234

1 産褥の定義 234
2 育児支援 234
3 産後入院 236

IV-2　褥婦の特徴 ･･ 238

　1　褥婦の身体的変化　238
　2　産褥期の全身状態　240
　3　褥婦の心理的変化とメンタルヘルス　242

IV-3　褥婦のアセスメント ･･ 243

　1　観察の意義とポイント　243
　2　授乳の援助　245

IV-4　褥婦のニーズとその看護 ･･････････････････････････････････････ 248

　1　産褥期の母子関係・家族関係　248
　2　産褥期の母子関係・家族関係への看護　250
　3　退院後の生活・育児への準備・教育　251

IV-5　産褥期の異常 ･･ 257

　1　子宮復古不全　257
　2　乳房のトラブル　258
　3　産褥期の感染症　260
　4　産褥期の排泄障害　261
　5　産褥期の精神障害（産後うつ病を含む）　263

IV-6　産褥期に異常となった褥婦の看護 ･･････････････････････････ 266

　1　産褥期の子宮復古状態と看護（子宮復古不全）　266
　2　乳房のトラブルを抱える褥婦の看護（乳頭トラブル，分泌不全，分泌過多，乳腺炎）　267
　3　産褥期の排泄障害を抱える褥婦の看護　271

IV-7　スペシャルニーズを持つ褥婦の看護 ･･････････････････････ 273

　1　精神障害（産後うつ病・愛着障害・精神疾患を含む）の褥婦の看護　273
　2　若年の褥婦への看護　275
　3　高年の褥婦への看護　275
　4　経済的問題のある褥婦への看護　275
　5　ソーシャルサポートに問題のある褥婦への看護　276

索　　引　279

I

妊 娠 期

I-1

妊娠期の看護に必要な知識

妊娠の成立について学ぶことは，妊娠に伴い変化する妊婦の生殖器および全身，胎児の発育を理解するための基礎的知識として重要である．そして，妊娠の診断方法を学ぶことは，妊娠の徴候や妊婦の妊娠初期の身体的変化，胎児の初期の発育を理解するために必要である．

1 妊娠の成立・診断

1.1 妊娠とは

妊娠（pregnancy）とは，受精卵・胚あるいは胎児を体内に保有している状態をさす．妊娠とは受精卵の着床に始まり，胎芽または胎児および付属物の排出をもって終了するまでの状態と定義されている．妊娠は生理的現象であり，母体に異常を認めないものを正常妊娠（normal pregnancy）という[1]．

1.2 妊婦

妊娠している女性を妊婦とよぶ．初回妊娠中の女性を初妊婦といい，2回目以降の妊娠中の女性を経妊婦という．また，初めて分娩する女性を初産婦というが，妊娠22週以降の分娩をすでに経験した女性を経産婦という．妊娠22週は胎児が子宮外での生育が可能となる時期とされている．

1.3 妊娠の成立 （『現代の母性看護 概論』II-1章3節参照）

a）卵胞の成熟と排卵

卵巣皮質内で卵胞は原始卵胞，発育卵胞，成熟卵胞と発育していく（図I-1-1）．原始卵胞は直径50 μmで，一つの一次卵母細胞とそれを囲む一層の扁平上皮細胞様の前顆粒膜細胞からなり，約120日かけて卵胞刺激ホルモン（follicle stimulating hormone：FSH）に反応できるようになる段階へ成長する．FSHは黄体形成ホルモン（luteinizing hormone：LH）とともに下垂体から分泌されるが，これらの放出は間脳の視床下部から分泌されるゴナドトロピン放出ホルモン（gonadotropin releasing hormone：GnRH）の刺激による[2]．

この発育段階まで成熟した原始卵胞は成長を開始し，発育卵胞を経て成熟卵胞（Graaf卵胞）になる（図I-1-2）．成熟卵胞は排卵準備ができた卵胞で，この段階で一次卵母細胞が第一減数分

2 第I篇 妊娠期

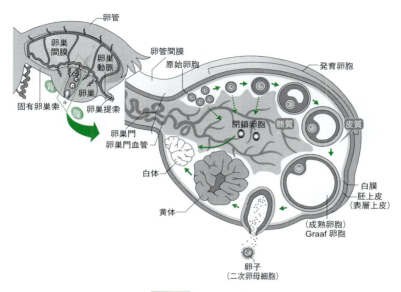

図I-1-1　卵胞の発育
出典：文献2）より改変

裂を起こし，二次卵母細胞となる．二次卵母細胞は卵胞の辺縁に位置し，顆粒膜細胞層に囲まれて卵丘を形成する．卵胞内部の卵胞腔は卵胞液で満たされ，卵胞液圧の増加に伴い成熟卵胞は卵巣表面に膨れ出る．このときの成熟卵胞は約20 mmに成長する．

成熟卵胞は発育・増大すると卵巣表面に突出して破裂し，二次卵母細胞が卵子として腹腔内に排出される．これを排卵という[2]．

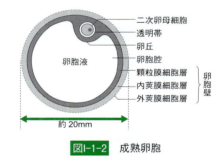

図I-1-2　成熟卵胞
出典：文献3）より改変

排卵後に卵巣内に残された顆粒膜細胞は，その周辺の莢膜細胞とともに肥大・増殖して黄体となる．黄体は排卵後1〜4日で完成し，プロゲステロン（黄体ホルモン）とエストロゲン（卵胞ホルモン）を分泌する．妊娠が成立すると黄体は妊娠黄体として維持されるが，成立しない場合には白体となり退縮する．

b）射精と精子の移動

精子は長さ約60 μmの細長い細胞で，頭部・体部・尾部からなり，活発な運動能を有する．精巣で精原細胞からつくられた精子は，精巣輸出管を通って精巣上体へ送られ，精管や精管膨大部に貯蔵される．性交で射精が起こると，精子は精囊，前立腺などの分泌液とともに尿道から腟内へ放出され，尾部を波状に動かして腟内を前進し，子宮頸管〜子宮内腔〜卵管内へ移動しながら受精能を獲得する[3,4]．1回の射精で2〜4億の精子が腟内に放出されるが，卵管膨大部では約60個になり，卵子の周囲に集合する．

c）受精

受精とは，卵子と精子が合体，融合して受精卵が生じる現象をいう．卵子は卵巣から腹腔に排卵された後，卵管采にとらえられ，卵管膨大部に進む．精子は腟内に射精された後，子宮頸管，

I-1　妊娠期の看護に必要な知識　3

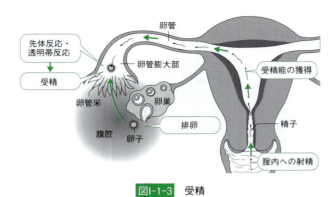

図I-1-3 受精

出典：文献3）より改変

子宮内腔，卵管を通って卵管膨大部で卵子と出会い，受精が起こる[3]（図I-1-3）．

受精能を獲得した精子は，頭部の先体からヒアルロニダーゼやアクロシンなどの加水分解酵素を放出し，卵子を囲む放射冠（顆粒膜細胞層）と透明帯を溶解し，破って（先体反応），卵子内へ進入する．1個の精子の頭部が卵子の卵細胞膜に触れるとカルシウムイオンの働きにより透明帯の性状が変化し，他の精子は進入できなくなる（透明帯反応）[5]．

d）受精卵発育と卵管内移動

受精卵は卵管内で細胞分裂をくり返しながら子宮内へ移動する（図I-1-4）．受精卵の初期の細胞分裂を卵割，個々の細胞を割球という．受精卵は受精翌日から「胚」といわれ，卵管内で細胞分裂（卵割）をくり返す．卵割では受精卵の大きさは一定で，細胞数だけが増える．受精後約30時間で2細胞期，約40時間で4細胞期，約60時間で8細胞期を経

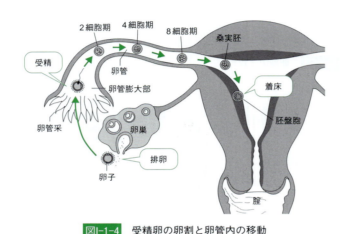

図I-1-4 受精卵の卵割と卵管内の移動

出典：文献6）より改変

て，受精後3〜4日で桑実胚（割球8〜16個）になるが，この状態では割球の境界が不明瞭になり，融合してみえる．さらに，受精後4〜6日で胚盤胞になり，内部に液体が貯留し，胞胚腔を形成し，内細胞塊（胚結節）と外細胞塊（栄養膜細胞）に分かれる[6]．この内細胞塊は将来，外胚葉（主に神経へ分化）・中胚葉（主に骨や骨格筋へ分化）・内胚葉（主に内臓臓器へ分化）へ分化し人体を形成していく[7]．一方，外細胞塊は胎盤などに分化する（栄養膜細胞）．

受精卵は卵管上皮の線毛運動や卵管壁の蠕動により輸送され，胚盤胞の時点で子宮内に到達している．

e）着床と妊娠成立

着床とは，受精卵が子宮内膜に接着し，さらに埋没するまでの過程をいう．この着床をもって妊娠の成立となる．着床は受精6〜7日頃から始まり，12日頃に完了する．胚盤胞まで成長した胚は収縮・拡張をくり返し，透明帯から剥がれる（ハッチング）．胚盤胞は内細胞塊を子宮内膜に接着させることで着床が始まる．栄養膜細胞から分泌されるタンパク分解酵素により子宮内膜の上皮細胞を侵食し，胚盤胞は子宮内膜間質に侵入し，内細胞塊は2層に分化する（二層性胚盤）．二層性胚盤の羊膜腔に接する細胞を上胚盤葉，胚外体腔に接する細胞を下胚盤葉といい，胚外体

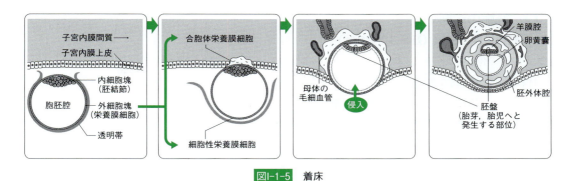

図I-1-5　着床

出典：文献8）より改変

腔は卵黄嚢を形成する．卵黄嚢とは，卵黄を包む膜状の囊（袋）のことをいい，胎児に栄養を供給する．二層性胚盤は，胚芽，胎児へと発生する部位で，胚盤胞が完全に子宮内膜に埋没して着床は完了する[8,9]（図I-1-5）．

この時期の子宮内膜は分泌期にあり，着床に適した状態で，着床の成立，妊娠の維持に重要である．排卵・受精後，子宮内膜はプロゲステ

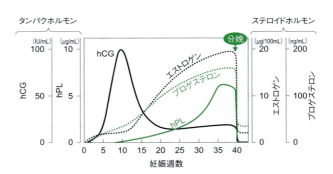

図I-1-6　妊娠中のホルモンの変化（母体血中ホルモン濃度）

出典：文献10）より改変

ロンの作用により血管が拡張し，間質細胞の肥大が起こり，グリコーゲンに富んだ分泌物が内膜腺から分泌され，着床，胚発生に適した状態にある．着床が始まる頃の子宮内膜は脱落膜に変化し，胚発生に必要な栄養を提供する．

f）妊娠維持の機構（内分泌的機構）

非妊時は卵巣から分泌される女性ホルモンの変動により月経が起こるが，妊娠の成立によりそれらのホルモンの周期的変動がなくなり，月経が停止する．

妊娠維持に関与するホルモンは，ヒト絨毛性ゴナドトロピン（human chorionic gonadotropin：hCG），ヒト胎盤性ラクトーゲン（human placental lactogen：hPL），エストロゲン（エストラジオール（E_2），エストリオール（E_3）），プロゲステロンである．hCGは胎盤（またはその前身である栄養膜細胞）から分泌され，妊娠黄体でのプロゲステロンの産生を促進する．妊娠黄体は妊娠が成立すると栄養膜細胞から分泌されるhCGにより維持され，胎盤が発達するまでプロゲステロンとエストロゲンを分泌して妊娠を維持する．hPLはhCGと同様に胎盤から分泌され，胎児の発育・成長を促進する．E_2は妊娠初期には妊娠黄体，妊娠7週以降は胎盤から分泌され，妊娠を維持する．E_3は胎盤から分泌され，妊娠を維持する．プロゲステロンは妊娠初期には妊娠黄体，妊娠7週以降は胎盤から分泌され，妊娠を維持する[10]（図I-1-6）．

I-1　妊娠期の看護に必要な知識

1.4 妊娠の診断

a）妊娠に伴う徴候（妊婦の自覚症状）

（1）月経の停止

月経周期が順調な健康な女性の月経が停止した場合は妊娠の可能性がある．月経周期日数（25〜38 日），持続日数（±6 日以内）を確認する．

（2）基礎体温（basal body temperature：BBT）の高温相持続

通常，排卵後は基礎体温が上昇して高温相となるが，妊娠が成立すると妊娠黄体から大量のプロゲステロンが産生され，高温相が 2 週間以上続く．高温相が 18 日以上持続すれば妊娠であることが多く，20〜21 日続けば妊娠と診断される．

（3）つわり

つわりは妊娠 5〜6 週以降に症状がみられるようになり，時期や症状に個人差があるが，妊娠 12〜16 週頃にはほとんどの妊婦は症状が消失する．その症状は，食欲不振，悪心，むかつき，過剰な唾液分泌，嗜好の変化などの消化器症状である．

（4）胎動

妊婦は経産婦で妊娠 18 週頃から，初産婦で妊娠 20 週頃から胎動を自覚することが多い．また，腹壁から胎児の頭部や手足などの身体部分を触知することにより妊娠が確認される．

b）妊娠の診断

（1）妊娠反応陽性

妊娠すると胎盤から放出されるヒト絨毛性ゴナドトロピン（hCG）が尿中に移行するため，hCG を免疫学的に判定する．正常妊婦の尿中 hCG は 20〜50 IU/L で妊娠 4 週 0 日，200 IU/L で妊娠 4 週 3 日，1,000 IU/L で妊娠 5 週 0 日（妊娠 7 週以降 100％陽性）と診断できる[11]．

正常月経周期（28 日型）の女性の場合，予定月経が発来する頃に尿中 hCG が感度 50 IU/L の診断試薬で陽性となるため，妊娠 4 週で陽性になる．以後，急激に上昇した尿中 hCG は妊娠 9〜14 週で 40,000〜640,000 IU/L のピークに達する．

妊娠反応陽性の場合，正常妊娠以外に流産や異所性妊娠などの異常妊娠，hCG 産生腫瘍，絨毛性疾患の場合もあるため注意を要する[12]．

（2）超音波診断

①胎嚢（gestational sac：GS）の検出

胎嚢とは，胎児を包む嚢状（袋のような形）のもののことをいう．正常妊娠では経腟超音波断層法で妊娠 4 週 3 日，経腹超音波診断法で妊娠 5 週 0 日に観察される．

②胎児心拍動（fetal heart beat：FHB），胎児心音（fetal heart sound：FHS）の検出

胎児心拍動は電子スキャンにより妊娠 6 週，妊娠 7 週末で 100％検出される．胎児心音は超音波ドプラ法で妊娠 8〜12 週で検出され，12 週では 100％検出される[13]．

2　妊娠期間

妊娠期間は最終月経の初日を 0 として起算し，妊娠を継続している期間を満週数で表現する（表 I-1-1）．一方，発生週数は受精の日から数え始める．最終月経日から約 2 週間で排卵が起こ

るため，発生週数は妊娠週数より2週間少なくなる．

妊娠持続期間は40週0日（280日）で，この日を分娩予定日と定める．妊娠22週未満の分娩を流産，妊娠22週0日から36週6日（37週未満，258日）の分娩を早産，妊娠37週0日（259日）から41週6日（42週未満，293日）までの期間の分娩を正期産，妊娠42週以降を過期産と定義している[13]．また，妊娠月数は数え月数で表現する（表I-1-1）．

妊娠時期の分類について，わが国では妊娠初期（妊娠16週未満），妊娠中期（妊娠16週～28週未満），妊娠後期あるいは末期（妊娠28週以降）に分けている．なお，日本産科婦人科学会は妊娠42週を3分割して14週ごとに三半期と称し，第1三半期（妊娠14週未満）を妊娠初期，第2三半期（妊娠14～28週未満）を妊娠中期，第3三半期（妊娠28週以降）を妊娠後期としている[13]．

引用文献

1）荒木勤：最新産科学　正常編，改訂第22版．p. 3，文光堂，2013.
2）医療情報科学研究所編：病気がみえる vol. 10　産科，第4版．p. 16，メディックメディア，2018.
3）文献2）に同じ，p. 17.
4）岩崎信爾，近藤哲郎，関沢明彦：受精・着床．周産期医学 46：5，2016.
5）文献2）に同じ，p. 18.
6）文献2）に同じ，p. 19.
7）入山茂美，春名めぐみ，大林陽子編：現代の母性看護　概論．p. 59，名古屋大学出版会，2018.
8）文献2）に同じ，p. 20.
9）文献1）に同じ，pp. 29-30.
10）文献2）に同じ，p. 34.
11）文献1）に同じ，p. 151.
12）片桐由紀子：妊娠反応．周産期医学 46：60-61，2016.
13）文献1）に同じ，p. 39.

表I-1-1　妊娠期間の表現と妊娠時期の分類

妊娠時期			妊娠週数（週）	日数[*1]（日）	月数	分娩
初期（第1三半期）	初期	前半期	0	0～6		流産
			1	7～13		
			2	14～20		
			3	21～27		
			4	28～34	第2月	早期流産
			5	35～41		
			6	42～48		
			7	49～55		
			8	56～62	第3月	
			9	63～69		
			10	70～76		
			11	77～83		
中期（第2三半期）	中期		12	84～90	第4月	
			13	91～97		
			14	98～104		
			15	105～111		
			16	112～118	第5月	後期流産
			17	119～125		
			18	126～132		
			19	133～139		
			20	140～146	第6月	
			21	147～153		
			22	154～160		
			23	161～167		
後期（第3三半期）	後期（末期）	後半期	24	168～174	第7月	早産
			25	175～181		
			26	182～188		
			27	189～195		
			28	196～202	第8月	
			29	203～209		
			30	210～216		
			31	217～223		
			32	224～230	第9月	
			33	231～237		
			34	238～244		
			35	245～251		
			36	252～258	第10月	
			37	259～265		正期産
			38	266～272		
			39	273～279		
			40	280[*2]～286		
			41	287～293		
			42	294～300		過期産

[*1]：最終月経第1日からの日数
[*2]：280日（40週0日）分娩予定日

I-2

妊婦と胎児の特徴

　妊娠によって妊婦も胎児も大きく変化する．精子と卵子が受精後，子宮内膜に着床してから時間の経過とともに新しい生命が育まれる．胎児の成長・発達の過程はヒトがたどってきた変遷の歴史ともいわれている．妊娠時期に応じて妊婦の子宮や乳房などが変化し，胎児が成長・発達していく．

　本章では妊婦と胎児の特徴をとらえ，看護実践に活かせるように理解を深める．

1　妊婦の身体的特徴

1.1　生殖器の変化

a）子宮

　子宮は，子宮体部，子宮峡部，子宮頸部（その内側を子宮頸管という）で構成されており（図I-2-1），妊娠による胎児の発育に伴い大きく変化する．妊娠初期に着床部が膨隆し子宮体部が増大する．子宮の増大はエストロゲンの影響によって子宮筋細胞が増殖・肥大することで起こる．

　子宮峡部は子宮体部と子宮頸部の移行部に存在し，解剖学的内子宮口から組織学的内子宮口の間をいう．子宮峡部は，妊娠経過とともに伸展する．子宮峡部は非妊時は1cm未満で子宮頸部と一体をなしているが，妊娠後期には7～10cmになり，子宮下部を形成し，胎児の通過管となる．子宮頸部は増大しないが，子宮頸管長は30～45mmであり，妊娠後期には軟化し口唇様にやわらかくなる（図I-2-2）[1]．

　子宮頸部はステロイドホルモンの作用により暗紫色を呈し，これをリビド着色という．妊娠中は頸管粘液栓が頸部を閉鎖しているが，分娩が近づくと粘液栓が排出され，頸管内膜とともにはがれて血性分泌物（産

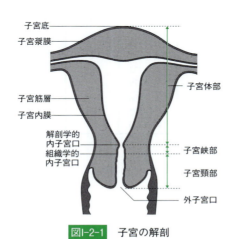

図I-2-1　子宮の解剖

出典：小林康江，中込さと子，荒木奈緒編：ナーシング・グラフィカ，母性看護学②，母性看護の実践．p.33，メディカ出版，2019

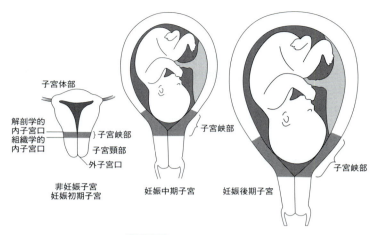

図I-2-2 子宮峡部の変化

出典：文献2）に同じ，p. 109

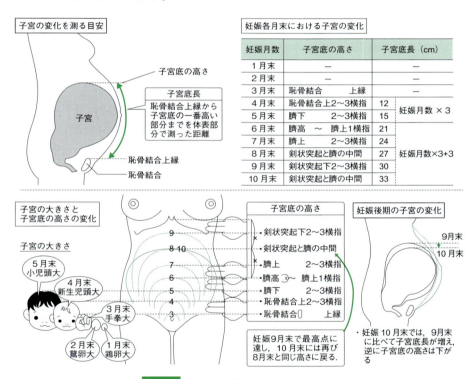

図I-2-3 子宮底の高さと子宮底長の変化

出典：医療情報科学研究所編集：病気がみえる vol. 10 産科，第4版．p. 39，メディックメディア，2018

徴（おしるし））が見られる．

　非妊時の子宮は，長さ約7 cm，幅5 cm，厚さ3 cm程度であるが，妊娠後期には，長さ30 cmを超える．重量は約50 gから1,000 gになる．妊娠期間に子宮底の高さと子宮底長が変化する（図I-2-3)[1]．

I-2 妊婦と胎児の特徴　9

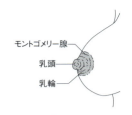

図I-2-4 乳房
出典：図I-2-1に同じ，p. 36

b) 腟

腟は，血管の増加，筋組織の肥大，結合組織の軟化がみられる．これらの変化により，分娩時に腟粘膜が十分に伸展し，産道を形成する．また，エストロゲンの影響により，子宮頸管粘液の分泌が増加するために，乳白色の腟分泌物（帯下）が増加する．腟は潤軟化し，腟内常在のデーデルライン桿菌によって腟内は強い酸性（pH3.5〜5.5程度）を呈し，細菌感染を防御する[2]．

c) 外陰部

外陰部は，大小陰唇が肥大し，潤軟となり，色素沈着を認め，皮脂腺や汗腺の働きが活発になる．静脈の怒張により，静脈瘤を認めることがある[3]．

d) 卵巣

卵巣は充血し腫大する．妊娠中は排卵が停止する[3]．

e) 乳房

乳房は，プロゲステロンとエストロゲン，プロラクチンの作用により乳腺が発育し，脂肪が蓄積することにより妊娠後期には非妊時の3〜4倍の重さになる．妊娠6週頃から血管が増加しはじめ，妊娠8週頃には，乳頭，乳輪は暗褐色に着色し，著明に拡大する．また，モントゴメリー腺（Montgomery's gland）とよばれる多数の小隆起がみられる（図I-2-4）．妊娠16週頃から分泌機能が認められ，乳房を圧すると，水様透明な初乳が分泌されることがある．妊娠中期は脳下垂体から放出されるプロラクチンの濃度が高まっているが，妊娠中は胎盤由来の大量のエストロゲンとプロゲステロンの協調した働きにより乳汁分泌が抑制されている．分娩時に胎盤の娩出により血中プロゲステロンの急激な減少が引き金となり，プロラクチンの作用により乳汁分泌が開始する[2]．

1.2 全身の変化

a) 体温

妊娠によって食事や身体活動による熱の産生はほとんど変化しないが，基礎体温は高温相を示し，その後，妊娠16週頃から低温相へ移行し，通常の体温に戻る．

b) ホルモン

母体の乳腺の発育と妊娠中の乳汁分泌の抑制は，ヒト胎盤性ラクトーゲン（human placental lactogen：hPL），エストロゲン（estrogen），プロゲステロン（progesterone）の作用による．hPLは，糖代謝と脂質代謝を亢進させて胎児の成長・発達を促す．エストロゲンは，色素細胞の活性化や関節・靱帯などの結合組織を弛緩させる．プロゲステロンは，胎児の拒絶を防ぐ免疫抑制や平滑筋の弛緩，基礎代謝の亢進に関与している[4]．

c) 体重

妊娠初期につわりのために一時的に体重が減少することがあるが，妊娠12週頃からつわりが消失して増加し始める．また，妊娠後期は子宮の増大による上腹部の圧迫により食欲が低下して体重が減少することもある．胎児とその付属物（胎盤・羊水・卵膜・臍帯）が発育するために妊婦の最も顕著な変化は体重の増加と体型の変化である．妊娠期の増加量は，胎児および胎盤（4.0〜4.5kg），子宮（0.5〜1.0kg），乳房（0.5〜1.0kg），水・電解質（1.0kg），皮下脂肪・タンパク

質の貯蔵（3.0〜3.5 kg）である[5]．

d) 呼吸器系

増大した子宮により横隔膜が挙上される．胎児に酸素を供給するため，母体の酸素消費量は20％増加し，二酸化炭素の産生量も増加する．呼吸数はほとんど変化しないが，1回換気量は増加し，機能的残気量は減少する．腹式呼吸より胸式呼吸へ傾く[6]．

e) 血液・循環器系

母体の体重増加と胎児への血液供給を確保するために循環血液量が増加し，血液成分は変化する（表I-2-1）．妊娠初期より血液量は増加しはじめ，妊娠30週頃に非妊時の40〜50％増となる．循環血液量の中でも，血漿量が約50％増加し，血球量の増加率30％を上回る．そのために，妊娠期の母体の血液は血漿成分が多く，相対的に貧血になりやすい[7]．出血に備えて血液の凝固系は活性化するが，線溶系の活性は低下する．赤血球数，ヘマトクリット値は減少するが白血球数は増加する（図I-2-5）[8]．

循環血液量の増加により，心拍出量も増加し，左心が肥大傾向になる．子宮の増大により横隔膜が挙上し，母体の心臓は左上方に移動する．安静時脈拍数は妊娠8週頃から増加する．血圧は末梢血管抵抗が低下することで低下し，妊娠後期に非妊時の値まで上昇する[9]．

f) 代謝・栄養

胎児とその付属物の発育，子宮・乳房の増大，循環血液量の増加，母体の皮下脂肪の貯蔵などのために代謝は亢進する．これらのために妊娠時期により母体が摂取する栄養素量を付加する必要がある．

基礎代謝は，胎児の発育に伴い酸素消費量が約20％増加する．そのために基礎代謝率（kcal/m²/時）は8〜15％増加する．

糖代謝は，胎児へのブドウ糖（グルコース）供給，母体の臓器

表I-2-1 妊娠中の血液データ

	検査項目	非妊時	後期
血算	白血球（×10³/μL）	3.5〜9.1	5.9〜16.9
	赤血球（×10⁴/μL）	400〜520	271〜443
	血色素（ヘモグロビン）（g/dL）	12〜15.8	9.5〜15.0
	ヘマトクリット（％）	35.4〜44.4	28.0〜40.0
	血小板（×10⁴/μL）	16.5〜41.5	14.6〜42.9
凝固系	フィブリノーゲン濃度（mg/dL）	233〜496	301〜696
	D-ダイマー（μg/mL）	0.22〜0.74	0.13〜1.7
鉄関連	フェリチン（ng/mL）	10〜150	0〜116
	血清鉄（μg/dL）	41〜141	30〜193
脂質代謝	総コレステロール（mg/dL）	<200	219〜349
腎機能	尿素窒素（mg/dL）	7〜20	3〜11
	クレアチニン（mg/dL）	0.5〜0.9	0.4〜0.9
	GFR（mL/分）	106〜132	117〜182

出典：図I-2-1に同じ，p. 38

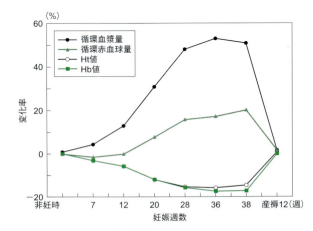

図I-2-5 血液の変化

出典：Whittaker PG, et al：Obstetrics and Gynecology 88（1）：33-39, 1996

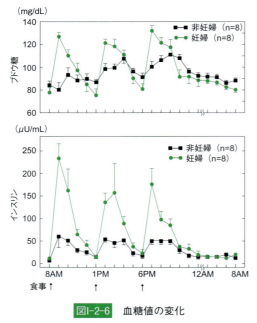

図I-2-6 血糖値の変化

出典：Freinkel N, et al：Intermediary metabolism during normal pregnancy. Carbohydrate Metabolism in Pregnancy and the Newborn, Springer-Verlag, 1979, pp. 1-31

と乳房の需要増加のために亢進する．特徴として，空腹時血糖値の低下，食後血糖値の上昇のためにインスリンが過剰に分泌される．しかし，母体の筋肉などの組織のインスリン感受性は45〜70％低下する．このために母体の組織へのブドウ糖の取り込みが抑制されて，ブドウ糖がエネルギー源として胎児へ供給される．組織のインスリン感受性が低下することはインスリン抵抗性が生じている状態である．正常な妊娠においてはインスリン抵抗性増大とインスリン分泌亢進との均衡がとれている（図I-2-6）．母体が増加したインスリン必要量に対応できない状態になると，妊娠中のみ糖代謝異常を起こす妊娠糖尿病（gestational diabetes mellitus：GDM）を発症することがある．

タンパク質代謝は，胎児や胎盤の発育，母体の子宮と乳房の増大，血液中のタンパク質増加，分娩時の出血と分娩後の母乳分泌の備えのために亢進する．妊娠とともに窒素バランスが増加する．胎盤は母体から胎児へのアミノ酸の輸送，タンパク質の合成と代謝の役割を果たしている．

脂質代謝は妊娠中の母体血中の脂質濃度を高い値に保つ．妊娠中期に母体の腹壁，背部，大腿部などに約4kgの脂肪の蓄積を行い，妊娠後期に胎児の発育が顕著になると胎盤を介して胎児側に移動する[10]．

g）消化器系

妊娠中は，消化器平滑筋が弛緩し，緊張度と運動性の低下により胃・腸管の内容物の通過時間が延長する．このために胸やけや胃酸が逆流し，逆流性食道炎を起こすことがある．また，妊娠後期の胎児の発育による子宮の増大と胎児の下降により，便秘や痔などが生じやすい．

妊娠初期には，約50〜80％の妊婦に，食欲不振，悪心・嘔吐，嗜好の変化，胸やけ，唾液分泌過多などを主症状とするつわりがみられるが，妊娠16週までに消失することが多い．子宮の増大により虫垂の位置が上方に移動するため，虫垂炎の場合の疼痛・圧痛の位置も移動することがある[11]．

h）腎・泌尿器系

妊娠中の循環血液量の増加により，腎血漿流量も約25〜50％増加し，糸球体濾過率は約50％増大し，尿量も増加する．その結果，糖やタンパク質の再吸収が抑制され，尿中に排出されることがある．

尿管と腎盂が拡張して膀胱の容積が増加する．尿管の拡張や蠕動の低下のために尿が停滞しやすくなり，膀胱炎や腎盂腎炎を起こしやすい．妊娠初期には増大した子宮により，妊娠後期には胎児が下降することにより膀胱が圧迫され，頻尿や尿失禁が起こりやすくなる[12]．

i) 骨格系

子宮が増大すると身体の重心が前方に移動し，重心のバランスを保つために上体を後ろにそらす．そのために頸椎が直立に近くなり，胸椎の後弯と腰仙骨部の前弯が増強し，腰背部痛の原因となる（図I-2-7）．骨盤の仙腸骨関節結合組織，恥骨結合が弛緩する．これは分娩時に骨盤腔を拡大して胎児の娩出を容易にするが，妊娠中は可動性が増大して疼痛を引き起こすことがある[13]．

j) 皮膚

妊娠中期以降に子宮の増大と皮下脂肪の増大により急速に腹壁が伸展し，皮下組織が断裂すると妊娠線ができる（図I-2-8）．新しいものは光沢のある暗赤色の縦線である．これは周囲の皮膚より少し凹んでいる．妊娠終了後は退色し白色となる．妊娠線は腹壁，乳房，臀部，大腿部などにできる．乳頭部，乳輪部，外陰部，腹壁正中線，顔面などに褐色の色素斑がみられることがあるが，分娩後に消失することが多い[14]．

k) 不快症状（マイナートラブル）

妊娠によるホルモンの変化や胎児とその付属物の成長による子宮の増大などの結果，全身が変化する．この生理的変化によって引き起こされる不快症状をマイナートラブルという（表I-2-2）．マイナートラブルの出現は個人差が大きいが，妊婦にとって不快な症状であるので，緩和する方法の提示が必要である[15]．

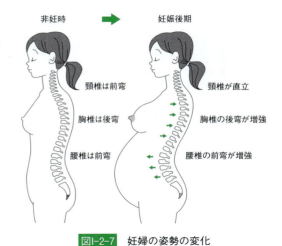

図I-2-7　妊婦の姿勢の変化
出典：文献4）に同じ，p. 12

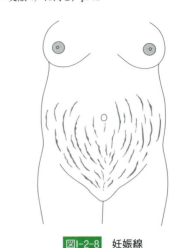

図I-2-8　妊娠線
出典：表I-2-2に同じ，p. 75

2　胎児の発育

2.1　胎芽・胎児

受精後12日頃に卵割を繰り返した胚が子宮内膜に着床する．この時点の胚は器官形成が不十分で，ヒトの胎児としての特徴が十分備わっていないため，妊娠10週未満までは胎芽という[16]．妊娠5週から12週頃までは器官形成期であり，この時期は，器官分化の臨界期といわれ，薬剤や放射線，ウィルス感染症，糖尿病などの母体の合併症などの催奇形因子の影響を受けやすく，形態異常が引き起こされやすい（図I-2-9）[17]．

妊娠初期は発生分化期，妊娠中期は発育期，妊娠後期は成熟期ともいわれる[18]．受精してから成長・発達をして母体外での生活（胎外生活）に適応できる成熟児では，体重3,000～3,200g，

表I-2-2 マイナートラブル

症状	特徴	原因・誘因	予防・援助
つわり	・妊娠初期（通常は 16 週までに消失する）. ・吐きけ・嘔吐, 食欲不振がおもな症状. ・空腹時やにおいによって誘発されることが多い. ・症状が異常に強い場合, 妊娠悪阻と診断される.	・hCG などのホルモンの影響 ・精神的因子	・起床時に空腹で症状が出現することがあるため, 起床後, 簡単なものを食べてから起き上がる. ・少量を頻回に摂取する. ・家人につくってもらったり, 外食する. ・無理に食べる必要はないが, 水分はできるだけ摂取する. ・精神の安定を心がけ, 気分転換をはかる. ・妊娠への肯定的感情を高める.
めまい 立ちくらみ	・妊娠初期または後期. ・起立性調節障害が多い.	・hCG やプロゲステロンなどのホルモンの影響, 血管運動神経の不安定による ・貧血 ・過換気症候群	・適度な運動 ・同一姿勢を長時間とらない. 下肢を適当に動かしたり, 弾性ストッキングの着用によって血液の停滞を防ぐ. ・急な体位変換をしない. 起き上がる前に軽く手足を動かす.
便秘	・妊娠初期または後期に多い.	・プロゲステロンの影響 ・つわりによる摂食量の減少 ・運動不足 ・増大した子宮による圧迫	・適度な運動 ・食物繊維の摂取 ・水分の摂取 ・緩下薬は医師の指示で
頻尿	・妊娠初期と後期に生じやすい. ・残尿感や排尿時痛があるときには膀胱炎を疑う.	・妊娠初期は増大した子宮に膀胱が圧迫されるため. ・妊娠後期は, 児頭の下降により, 膀胱が圧迫されるため.	・特別な予防法はない. ・がまんすると膀胱炎になりやすい. 外出時は, トイレの場所を確認するとよい. ・夜間の頻尿により睡眠不足となるときは, 睡眠前の水分摂取を控える.
腰背部痛	・妊娠後期におこりやすい.	・子宮の増大や体重増加のため重心が前方移動し, 腰仙骨部前弯度が増強するため. ・リラキシン・プロゲステロン・エストロゲンにより, 筋・靱帯結合組織が弛緩し, 支持力が低下するため.	・正しい姿勢を保つ. ・妊婦体操を行う. ・かかとの高さ 2～3 cm の靴をはく（姿勢を保つため）. ・妊婦用ガードルの着用. ・休息をとる（寝るときはかための布団, マットレスに寝る）. ・背中のマッサージ, 温罨法を行う.
下肢のけいれん	・妊娠後期におこりやすい. ・こむらがえりともよばれる. いわゆる足がつった状態.	・血液循環の悪化や, カルシウム摂取不足, さらには, 疲労などによる.	・カルシウムおよびビタミン B 群を十分に摂取する. ・過労を予防する. ・適度に下肢を動かしたり, あたためたり, マッサージによって血液循環を促す. ・けいれんをおこしたときは, その筋をゆっくりのばす.
静脈瘤・痔	・妊娠後期に生じやすい. ・下肢にできやすいが, 外陰部にできることもある. 直腸にできた場合, 痔核という.	・プロゲステロンによる静脈管壁の緊張の低下と, 子宮の増大による下肢静脈血の還流障害 ・きつすぎるガードルや腹帯もときに影響を及ぼす.	・からだを締めつける衣服は避ける. ・足を上げて休む. ・長時間立ちつづけない. 立ちっぱなしになるよりは, 歩いたり, 足踏みをする. ・マタニティ用の弾性ストッキングを着用する.
浮腫	・妊娠後期におこりやすい.	・エストロゲンによる水分貯留 ・増大した子宮による下肢静脈血の還流障害	・妊婦体操または下肢の屈伸運動などを行う. ・足を上げて休息する. ・弾性ストッキングの着用.
胸やけ	・妊娠後期におこりやすい.	・プロゲステロンによる食道蠕動運動の低下, 噴門部括約筋の弛緩, 胃の食物通過時間の延長 ・増大子宮による胃の圧迫	・少量・頻回の食事摂取. ・臥床時に, 上半身を挙上する. ・必要時, 制酸剤を用いる.
帯下	・妊娠中は増加する. ・悪臭や瘙痒感を伴う場合は感染を疑う.	・グリコーゲンが増加し, 腟の酸性度は高まるが, 酸性度に強い真菌類などは繁殖しやすい.	・感染予防と不快感を取り除くため, こまめに下着をかえる. ・瘙痒感がある場合は, 受診する. ・腟内洗浄は自己判断で行わない.
瘙痒感	・妊娠中期以降におこりやすい. ・腹部や腰部周囲のこともあれば, 全身におこる場合もある.	・ホルモンの変化や皮膚の乾燥が考えられる. ・妊娠線出現に伴うこともある.	・皮膚の清潔保持. ・衣服は天然素材で, 刺激の少ないものを選択する. ・保湿剤の塗布. ・増強時は皮膚科の受診をすすめる.

出典：森恵美他：系統看護学講座, 専門分野 II, 母性看護学各論. pp. 161-162, 医学書院, 2018

第 I 篇 妊娠期

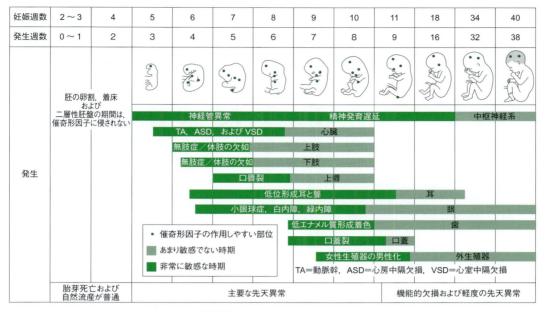

図I-2-9 人の形態発生と臨界期

出典：文献4）に同じ，p. 20，一部改変

身長 50 cm，頭囲 34 cm，胸囲 33 cm となる．妊娠後期の胎児の発育は著しく，妊娠 28 週に胎児は約 1,000 g であり，妊娠 40 週には 3,000 g となり，3ヵ月で 3 倍近くになる[19]（表I-2-3）．

2.2 胎児の生理

a）中枢神経系

外胚葉起源の神経板に由来し，妊娠 6 週頃に神経管から脳と脊髄の中枢神経系と神経堤から脊髄神経節や末梢神経系が形成される[20]．妊娠 15 週頃には大脳，間脳，小脳，脊髄が形成される．その後，脳の重量が増大し，神経系の機能が発育する[21]．

b）呼吸器系

胎児の肺は，器官形成期に肺葉，気管支，気管支分枝が形成される．その後，胚の細胞が分化し，妊娠 24 週頃に気管支内腔ができ，ガス交換の準備が始まる．胎児は呼吸様運動を行い，肺内に羊水の取り込みと排出が繰り返されている．妊娠 28 週以降に界面活性剤であるサーファクタント（図I-2-10）が産生され，肺の成熟に伴い，胎外生活が可能となる．肺成熟には呼吸様運動と羊水が重要である[22]．

c）循環器系

胎児は肺呼吸を行っていないのでガス交換を胎盤で行う．これに適した血行動態をしており，胎児循環という．胎児は妊娠 5 週までに血液の循環を始め，発育のためにガス交換，栄養摂取，老廃物と二酸化炭素の排出を活発に行う必要がある．このために胎児循環は器官形成期の妊娠 12 週にほぼ完成する[23]．胎児循環の特徴は，2 本の臍動脈・1

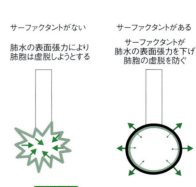

図I-2-10 サーファクタント

表I-2-3　胎児の

区分	胎児	分娩	妊娠週数*	妊娠日数*	妊娠月数	胎児図（胎児の体長，体重）	胎児の発育・機能の発達
妊娠初期	妊娠前半期		0週0日～0週6日	0日～6日	第1月		
			1週0日～1週6日	7日～13日			
	胎芽	流産	2週0日～2週6日	14日～20日			受精卵→桑実胚→胞胚→着床
			3週0日～3週6日	21日～27日			胚盤・羊膜・絨毛の形成
			4週0日～4週6日	28日～34日	第2月		視神経盤・神経溝の形成
			5週0日～5週6日	35日～41日			心拍動が開始
			6週0日～6週6日	42日～48日			眼・耳・下肢・上肢の器官の形成開始
			7週0日～7週6日	49日～55日		7週末で約3 cm	頭部と体幹部の区別
	胎児		8週0日～8週6日	56日～62日	第3月		四肢の確認
			9週0日～9週6日	63日～69日			尾部が消失，骨形成が始まり手足の指が発達する．
			10週0日～10週6日	70日～76日			主な器官および器官系の形成
			11週0日～11週6日	77日～83日		11週末で約9 cm，約20 g	少量の尿の排泄が始まる．
妊娠中期			12週0日～12週6日	84日～90日	第4月		皮膚は赤みを増し，少しずつ不透明になる．額に産毛が生えはじめる，四肢の動きが活発化．男児はペニスが突出（女児の生殖器は遅れて発達）．
			13週0日～13週6日	91日～97日			
			14週0日～14週6日	98日～104日			
			15週0日～15週6日	105日～111日		15週末で約16 cm，約100 g	呼吸様運動がみられるようになる．
			16週0日～16週6日	112日～118日	第5月		胴体が頭より大きく，頭部が身長の約1/3を占める．外性器で，性別がわかるようになる．飲み込んだりするような口の動きがみられる．手足の指がはっきりする，皮下脂肪がつきはじめる．
			17週0日～17週6日	119日～125日			
			18週0日～18週6日	126日～132日			
			19週0日～19週6日	133日～139日		19週末で約25 cm，約250 g	

*妊娠週数は満で表し，妊娠月数はかぞえで表す．

発育と妊婦の変化（次ページへ続く）

超音波診断での観察内容と標準値	妊婦図（腹部）	妊婦の変化		妊婦健診	主な妊婦健診項目	日常生活注意点
		生理的変化	心理社会的変化			
		排卵・受精				催奇形因子の防止（服薬・X線）
胎嚢（gestational sac：GS） 胎児心拍 6週で GS：1.5 cm		免疫学的妊娠反応陽性（4週以降） 基礎体温高温持続 つわりの出現（5〜6週頃） 胎盤の形成開始	妊娠に対する喜びや幸福感の肯定的感情と当惑や不安の否定的情感の混在	初診	問診 超音波検査	催奇形因子の防止（服薬など） 流産の予防 つわり症状への対応
胎児心拍 胎動 GS 頭殿長（crown-rump length：CRL） 8週で GS：3.0 cm 11週で CRL：4.0 cm		頻尿，便秘がち 乳頭・乳輪部の着色	つわりなどの不快症状により否定的感情の強まり （夫／パートナー：父親としての責任の不確かさ，妻が身体的に変化していく様子や周囲の扱いに対する疎外感）		血液検査（血液型，不規則抗体，感染症，随時血糖） 子宮頸部がん検診	母子健康手帳の交付 定期健診と診察内容の説明
胎児心拍 胎動 児頭大横径（biparietal diameter：BPD） 大腿骨長（femur length：FL） 15週で BPD：3.0 cm FL：1.6 cm		つわり症状消失（12週頃から） 基礎体温低温相 胎盤の完成		4週に1回	血液検査 超音波検査 耐糖能検査 細菌関連検査	体重コントロール 貧血予防 歯科検診
胎児心拍 胎動 BPD FL 19週で BPD：4.4 cm FL：2.8 cm		乳腺の発達により初乳がみられはじめる。 帯下の増量 胎動の自覚（経産婦）	胎動の自覚によるわが子の実感 心理的安定と自己陶酔傾向 自己中心的，受動的感情の高まり			出産場所の決定 着帯とマタニティウェア 兄／姉となる子とのかかわり方

区分	胎児（児）	分娩	妊娠週数	妊娠日数	妊娠月数	胎児図（胎児の体長，体重）	胎児の発育
妊娠中期	妊娠後半期	胎児	流産	20週0日〜20週6日	140日〜146日	第6月		皮下脂肪の発達が盛んになる.
				21週0日〜21週6日	147日〜153日			21週で体重500gに相当.
		胎児（早産児）	早産	22週0日〜22週6日	154日〜160日			22週以降，人工呼吸器の使用により肺でのガス交換が可能となる.
				23週0日〜23週6日	161日〜167日		23週末で約30cm，約650g	頭髪が生えはじめる.胎脂，爪が認められる.
				24週0日〜24週6日	168日〜174日	第7月		肺の構造がほぼ完成する.皮下脂肪が蓄積しはじめる.眼や耳が外界の刺激に反応しはじめる.眼の構造が完成し，瞼を動かして開閉する.頭髪，睫毛，眉毛が生えはじめる.吸啜反射・把握反射などがみられる.
				25週0日〜25週6日	175日〜181日			
				26週0日〜26週6日	182日〜188日			
妊娠末期				27週0日〜27週6日	189日〜195日		27週末で約35cm，約1000g	
				28週0日〜28週6日	196日〜202日	第8月		肺サーファクタントが産生されはじめる（出生時啼泣を認める）.胎児姿勢をとる.脳が急速に発達する.光，音，痛み刺激に反応する.
				29週0日〜29週6日	203日〜209日			
				30週0日〜30週6日	210日〜216日			
				31週0日〜31週6日	217日〜223日		31週末で約40cm，約1,500g	
				32週0日〜32週6日	224日〜230日	第9月		肺のサーファクタントの産生が増加する.ほとんどすべての感覚器が整う・皮膚は赤みをおびしわが多い.味覚が発達する.消化器機能がほぼ完成に近づく.胎外での生活が可能となる.
				33週0日〜33週6日	231日〜237日			
				34週0日〜34週6日	238日〜244日			
				35週0日〜35週6日	245日〜251日		35週末で約45cm，約2,000g	
		胎児（正期産児）	正期産	36週0日〜36週6日	252日〜258日	第10月		いつ胎外に出ても生存できる状態となる.母体から免疫を獲得する.骨盤内に下降し，胎動が減少する.
				37週0日〜37週6日	259日〜265日			
				38週0日〜38週6日	266日〜272日			
				39週0日〜39週6日	273日〜279日		39週末で約50cm，約3,000g	
				40週0日〜40週6日	280日〜286日			胎脂が減少する.
				41週0日〜41週6日	287日〜293日			
		胎児（過期産児）	過期産	42週0日〜42週6日	294日〜300日			

出典：図I-2-5に同じ，pp. 24-25

超音波診断での観察内容と標準値	妊婦図（腹部）	妊婦の変化		妊婦健診	主な妊婦健診項目	日常生活注意点
		生理的変化	心理社会的変化			
胎児心拍 胎動 BPD FL 23週で BPD：5.6 cm FL：3.9 cm		胎動の自覚（初産） 初乳 不快症状の出現 （腰痛）	（夫／パートナー：超音波診断画像にて胎児の確認をすることで不確かさや疎外感の縮小，誇り高く崇高な思い）	4週に1回	超音波検査	母乳育児準備 出産準備学級の受講 出産育児準備
胎児心拍 胎動 BPD FL 27週で BPD：6.8 cm FL：4.9 cm		不快症状の出現 （痔，静脈瘤）			耐糖能検査	早産予防 不快症状の予防 里帰り分娩に関する計画 バースプラン
胎児心拍 胎動 胎位 BPD FL 31週で BPD：7.8 cm FL：5.8 cm		心拍数ピーク 不快症状の出現 （食欲不振，腰痛）	分娩に対する関心の高まり，早く産みたいという期待と分娩に対する不安や恐怖，児の健康や成長についての不安，腹部増大による日常生活制限，不快症状などにより自己や胎児への内向性の助長 （夫／パートナー：妻と一緒に分娩・育児準備をはじめることによる父親としての責任への実感）	2週に1回	血液検査 超音波検査	妊娠高血圧症候群の予防 職場への休業届
胎児心拍 胎動 胎位 BPD FL 35週で BPD：8.5 cm FL：6.6 cm		循環血液量ピーク 不快症状の出現 （呼吸苦，頻尿，帯下，こむらがえり） 子宮頸管の熟化開始				入院準備 入院時期・方法の確認 産前休業
胎児心泊 胎動 胎位 BPD FL 39週で BPD：9.2 cm FL：7.1 cm		分娩前駆徴候 （胎児下降，前陣痛[前駆陣痛]，産徴など）		1週に1回	血液検査 超音波検査 （NST）	里帰り分娩の場合：帰省時期・方法の再確認
胎児心拍・胎動 胎位・BPD・FL 40週 BPD：9.3 cm FL：7.2 cm		胎盤の機能が徐々に低下	出産への不安と期待 家族の期待と不安，焦燥感	1週に1～2回	41週以降は胎児well-beingを1～2回／週程度評価する	

I-2　妊婦と胎児の特徴

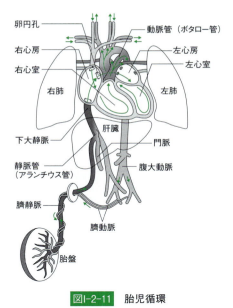

図I-2-11 胎児循環
出典：表I-2-2に同じ，p. 68

本の臍静脈・静脈管（アランチウス管）・動脈管（ボタロー管）・卵円孔の血流である（図I-2-11）[24]．

胎盤内で酸素を供給された動脈血は，1本の臍静脈から静脈管と門脈に分岐し，下大静脈と肝臓に流れ，下大静脈から右心房に入る．右心房と左心房をつなぐ卵円孔を通って，左心房に入り，左心房，左心室を経て全身に流れる．一方，下大静脈と上大静脈から右心房に入った血液は，肺循環がおこなわれていないために肺動脈へはわずかに流れ，多くは肺動脈と大動脈弓を連絡する動脈管を通って，大動脈を流れて下肢と内臓に送られる．全身を流れている二酸化炭素を多く含む血液は，2本の臍動脈を通って，胎盤に移行し母体へ運ばれる．まとめると，母体から供給された酸素濃度の高い血液は胎児の心臓へ向かう静脈を通り，心房・心室を通過して全身をめぐった酸素濃度の低い血液は胎児の動脈を経由する[25]．

妊娠4週頃から心臓が動き始め，心拍数は妊娠10週頃160回/分となり，徐々に減少して妊娠後半期にはおよそ120〜140回/分となる．心拍数は神経反射により変動パターンがあり，胎児のwell-beingの評価の指標となる[26]．

d) 造血器系

妊娠4週の心臓が機能し始めた時点では卵黄嚢から赤血球のもとが作られるが，妊娠10週頃に造血機能は肝臓に移行し，妊娠16週頃から骨髄でも産生される．胎児ヘモグロビンFは成人のヘモグロビンAよりも酸素親和性が高く，寿命が短い．胎児ヘモグロビンFは効率よく酸素を受け取ることができる[27, 28]．

e) 消化器系

食道・胃・腸管等の消化管は器官形成期につくられる．同時に口唇・口蓋・歯の起源も発生する[22]．胎児期は，母体から栄養を供給されるために消化器系が消化吸収機能を果たしていない．しかし，妊娠16週頃から羊水の嚥下運動，小腸の蠕動運動，水分吸収，グルコース能動移送摂取などの機能がしだいに発達し，妊娠34週頃にほぼ完成する[28]．妊娠後期には500 mL前後の羊水を嚥下している[22]．羊水と消化管分泌液などにより暗緑色の粘稠性の胎便がつくられる．通常は子宮内で胎便は排泄されないが，胎児が低酸素状態になった場合は，腸管の蠕動運動が亢進し，肛門括約筋が弛緩して子宮内でも胎便が排出されることがある[29]．

f) 腎・泌尿器・生殖器系

胎児期は胎盤によって体液・電解質の調節をされているので腎機能はほとんど必要とされない[29]．胎児の尿細管は妊娠7週に形成され，妊娠10週に尿を生成するようになり[28]，妊娠後期には1日700〜900 mLを排出する[22]．胎児の尿は羊水の主な産生源である[29]．

生殖器系の発生は，妊娠6週までに原始生殖細胞が卵黄嚢内に形成され，発生中に性腺へ移動して生殖細胞となる．性腺の性はY染色体の性決定領域の有無で決まる．XY染色体の場合は妊

娠10週頃に精巣のライディッヒ細胞からテストステロンが産生され，男性の外生殖器を発生させる．XX染色体の場合は女性の生殖器を発生させる[30]．胎児の外性器は妊娠20〜23週に発達し，妊娠32〜35週に完成する[22]．

g）胎児の行動・胎動

胎児は羊水の中で運動しており，超音波断層法により行動観察ができる．妊娠7〜8週にはもぞもぞとした動きがみられ，妊娠15週までに屈曲運動，呼吸様運動，しゃっくり，四肢の運動，頭部回転運動，開口運動，手と顔の接触運動，あくび様運動，吸啜運動，嚥下運動，眼球運動などがみられる．妊娠20週頃から動きに周期性がみられ，動く時間が増える．妊娠24週頃に眼球運動が多くなり，妊娠28週頃に睡眠と覚醒のリズムができてくる．妊娠16週頃から胎児の動きを母親は胎動として知覚することができる．初めて胎動を知覚する時期は，経産婦では妊娠16〜18週頃，初産婦は20週頃といわれている[31]．

2.3 胎児付属物

胎児が発育するために必要な器官には胎盤，卵膜，臍帯，羊水があり，これらを胎児付属物という[32]．

a）胎盤

胎盤は，胎児の生命維持にとって重要である．胎児と母体間の栄養と代謝物質の輸送・ガス交換を行い，妊娠の維持と胎児の成長に必要なホルモンの産生をしている．妊娠7週頃から形成され，妊娠16週頃までにほぼ完成し，その後妊娠40週頃まで増大する．胎盤の重量は約500gとなり，胎児体重の約1/6に相当する．直径は約20cm，厚さは約2cmであり，形状は楕円または円形の円盤状である．

胎盤が子宮壁に付着する面を母体面といい，胎児に接する面を胎児面という．母体面は胎盤分葉があり，胎児面は，羊膜に包まれ，臍帯が付着している．母体側からのラセン動脈は脱落膜を貫通して絨毛間腔に開口し，血液が流入している．絨毛間腔には絨毛突起が存在している．この絨毛突起は絨毛膜でおおわれているため，母体血と胎児血が交わることはない．

母体側からの血液はラセン動脈を通じて絨毛間腔に運ばれ，臍静脈を通じて胎児へ供給される．胎児側からの血液は臍動脈を通じて絨毛間腔に運ばれ，子宮静脈を通じて母体へ戻る．この仕組みによって酸素と二酸化炭素のガス交換，グルコース，アミノ酸，遊離脂肪酸などの栄養の供給と老廃物の排出が行われる（図I-2-12）．

胎盤は，妊娠維持のためのヒト絨毛性ゴナドトロピン，ヒト胎盤性ラクトーゲンなどのタンパクホルモンや，エストロゲン，プロゲステロンなどのステロイドホルモンを産生し，内分泌器官としても機能している．また，胎盤は，母児の血液間での物質輸送において，胎児に不要ないしは有害な物質の通過を抑制しており，

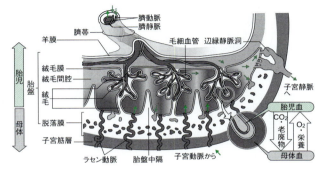

図I-2-12　胎盤の構造

出典：表I-2-2に同じ，p. 63

障壁としても機能している[33]．

b）卵膜

卵膜は胎児と羊水を包む3層から形成される乳白色の半透明の薄い膜である．胎児に接している内側から羊膜，絨毛膜，脱落膜である．胎児由来の羊膜は胎児と羊水を包み，羊水を分泌する．胎児由来の絨毛膜は，胎盤部分で母体側の母体血と接し，母体血で満たされた腔隙を絨毛間腔という．母体由来の脱落膜は分娩時に基底層を残して脱落する．ホルモンの産生，母体と胎児間のガス交換と物質交換に関与している．フィルターの役割があり細菌は通過できない[34]．

c）臍帯

臍帯は，弾力性のある索状組織で，ラセン状に捻転し，表面は羊膜でおおわれている．2本の臍動脈と1本の臍静脈があり，内部はワルトン膠質で満たされている（図I-2-13）．長さ約50 cm，直径約1.5 cmとなる[34]．

d）羊水

羊水は，羊膜で囲まれた胎児が存在する空間（羊水腔）を満たす弱アルカリ性の液体である．妊娠初期は無色透明だが，妊娠後期には胎児の皮脂や脱落上皮などがまじり，白濁がみられる．羊水量は，妊娠の進行とともに増量し，妊娠30週頃約700 mLに達するが，以後漸減し，妊娠後期には500 mL前後になる．妊娠初期は羊膜からの分泌と母体血液からの滲出が主と考えられ，妊娠中期以降は胎児尿も加わる．羊水は羊膜や胎盤，胎児皮膚や消化管から吸収され，循環する（図I-2-14）．羊水は温度や圧力などの胎児の環境を一定に保ち，外力による衝撃をやわらげることにより胎児の損傷を防ぎ，胎児の自由な運動を確保している．また，羊水中にある胎児の代謝産物を調べることにより胎児の成熟度や病的状態を知ることができるため，胎児情報としても重要な意味をもつ[35]．

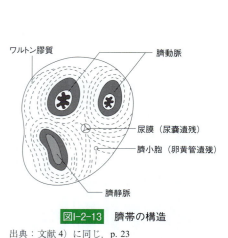

図I-2-13　臍帯の構造
出典：文献4）に同じ，p. 23

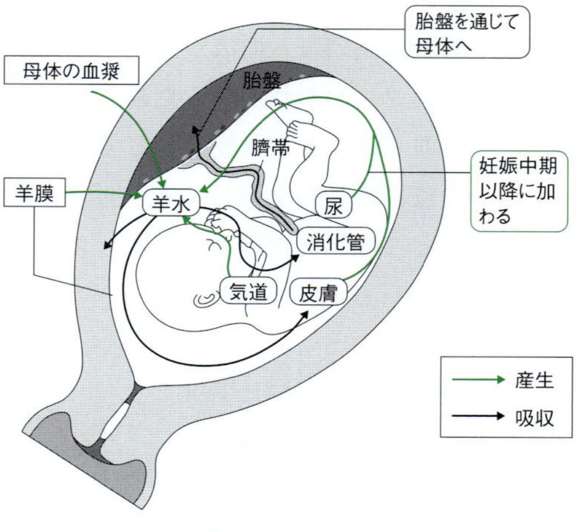

図I-2-14　羊水の産生と吸収
出典：表I-2-2に同じ，p. 67

3 妊婦の心理社会的特徴

3.1 妊婦の心理的特徴

a）妊娠初期（妊娠13週まで）

女性はまず無月経で妊娠を疑う．昨今では，薬局で購入できる妊娠検査キットによる尿検査で妊娠がわかるようになっている．産科医療機関において妊娠4〜5週頃では子宮内に胎嚢の存在を，妊娠6週頃では胎児心拍を確認できれば，妊娠の確定診断が得られる．経過が順調なら，妊娠12週までには超音波ドプラでの心音聴取が可能となる．

望んだ妊娠であれば，この過程で妊婦は驚きとともに喜びの感情を抱く．そして，妊娠の事実をパートナーへ，その後互いの親や家族に伝えることとなる．もし，パートナーや家族といったキーパーソンによる妊娠の受け入れが良ければ，妊婦の喜びもさらに高まっていく．

しかし，望まない妊娠であれば，妊婦は絶望の気持ちを抱く．望まれた妊娠であっても家族の受け入れが肯定的でなければ，妊婦は当惑する．また，妊婦は，妊娠に伴い生活や仕事での様々な変更や調整，制限，あきらめを余儀なくされることにもなり，この喪失体験で不安の感情も抱くようになる．このように妊娠初期の女性は，妊娠の喜びとともに不安を感じるアンビバレンス（ambivalence：両価的な感情）な状態に陥る．

こうした中，多くの妊婦はつわりを体験するが，妊娠の受け入れ状況がつわり症状やその自覚にも影響するといわれている．つわり症状を乗り越えられるよう，妊婦を精神的にサポートするとともに，パートナーや家族へも支援を求めていくことが重要である[36]．

b）妊娠中期（妊娠14〜27週）

次第につわり症状が消失し，妊娠16週までには胎盤が完成して妊娠が安定し，妊娠20週頃には初産婦でも胎動を感じるようになる．わが国では妊娠第5月の戌の日に神社で安産祈願をする風習があるため，家族とともに着帯を祝う者もいる．腹部増大に伴い腰回りが緩めのマタニティウェアを着たり，出産準備学級に出席したりすることも始まる．

妊婦は，妊娠の自覚においてではなく，直接「胎児」を自覚できることで児への愛着を感じ，児に関心を寄せ，母親となることを実感していく[36]．また，周りから妊婦と認識され，祝福されることを通して，満たされた気持ちになっていく．こうした中で次第に出産や育児へ関心を向けていき，母親となった自分を少しずつ空想し始めるといわれている．

ルービン（Rubin）は母親役割の獲得過程について，母になる女性は他の母親や医療従事者などの行動をモデルとして母親役割を「模倣」し，児を対象として母親の「役割演技（ロールプレイ）」を行い，これらに基づいた「空想」を展開して母親としての自己と子どもとの絆を形成していこうとするとしている．そして，母親役割モデルと母親の自己像とが適合するかを見直し，自己に取り込むか，拒絶するかという「取り込み―投影―拒絶」のプロセスを経ていく．また同時に，妊娠により失うものをあきらめる「悲嘆作業」も行いながら，妊婦は次第にわが子との絆を形成して母親という自己に向かっていくといわれている[37]．

c）妊娠後期（妊娠28週以降）

妊娠後期には腹部がさらに増大し，これに伴うマイナートラブルが著明となり，動作が緩慢になって行動範囲も限られていく．就労妊婦は妊娠34週から産前休業に入る者が多く，仕事から

離れてようやく妊婦らしい生活に入っていく者もいる．こうした中，出産してわが子を迎えることがより現実的となっていき，親となる自己の「空想」や「役割演技」をさらに展開していくようになる[38]．妊娠後期には妊婦健康診査の回数や胎児心拍モニタリングの機会が増え，出産準備学級では分娩経過や新生児の世話について取り上げられることになるため，妊婦の出産や育児に対するイメージや要求はより具体的になっていく．

妊婦は，早く出産を終えたい，子どもに会いたいという期待を抱く一方で，妊娠期が終わる寂しさを感じたり，陣痛に耐えられるのか，本当に出産できるのか，児が元気に生まれるのかという不安や恐怖を感じたりして，再度アンビバレンスな状態を経験することにもなる[36]．万が一の場合の死を意識することもあるといわれる[37]．妊婦が心身ともに良い状態で分娩に臨めるようパートナーや家族の支援状況を確認したり，不安や疑問に個別的に対応したりすることが求められる．

3.2　妊婦の社会的特徴

a）家族を取り巻く社会状況の変化

わが国では戦後，合計特殊出生率の低下や核家族化に伴って平均世帯人員数が減少し，妊婦の世代では夫婦のみ，または夫婦と子どものみの家庭が増えている．また，教育機会や雇用を求めて多くの者が都市に移動した結果，都会では親類縁者が近くにいない者が多くなっている．昨今では，インターネットを通した様々なサービスを利用して生活することが可能で，近隣住民との交流も疎遠になってきている．このような中で妊娠しても，妊婦の周りには気軽に相談したり支援を依頼したりする人が少ないのが現状である．

b）人とのつながりの特徴

直接的な人的つながりが薄くなってきている昨今，総務省によるスマートフォン個人保有率の推移を年代別にみると，20 歳代では 44.8 %（2011 年）から 94.2 %（2016 年）へ，30 歳代では 28.9 %（2011 年）から 90.4 %（2016 年）へと 5 年間で急速に伸びている．また，スマートフォンによる SNS（social networking service）利用率の伸びも著しく，2016 年のデータでは 20 歳代の 97.7 %，30 歳代の 92.1 % が代表的な SNS のいずれかを利用している[38]．

このような社会の中で，妊婦の情報源や他者との交流手段もスマートフォンを通したものが多くなっている．自治体を含む様々な団体による出産準備学級やイベントの情報もインターネット上で発信されており，悩み事や不安の検索，相談，写真や体験談の投稿なども妊婦本人が SNS を使って気軽に行えるようになってきている．

c）就労女性の増加

女性の就業率の変遷をみると，結婚退職が減少し，結婚後も就業を継続する者の割合は 7 割を超えている（2010～2014 年）．また，第 1 子出産前から就業していた者の割合を 100 % とした場合，出産を機に退職する女性の割合は減少して 46.9 % に，就労を継続する女性は増加して 53.1 % となっており（2010～2014 年），結婚や妊娠後も就労する女性は増えている[39]．

また，わが国の女性の年齢階級別労働力率の推移（図I-2-15）をみると，昭和 52（1977）年のデータは M 字型で，20～24 歳で就職した後，25～29 歳には結婚や出産に伴って退職するため労働力率が下がり，その後，子育てが落ち着いてからの再就職によって労働力率が再び上昇するという傾向があった．しかし，平成 29（2017）年のデータでは，M 字の最大の落ち込み時期が

35〜39歳（73.4％）にシフトし，さらに落ち込みが緩やかになっている．これらのことからは，出産などのライフイベントを30歳代後半で迎える女性が多いこと，ライフイベントにかかわらず働き続ける女性が増えていることがうかがえる．

d）妊娠のイベント化

少子化の中，マタニティ関連企業は妊婦に対して様々なサービスを打ち出している．例えば，マタニティフォト（妊婦のみ，または妊婦と家族との記念撮影），マタニティ

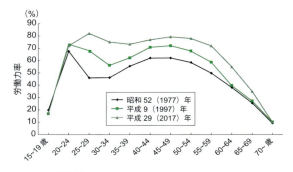

図I-2-15　女性の年齢階級別労働力率の推移
出典：総務省，労働力調査（基本調査），平成30年

エステなどは従来なかったサービスである．アメリカ発祥の妊婦の安産パーティーであるベビーシャワーが紹介され，パーティー用の装飾やおむつケーキ作りなども店頭やインターネット上で広く宣伝されている．これらは決して安価ではないが，一生に一度か二度の記念すべきイベントである妊娠を楽しく綺麗に過ごしたいという妊婦の心をつかんでいる．

一方，若い世代の非正規雇用が結婚・妊娠・出産に与える悪影響が懸念され[40]，夫婦の予定子ども数が理想子ども数を下回る理由として「子育てや教育にお金がかかりすぎる（56.3％）」が過半数を占めていることも指摘されている[39]．そのため，多様な妊婦がいて価値観は一律ではなく，妊娠中は何に支出をしてどういう生活を送るかという選択も多岐にわたっていることを看護職者は十分に認識して妊婦の支援にあたるべきである．

4　妊婦と家族と社会

4.1　妊婦と家族

家族にはその発達段階に応じた課題があり，それを達成すべく成員がともに力を合わせることが期待されている．妊婦とそのパートナーは，新婚期を経て子どもをもち，子どもの養育を始める時期にあり，家族関係が二者関係から三者関係に変化していく中でカップルの関係性や役割分担，経済的側面や対社会との関係を再検討していくことが発達上の課題となっている[41]．また，上の子どもやカップルの親（祖父母）も，家族の妊娠によって生活や役割の変化を経験することとなり，不安やストレスを抱く場合もある．

家族はキーパーソンとして妊婦の支えになることを期待される一方で，様々な危機状況に遭遇する中で家族自体が支援を必要とすることもある．そのため，看護職者には，妊婦と家族の関係性をしっかり把握し，発達課題の達成に向けて妊婦やその家族を支援していく役割が期待されている．

4.2　妊婦と地域社会

地域とのつながりが薄いカップルでも，母子健康手帳交付の機会に管轄保健センターを知り，妊娠・出産や育児に関する様々な情報を得ることになる．出産医療機関や地域の保健センターの出産準備学級などを通して他の妊婦との関わりを持ち始めたり，保育施設の見学を始めたり，行

政の妊婦訪問を受けるかもしれない．また，結婚や妊娠に伴う住宅買い替え，配偶者の転勤などによって全く知らない土地に転居する女性もいる．様々な状況にある妊婦が地域社会とのつながりを広げていけるよう，看護職者は意識的に働きかけていく必要がある．

2006年3月，厚生労働省は健やか親子21を推進する中で，妊娠初期の妊婦への社会的配慮を喚起するために一般公募の中から選ばれた「マタニティマーク」のデザインを発表し，市町村などを通して全国に広く周知させていった[42]．このマークは啓発ポスター，妊婦へのキーホルダーやステッカーの配布などを通して社会の中に浸透しつつある．マタニティマーク入りグッズの利用は個人の意思によるが，交通機関での優先席や駐車場での優先スペースの表示などでは，妊婦への一定の配慮の必要性が社会に認知されてきている．

4.3　妊婦と職場

就労妊婦が増えている中，仕事や通勤の環境が妊婦や胎児に与える影響も大きくなっている．男女平等の推進及び母体保護のため，妊婦の労働時間の調整や休暇，保護事項などについて，雇用の分野における男女の均等な機会及び待遇の確保等に関する法律（男女雇用機会均等法）や労働基準法で定められている．また，妊婦健康診査で通勤緩和や勤務時間短縮などの措置が必要と認められた場合は，担当医師が母性健康管理指導事項連絡カードに記入し，指導事項を守るための措置申請書欄に妊婦自身が署名をして，職場に措置を申請できるようになっている．

しかし，妊娠・出産や育児のための制度の利用等を理由として事業主が解雇，減給，降格，不利益な配置転換，契約打ち切りをする「不利益取扱い」や，上司・同僚が就業環境を害する「マタニティ・ハラスメント」も社会問題となっており[43]，就労女性が保護されていない現状もある．看護職者は利用可能な制度や社会資源の情報を提供し，妊婦が安心して出産に臨め，産後の育児協力体制の確立や仕事復帰がスムーズに運ぶよう支援していく必要がある．

引用文献
1）堤治，定月みゆき：系統看護学講座，専門分野II，母性看護学各論．p. 73，医学書院，2018.
2）馬場一憲編：目でみる妊娠と出産．p. 109，文光堂，2015.
3）武谷雄二，上妻志郎，藤井知行，他：プリンシプル産科婦人科学2，第3版．p. 93，メジカルビュー社，2014.
4）有森直子編集：母性看護学II，周産期各論．p. 10，医歯薬出版，2015.
5）文献1）に同じ，pp. 74-75.
6）林ひろみ：母性看護学II，マタニティサイクル（大平光子，井上尚美，大月恵理子，他），改訂第2版．p. 19，南江堂，2018.
7）坂田麻理子：イラストで学ぶ妊娠・分娩・産褥の生理（金山尚裕編），改訂2版．pp. 46-47，メディカ出版，2012.
8）文献4）に同じ，p. 20.
9）文献7）に同じ，pp. 46-49.
10）文献1）に同じ，pp. 75-76.
11）文献1）に同じ，pp. 76-77.
12）文献1）に同じ，p. 77.
13）文献4）に同じ，p. 11.
14）文献1）に同じ，p. 75.
15）大月恵理子：系統看護学講座，専門分野II，母性看護学各論．pp. 160-162，医学書院，2018.
16）日本産科婦人科学会編集：産科婦人科用語集・用語解説集，改訂第4版．p. 218，日本産科婦人科学会，2018.
17）由良茂夫：イラストで学ぶ妊娠・分娩・産褥の生理（金山尚裕編），改訂2版．pp. 118-119，メディカ出版，

2012.

18) 文献2）に同じ, p. 22.

19) 村本淳子, 高橋真理：ウイメンズヘルスナーシング, 周産期ナーシング, 第2版. p. 64, ヌーヴェルヒロカワ, 2011.

20) 文献1）に同じ, p. 16.

21) 文献17）に同じ, p. 130.

22) 中込さと子：ナーシング・グラフィカ, 母性看護学②, 母性看護の実践（小林康江, 中込さと子, 荒木奈緒編）. p. 29, メディカ出版, 2019.

23) 文献1）に同じ, pp. 18-19.

24) 文献22）に同じ, p. 28.

25) 文献1）に同じ, pp. 68-69.

26) 文献17）に同じ, p. 123.

27) 伊東宏晃：病気がみえる vol. 10　産科, 第4版（医療情報科学研究所編集）. pp. 28-29, メディックメディア, 2018.

28) 文献6）に同じ, p. 17.

29) 文献1）に同じ, p. 69.

30) 文献1）に同じ, p. 23.

31) 文献1）に同じ, p. 26.

32) 文献6）に同じ, pp. 9-10.

33) 文献1）に同じ, pp. 69-70.

34) 文献6）に同じ, p. 13.

35) 文献1）に同じ, pp. 66-67.

36) 新道幸恵, 和田サヨ子：母性の心理社会的側面と看護ケア. pp. 2-5, 医学書院, 1990.

37) Rubin R／新道幸恵, 後藤桂子訳：母性論—母性の主観的体験. pp. 45-61, 104-107, 医学書院, 1997.

38) 総務省：平成29年版情報通信白書. 2018. http://www.soumu.go.jp/johotsusintokei/whitepaper/h29.html（2018年12月21日アクセス）

39) 国立社会保障・人口問題研究所：現代日本の結婚と出産—第15回出生動向基本調査（独身者調査ならびに夫婦調査）報告書. 2015年社会保障・人口問題基本調査（結婚と出産に関する全国調査）. 調査研究報告資料 Vol. 35, 2017.

40) 錦谷まりこ, 井上まり子, 鶴ヶ野しのぶ：少子化社会における非正規雇用と結婚, 妊娠・出産, 育児. 日本衛生学雑誌 73（2）：215-224, 2018.

41) 入山茂美, 春名めぐみ, 大林陽子編：現代の母性看護 概論. pp. 97-98, 名古屋大学出版会, 2018.

42) 厚生労働省：マタニティマーク・ファクトブック 2017. https://www.mhlw.go.jp/stf/houdou/0000154102.html（2018年12月21日アクセス）

43) 厚生労働省都道府県労働局：職場でつらい思いしていませんか？　平成29年7月パンフレット No. 11, 2017. https://www.mhlw.go.jp/file/06-Seisakujouhou-11900000-Koyoukintoujidoukateikyoku/0000135906.pdf（2018年12月21日アクセス）

I–3

妊婦と胎児のアセスメント

　妊娠経過を左右する身体的要因，社会・文化的要因，心理的要因を妊婦が有している場合は，正常から逸脱しやすく，胎児の成長をも阻害する．本章では健康診査を通して妊婦の健康状態と胎児の well-being をアセスメントし，必要時に適切なケアを提供する方法を学ぶ．

1　妊婦のアセスメント

　問診，視診，触診，計測診，聴診，内診などから得られた情報を基に，妊娠が正常に経過しているか，妊婦が健康を維持増進できているか，を総合的に評価する．併せて，妊婦自身の健康管理に対するセルフケア能力を妊娠経過からアセスメントする．

1.1　年齢

　20 歳未満の若年，または初産婦の 35 歳以上・経産婦の 40 歳以上はハイリスク妊娠とみなす．若年妊婦では，妊娠高血圧症候群の発症，低出生体重児の出生割合が高い．予期しない妊娠により妊娠の受容ができていない，未婚，就学中で経済的問題を抱えているケースも多い．パートナーや家族との関係，支援者の有無，妊娠の受容状況をアセスメントし，本人の希望を確認しながら活用可能な社会資源を提供する．

　一方，高年妊娠の妊婦では染色体異常，流早産，妊娠高血圧症候群の発症リスクも高い．不妊症・不育症の治療後に妊娠に至ったケースも多く，流早産に対する妊娠継続への強い不安を抱えている．正常な妊娠経過への期待も大きいことから，精神的支援が必要となる．

1.2　婚姻状況・家族構成

　パートナーとの関係は妊娠中の精神状態の安定を図る重要な因子となるため，問診で確認する．予期しない妊娠の場合は，パートナーとの関係が不安定なケースも多いことから，妊娠時点で婚姻していない場合には今後の予定を確認する．

　家族構成，同居の有無は，妊娠・出産・育児を身体的・精神的にサポートする体制が整っているかを確認する上で重要である．また，子どもの数，年齢は育児負担による心身の健康度や経済状況にも影響するため確認しておく．

28　第 I 篇　妊娠期

1.3 既往歴・現病歴

母体の既往歴，現病歴は妊娠・分娩経過，胎児の健康状態にも影響し，疾患自体の病状が増悪する場合もある．そのため，心疾患，腎疾患，呼吸器疾患，循環器疾患，内分泌疾患，甲状腺機能低下・亢進症，婦人科疾患，精神疾患などの症状が妊娠・出産によって再発・悪化していないか，薬を内服中か，主治医に妊娠中の治療方針について相談しているか，などを問診で確認する．

1.4 既往妊娠・分娩・産褥経過

過去の妊娠回数，分娩回数，流・早産の既往は過去の妊娠が継続したかを知ることができる．分娩経過，分娩様式，分娩時の異常，産褥経過，児の健康状態，妊娠高血圧症候群，妊娠糖尿病などの既往を知ることは，リスク因子を確認でき，ハイリスク妊娠の予測につながる．また，妊婦が過去の分娩体験をどのように認知しているかを知ることも重要である．妊婦自身が主体的に分娩に臨めるよう，過去の分娩に対する心的外傷後ストレスの有無も確認する．

1.5 家族歴

高血圧，糖尿病，がんなどは多因子遺伝性疾患である．妊婦が発症した場合には，妊婦の両親，祖父母，きょうだいが有している場合が多い．胎児にも異常をきたす可能性があることから，問診で確認する．優性遺伝，劣性遺伝を受け継いだ単一遺伝性疾患の場合は，必要に応じて遺伝カウンセリングなどの専門的支援が受けられるようにする．

1.6 体格（身長・体重）

母体の体格は周産期異常と関連がある．身長 150 cm 以下，特に 145 cm 以下の場合は児頭骨盤不均衡の要因となり，分娩停止などの分娩異常のリスクが高い．妊娠前 BMI 18.5 kg/m^2 未満の母体のやせは低出生体重児の出生リスクが高く，妊娠前 BMI 25.0 kg/m^2 以上の母体の肥満は妊娠高血圧症候群や妊娠糖尿病などの発症リスクが高い．妊娠中の体重増加については，至適体重増加量範囲内で推移しているかを確認する（表I-3-1）[1]．

1.7 就労状況

就労している妊婦の場合，職種，仕事内容，就労時間，通勤方法，通勤時間帯は母体の健康状態を大きく左右する．労働基準法や雇用の分野における男女の均等な機会及び待遇の確保等に関する法律の下[2,3]，通勤緩和措置，危険有害業務の就業制限，産前・産後休業の確保，健康診査を受けるための時間の確保など，妊婦の労働者への支援が講じられている．現在の就労状況から，不利益な取扱い，ハラスメントなどを受けていないか，心身の不調，マイナートラブルの有無を確認する．

1.8 経済状況

生活保護，失業，低所得などの経済状態の不安定は社会的ハイリスクである．経済状態が不安定な場合，妊娠中に必要とさ

表I-3-1　体格区分別　妊娠全期間を通しての推奨体重増加量

非妊時体格区分	妊娠中の推奨体重増加量	妊娠中期～後期の1週間あたりの推奨体重増加量
低体重（やせ）：BMI 18.5 未満	9～12 kg	0.3～0.5 kg/週
ふつう：BMI 18.5 以上 25.0 未満	7～12 kg[#1]	0.3～0.5 kg/週
肥満：BMI 25.0 以上	個別対応[#2]	個別対応

・BMI（Body Mass Index）：体重（kg）／身長（m）^{2}
[#1]体格区分が「ふつう」の場合，BMI が「低体重（やせ）」に近い場合には推奨体重増加量の上限側に近い範囲を，「肥満」に近い場合には推奨体重増加量の下限側に近い範囲を推奨することが望ましい．
[#2]BMI が 25.0 をやや超える場合は，おおよそ 5 kg を目安とし，著しく超える場合には，他のリスク等を考慮しながら，臨床的な状況を踏まえ個別に対応していく．
・妊娠初期については体重増加に関する利用可能なデータが乏しいことなどから，1週間あたりの推奨体重増加量の目安を示していないため，つわりなどの臨床的な状況を踏まえ個別に対応していく．
出典：文献 1）

れる栄養が十分に摂れず，母体の低栄養により低出生体重児の発症リスクが高くなる．出産・育児の準備ができず，養育環境の調整が困難となるケースもある．必要時にソーシャルワーカーと連携し，入院助産制度などの社会資源の活用についての情報提供を行う．

1.9　生活習慣

睡眠，運動，飲酒，喫煙などの生活習慣は，妊娠経過および胎児の成長に影響を及ぼす．妊娠初期は増加するエストロゲンとプロゲステロンの影響により眠気を感じやすく，妊娠中期以降は腹部増大に伴う入眠障害や途中覚醒がおこりやすくなる．睡眠障害は心身の不調，抑うつを引き起こすことから，1日の睡眠時間，睡眠の休養感，夜間の睡眠時の覚醒質，日中の眠気の有無，日中の休息，自身の睡眠に適した環境の整備についても確認する．妊娠中はマイナートラブルの予防，体重増加過多の予防，気分転換のために適度な運動が必要である．心拍数が130〜150回/分の範囲となる運動が推奨されている[4]．運動の種類，1日の運動量などを確認する．

妊娠初期は骨盤腔内で増大した子宮による膀胱の圧迫，妊娠後期は児頭の下降により膀胱容積が減少することで頻尿となる．尿管の圧迫による尿の貯留から腎盂腎炎，膀胱炎などの尿路感染症を生じやすいため，感染徴候に留意し，排尿回数，排尿時痛，残尿感の有無などから頻尿の程度を確認する．また，頻尿に伴う不快症状，夜間の頻尿がもたらす睡眠障害なども確認する．増大する子宮による腸管の圧迫と，プロゲステロンの作用による腸の蠕動運動性の低下により，便秘になりやすい．便秘は痔疾患を併発・悪化させることから，非妊時および現在の排便の頻度，量，不快症状の有無と程度，食事・水分の摂取状況，運動習慣などもアセスメントする．

飲酒，喫煙は胎児の健康状態を左右する．1日の頻度・量を確認し，禁酒・禁煙を目標に継続支援を行う．

1.10　心理状態

妊娠中の心理状態はマイナートラブルの出現，睡眠障害，食欲などにも影響を与える．妊婦の表情，言動などを注意深く観察し，不安，心配事，疑問などを表出しやすい環境を作る．病的な心理状態にある場合は，カウンセリングまたは心療内科等の受診につなげる．

1.11　文化・宗教的背景

国内外において，妊娠・分娩・育児に関する伝統や風習が多数存在している．近年，在留外国人の増加に伴い，日本で妊娠・出産・子育てをする外国人妊婦も増加している．多くは異なる文化・宗教的背景，多様な価値観を持つことから，文化的背景を尊重し，医療に対する希望などを確認の上，安全な出産となるための病院の方針について伝え，理解を得る方法を検討する．

2　胎児のアセスメント

胎児の健康状態は心拍動の確認または心音の聴取から胎児の生存を確認し，胎児・胎盤系の機能に異常はないか，在胎週数に相当する発育状態にあるかを子宮底の高さ，超音波検査などを用いて総合的に判断する．

2.1　胎児・胎盤系の機能

a）胎動

胎動は妊婦自身が胎児の生存を認知できる徴候である．胎動の初覚は初産婦では妊娠20週頃

に，経産婦では妊娠 18 週頃に感知することが多い．胎動減少は，子宮血流減少，胎児低酸素症（胎児機能不全），胎児発育不全と関連があることから，胎動減少および消失感を訴える妊婦に対しては受診を勧め，胎児モニタリングおよび超音波検査法にて胎児 well-being を評価する．

b）胎児心拍数

胎児の生存の確認および胎児の健康状態を評価するために胎児心音を聴取する．超音波ドプラ法で妊娠 12 週以降，トラウベ桿状聴診器で妊娠 18〜20 週以降で胎児心音が聴取可能である．胎児心拍数の正常範囲は 110〜160 回/分（beat per minutes：bpm）であり，これらの範囲を逸脱する場合は分娩監視装置を装着し，胎児心拍数と子宮収縮（外測陣痛）を経時的に記録した胎児心拍数陣痛図（cardiotocogram：CTG）で判断する．

c）胎児心拍数基線，胎児心拍数基線細変動

胎児の well-being は，分娩監視装置を用いて胎児心拍数陣痛図から評価する．基線細変動の減少・消失，頻脈や徐脈は胎児の異常を知らせる重要なサインとなる（図 I-3-1）．

(1) 胎児心拍数基線（fetal heart rate：FHR baseline）

10 分間の区間の平均心拍数で，5 の倍数で表現される．110〜160 bpm の範囲を正常脈，110 bpm 未満を徐脈，160 bpm を超える場合を頻脈と評価する．

(2) 胎児心拍数基線細変動（FHR baseline variability）

1 分間に 2 サイクル以上の胎児心拍数基線の変動を指す．細変動の振幅の大きさによって，消失（肉眼的にみとめられない），減少（5 bpm 以下），中等度（6〜25 bpm），増加（26 bpm 以上）の 4 段階に分類される．

(3) 一過性頻脈（acceleration）

15 bpm 以上心拍数が増加し，その持続時間が 15 秒以上 2 分未満の場合をいう．

(4) 一過性徐脈（deceleration）

心拍数が 15 秒以上 2 分未満減少する場合をいう．

(5) 子宮収縮（contraction）

分娩監視装置で子宮収縮が確認される．

d）ノンストレステスト（non-stress test：NST）

胎児の well-being を分娩監視装置を用いて胎児心拍数の連続モニターから評価するものである．

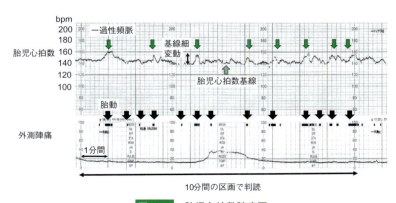

図 I-3-1　胎児心拍数陣痛図

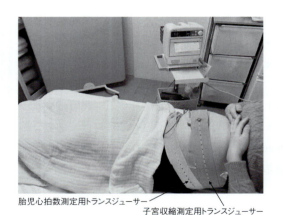
図I-3-2　ノンストレステスト
胎児心拍数測定用トランスジューサー
子宮収縮測定用トランスジューサー

検査時間は約 20〜40 分である．陣痛がない，胎児にストレスがかかっていない状態で約 20〜40 分測定する．妊娠後期にルーチンの検査として多くの施設で取り入れられている．

胎児の well-being の判読は，①胎児心拍数基線，②胎児心拍数基線細変動の有無，③一過性頻脈の有無，④一過性徐脈の有無の所見で行う．20 分間に 2 回以上の一過性頻脈を認めれば reactive pattern，1 回以下の場合は non-reactive pattern と判断される．

連続モニター所見から，「胎児心拍数基線が正常」「基線細変動が正常」「一過性頻脈が認められる」「一過性徐脈が認められない」場合を reassuring（安心できる）とし，それ以外を non-reassuring（安心できない）と評価する（図 I-3-2）．

e）羊水量・羊水ポケット量

羊水は妊娠週数の増加にともない増量し，妊娠 32 週前後で約 700 mL と最大となり，以後分娩まで減少し，妊娠後期には約 500 mL となる．羊水量は母体もしくは胎児の健康状態と関連していることが多いため，超音波断層法で羊水インデックス（amniotic fluid index：AFI）と羊水ポケット（maximum vertical pocket：MVP）を計測して評価する（I-5 章 1.8 小節参照）．AFI は臍を中心に子宮腔を 4 分割し，各最大羊水深度を合計したものである．MVP は子宮内壁から胎児部分までの最大深度の距離である．

f）バイオフィジカル・プロファイルスコア（biophysical profile score：BPS）

超音波検査と胎児心拍数陣痛図から胎児の well-being を評価する試験である．検査項目は超音波検査による胎児呼吸様運動，胎動，胎児筋緊張，羊水量，NST による一過性頻脈の 5 つである．各項目に，正常であれば 2 点，異常であれば 0 点を与え，合計 8 点であれば正常，6 点が判定保留，4 点以下が異常と判定される．4 点以下の場合は胎児低酸素症の疑いがあるとアセスメントし，分娩管理方針が検討される（表 I-3-2）．

g）胎盤の位置

胎盤は妊娠 16 週頃に完成し，子宮体部に付着する．胎盤の一部または大部分が子宮下部に付着し，内子宮口に及ぶものを前置胎盤という（II-5 章 3.1.4 項参照）．この場合，妊娠 32 週前後か

表I-3-2　バイオフィジカル・プロファイルスコア

	項目	検査内容	評価時間	正常（2点）	異常（0点）
超音波検査	呼吸様運動	30 秒以上持続する呼吸様運動（横隔膜・胸壁の上下運動）	30 分間	1 回以上	0 回
	胎動	躯幹や四肢の単発あるいは複合した運動	30 分間	2 回以上	1 回以下
	胎児筋緊張	四肢の屈曲・伸展運動，または手掌の開閉の動き	30 分間	1 回以上	0 回
	羊水量	羊水ポケット		2 cm 以上	2 cm 未満
胎児心拍数陣痛図	NST	15 bpm 以上，15 秒以上の一過性頻脈	20 分間	2 回以上	1 回以下

ら子宮と胎盤との血管が断裂し，痛みを伴わない性器出血がみられることがある．持続的な出血は母体・胎児の生命に危険を及ぼすことから，緊急帝王切開術が施行される．前置胎盤と診断された妊婦に対しては，性器出血が見られたらすぐに受診するよう説明しておく．

胎盤の付着位置は正常であるが，妊娠中や胎児娩出前に剥離する場合を常位胎盤早期剥離という（II-5 章 1.4 小節参照）．胎盤剥離部分に一致した突然の下腹部痛と持続的な子宮収縮，性器出血は代表的な症状である．剥離の程度によるが，胎児は低酸素症による胎児機能不全を起こし，胎児死亡に至る場合もある．妊娠高血圧症候群，常位胎盤早期剥離の既往，切迫早産，喫煙はリスク因子であることから，該当する妊婦に対しては，腹痛，持続的な下腹部の緊満感（張り感），性器出血，が見られた場合はすぐに受診するよう説明しておく．

2.2 胎児発育の評価

a）子宮底長計測値法

仰臥位で恥骨結合上縁から子宮底までの最大距離を子宮底長としてメジャーを用いて測定する（図 I-2-3，図 I-3-10）．子宮底長は，膀胱充満，母体肥満，羊水量異常などの影響を受けやすい．平均より長い場合は羊水過多，巨大児，前置胎盤，骨盤位などを，短い場合は胎児発育不全，羊水過少などを疑う．あくまでも推測値であることから，超音波測定法を用いた実測値で胎児発育を評価する．

b）超音波断層法による計測値

超音波検査は，胎児の生存の確認，分娩予定日の決定，胎児・胎盤・臍帯などの形態異常の有無の診断，胎児の発育の評価，胎児の well-being の評価等に使われる．成長評価指標として，頭殿長（crown-rump length：CRL），児頭大横径（biparietal diameter：BPD），腹部周囲長（abdominal circumference：AC）または腹部前後径（antero-posterior trunk diameter：APTD），腹部横径（transverse

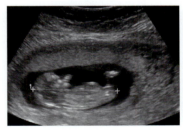
頭殿長（CRL）

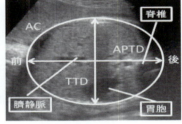
腹部（AC，APTD，TTD）

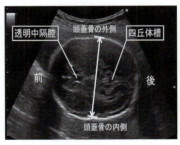
児頭大横径（BPD）

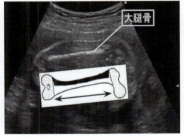
大腿骨長（FL）

図I-3-3　超音波断層法による胎児計測法

出典：文献5）

trunk diameter：TTD），大腿骨長（femur length：FL）が計測される（図I-3-3）[5]．

CRLは頭部から臀部までの距離で，分娩予定日の決定にも使われる．最終月経開始日からの予定日とCRLから推測する予定日との間に7日以上のずれがある場合には，CRL値からの予定日が採用される[6]．

BPDは胎児頭部の最大径であり，妊娠12～20週頃までは胎児発育の有用な指標である．妊娠22週以降はAPTD値，TTD値，FL値，AC値を指標とし，胎児体重推定式に当てはめて，推定胎児体重（estimated fetal weight：EFW）を算出する（図I-3-3[7]，図I-3-4[8]）．わが国で標準的に用いられている算出式には以下の二つがある．

$$EFW = 1.07 \times BPD^3 + 3.42 \times APTD \times TTD \times FL \quad [4]$$
$$EFW = 1.07 \times BPD^3 + 0.30 \times AC^2 \times FL \quad [5]$$

算出値は在胎期間別出生体重標準曲線[5]に照らし，基準値を超えて大きい場合は巨大児の出生リスクを，小さい場合は胎児発育不全のリスクを疑い，定期的に超音波断層法で胎児発育状態を評価する（図I-3-5）．併せてリスク因子および対応策を検討する．

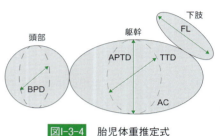

図I-3-4　胎児体重推定式

出典：文献5）

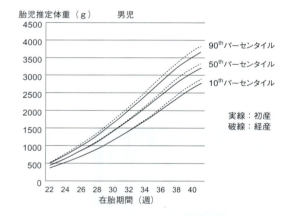
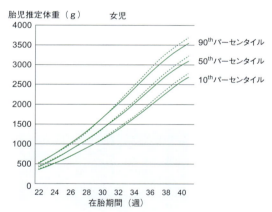

図I-3-5　在胎期間別出生体重標準曲線

出典：文献5）

3　妊婦健康診査

母児ともに健全な状態で妊娠が経過し，分娩を終了させることが妊婦管理の目標である．各市町村は母子保健法第13条に基づき，必要に応じて妊産婦に対して健康診査を受けることを推奨している．また，妊婦の健康管理の充実と経済的負担の軽減を目的に，14回程度の健康診査に必要な経費を公費で負担している．標準的な妊婦健康診査スケジュールと「必要に応じて行う医学的検査」が厚生労働省より提示されている（表I-3-3）[9]．

定期健康診査の時期と回数は以下の通りである．

・妊娠初期より23週までは4週間に1回

表I-3-3	標準的な妊婦健康診査のスケジュールと検査項目			
妊娠週数	8 週まで	8〜23 週	24〜35 週	36 週〜分娩まで
受診間隔	1〜2 回程度	1 回／4 週間	1 回／2 週間	1 回／1 週間
健診回数	約 4 回		約 6 回	約 4 回
毎回の観察項目	・健康状態の把握 ・基本の検査：子宮底長，腹囲，血圧，尿検査，浮腫，体重 ・保健指導			
必要時行う医学的検査	血液検査	初期に 1 回 血液型（ABO 型，Rh 型，不規則抗体），B 型肝炎抗原検査，C 型肝炎抗体検査，HIV 抗体検査，梅毒血清反応検査，風疹ウィルス抗体検査，血糖検査，血算検査（赤血球数，白血球数，血小板数，ヘモグロビン，ヘマトクリットなど），HTLV-1 抗体検査	血算検査 1 回，血糖検査 1 回	血算検査 1 回
	超音波検査	妊娠 23 週までに 2 回	期間内に 1 回	期間内に 1 回
	子宮がん検診（細胞診）	妊娠初期に 1 回		
	性器クラミジア検査	初期〜30 週までに 1 回		
	B 群溶血性連鎖球菌（GBS）検査	35 週〜37 週までに 1 回		

スケジュールは母子保健法第 13 条に基づき，市長村が推奨している．
医学的検査は母体・胎児の健康状態に応じて実施回数を増やす．

・妊娠 24 週から 35 週までは 2 週間に 1 回
・妊娠 36 週以降分娩までは 1 週間に 1 回

　妊婦健康診査では，問診，視診，触診，聴診，計測診，必要時内診，臨床検査などを行い，総合的に母児の健康状態を評価する．胎児の成長・発達にともない，母体は機能的，形態的にも著しく変化する．腹部増大に伴うマイナートラブルの出現，妊娠に起因するストレスにより健康状態が悪化しやすい．妊婦自身も異常の早期発見ができるよう，妊娠経過を理解させ，セルフケア能力を向上させるかかわりを行う．精神的支援，日常生活支援の必要性を認めた場合は，より快適な生活が過ごせるよう妊婦とともに検討する．

3.1　問診

　心身の健康状態，子宮収縮の自覚，性器出血の有無，胎動，妊娠に伴う不快症状・日常生活への支障の有無を確認する．妊娠中も仕事を継続する女性が増えていることから，就労による健康障害の有無も把握する．

3.2　視診

　妊婦の顔色，表情，疲労の有無，腹部の大きさなどの全身状態を観察する．外陰部，痔の有無は内診時や腟分泌物採取時に観察する．

3.3　触診

　レオポルド触診法にて，腹部の緊張，胎位，胎向，胎児の大きさ，羊水量，浮腫を観察する．妊娠後期には胎児先進部の下降度を評価する（表 I-3-4）．妊娠中期以降に乳頭・乳輪部の状態を観察する．

表I-3-4 レオポルド触診法

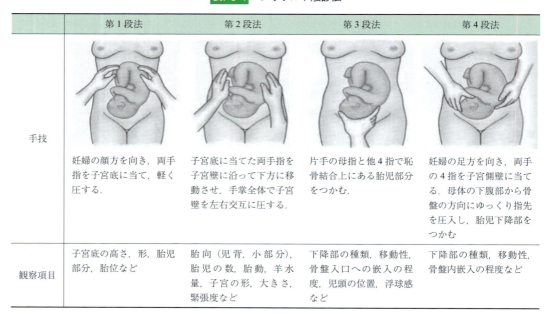

	第1段法	第2段法	第3段法	第4段法
手技	妊婦の顔方を向き，両手指を子宮底に当て，軽く圧する．	子宮底に当てた両手指を子宮壁に沿って下方に移動させ，手掌全体で子宮壁を左右交互に圧する．	片手の母指と他4指で恥骨結合上にある胎児部分をつかむ．	妊婦の足方を向き，両手の4指を子宮側壁に当てる．母体の下腹部から骨盤の方向にゆっくり指先を圧入し，胎児下降部をつかむ
観察項目	子宮底の高さ，形，胎児部分，胎位など	胎向（児背，小部分），胎児の数，胎動，羊水量，子宮の形，大きさ，緊張度など	下降部の種類，移動性，骨盤入口への嵌入の程度，児頭の位置，浮球感など	下降部の種類，移動性，骨盤内嵌入の程度など

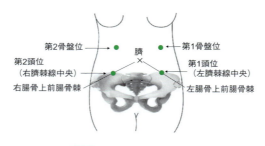

図I-3-6 胎児心音聴取部位

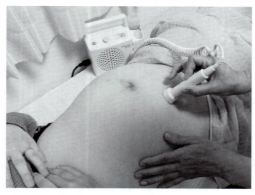

図I-3-7 超音波ドプラ胎児心音計による胎児心音聴取

3.4 聴診

毎回の健診時に超音波ドプラ法で胎児心拍数を聴取する．レオポルド触診法によって胎位・胎向を確認後，聴取部位を予測し（図I-3-6），両足を伸ばした状態で1分間聴取する（図I-3-7）．リズム，徐脈，頻脈の有無なども聴取する．異常所見が確認された場合は，分娩監視装置を用いてモニタリングを行う．トラウベ桿状聴診器も妊娠18週以降，胎児心拍数が聴取可能である．超音波ドプラと違って充電の必要がないことから，災害時などは胎児の生存を確認できる聴診器として活用できる（図I-3-8，図I-3-9）．

3.5 計測診

a）子宮底長・腹囲の測定

仰臥位で恥骨結合上縁から子宮底までの最大距離を腹壁のカーブに沿ってメジャーを用いて測定する（図I-2-3，図I-3-10）．換算値ではあるが，下記の概算式にて大まかな胎児発育が評価可能である．

・妊娠19週未満：妊娠月数×3 cm
・妊娠20週以降：妊娠月数×3＋3 cm

腹囲は臍の高さで腹部周囲の長さを計測する．

第I篇　妊娠期

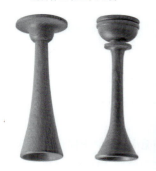

施術者の耳に当てる側

妊婦の腹壁に当てる側

図I-3-8 トラウベ桿状聴診器

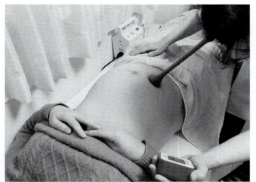

図I-3-9 トラウベ桿状聴診器による胎児心音聴取
時計やストップウォッチで1分間，もしくは，5秒間を3回連続して聴取する．

膝を伸展させ，呼気時に測定する（図I-3-11）．

b）体重

過度の体重増加は周産期異常の発症，過少の体重増加は胎児発育不全と関連があることから，毎回の健診時に体重測定を行い，週あたりの体重増加量，非妊時からの体重増加量を確認し，分娩までの期間に至適体重増加量範囲内で推移しているかを確認する（表I-3-1）[1]．体重が増え過ぎている場合，体重が増えていない場合は，食事摂取量，食事内容などを確認し，助産師または管理栄養士が栄養指導を行う．

c）血圧

高血圧は母体および胎児の健康状態を大きく左右し，合併症を引き起こすことから（I-5章1.2小節参照），毎回の健診時に血圧を測定し，血圧値の推移を注意深く観察する．重症度の予測となる頭痛，眼華閃発（目がチカチカする），上腹部痛の症状も併せて確認する．

3.6 内診

妊婦の腟内に示指と中指を挿入し，内性器を触診する方法と，クスコ腟鏡を挿入する方法がある．妊娠初期は医師が行うことがほとんどであり，子宮の大きさ，硬さ，異所性妊娠の有無，腟壁・子宮腟部の状態などを観察する．妊娠後期は子宮口の開大度，胎児の下降度，子宮腟部の短縮・消失，破水の有無を判断する．

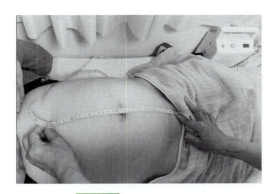

図I-3-10 子宮底長の計測
恥骨結合上縁から子宮底高までを測定する．

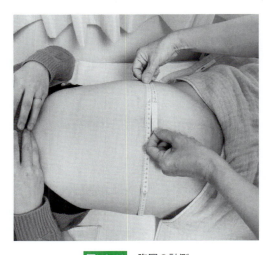

図I-3-11 腹囲の計測
臍の高さの腹囲周囲を測定する．

内診時は苦痛や不快感，羞恥心を与えないよう外陰部に掛物をするなどの配慮を行う．内診時はゆっくり息を吐き，身体の力を抜くように声がけをする．

3.7 臨床検査

a）血液検査

血液検査では，母体・胎児の健康状態の評価，感染症のスクリーニング，合併症のリスクを確認する．検査項目と検査時期・回数の目安が提示されている（表 I-3-3）．

(1) 健康状態を評価する検査

分娩時の大量出血への備えと，胎児新生児溶血性疾患の発症リスクを伴う血液型不適合妊娠の有無を確認するために，妊娠初期に1回，全妊婦を対象に血液型（ABO 血液型，Rh 血液型）と不規則抗体を測定する．また，妊娠貧血の有無，血液凝固系の異常の有無，血液疾患の有無を確認するために，妊娠初期・中期・後期に各1回，血算検査（赤血球数，白血球数，血小板数，ヘモグロビン値，ヘマトクリット値）を実施する．

(2) 感染症を確認する検査

妊娠中の母体感染症は母子垂直感染（産道感染・胎内感染・母乳感染）として，胎児，新生児の健康に影響を及ぼす．妊娠初期に1回，全妊婦を対象に B 型肝炎抗原，C 型肝炎抗体，HIV 抗体，HTLV-1 抗体検査を実施する．梅毒や風疹は胎内感染により，先天性梅毒児や先天性風疹症候群（白内障・先天性心疾患・難聴など）の発生リスクを高める．そのため，妊娠初期に梅毒血清反応検査，風疹ウィルス抗体検査を実施する．

(3) 合併症のリスクを確認する検査

妊娠初期の高血糖は流産・死産のリスクとなり，妊娠期を通して周産期合併症を引き起こす．糖尿病合併妊娠，妊娠糖尿病の発見のために，耐糖能スクリーニングを2段階で実施している．1回目は全妊婦を対象に，妊娠初期に随時血糖を測定し，2回目は初期スクリーニング陰性者を対象に，妊娠中期（24～28週）に随時血糖測定もしくは 50 gGCT（glucose challenge test）法が実施される．

b）尿検査

随時尿を用いた試験紙法で尿タンパク・尿糖の検査を行う．尿タンパクの陽性は腎機能の異常，妊娠高血圧症候群の発症を考慮し，他の臨床所見と併せて注意深く監視していく．

尿糖は耐糖能異常の臨床所見であり，2回以上陽性が続く場合は妊娠糖尿病を疑い，糖負荷試験の血糖値で糖尿病の鑑別を行う．

c）腟分泌培養検査

クスコ腟鏡を用いて，腟分泌物を専用の滅菌スワブで採取し，感染症検査を行う．淋菌，クラミジア感染などの細菌性腟症は，絨毛膜羊膜炎を引き起こし，流早産の危険因子である．また，産道感染により新生児クラミジア結膜炎，咽頭炎，肺炎などが引き起こされる．全妊婦を対象にスクリーニング検査が推奨されている．

B 群溶血性連鎖球菌（group B Streptococcus：GBS）は新生児の敗血症や髄膜炎，肺炎の主要な原因菌の一つである．全妊婦を対象に妊娠 35～37 週でスクリーニングを行い，陽性者に対しては分娩時に抗生物質を静脈点滴投与することで感染を予防する．

引用文献

1 ）厚生労働省：「健やか親子 21」推進検討会（食を通じた妊産婦の健康支援方策研究会）：妊産婦のための食生活指針—「健やか親子 21」推進検討会報告書．http://www.mhlw.go.jp/houdou/2006/02/dl/h0201-3a4.pdf（2018 年 12 月 10 日アクセス）
2 ）厚生労働省：労働基準法．https://www.mhlw.go.jp/web/t_doc_keyword?keyword=%E5%8A%B4%E5%83%8D%E5%9F%BA%E6%BA%96%E6%B3%95&dataId=73022000&dataType=0&pageNo=1&mode=0（2019 年 4 月 9 日アクセス）
3 ）厚生労働省：雇用の分野における男女の均等な機会及び待遇の確保等に関する法律．https://www.mhlw.go.jp/web/t_doc_keyword?keyword=%E7%94%B7%E5%A5%B3%E9%9B%87%E7%94%A8&dataId=73075000&dataType=0&pageNo=1&mode=0（2019 年 4 月 9 日アクセス）
4 ）Meher S, et al：Exercise or other physical activity for preventing ore-eclampsia and its complications. Database Syst Rev 2006：CD005942 PMID：16625645（1）.
5 ）平成 23 年度厚生労働科学研究補助金（生育疾患克服等次世代育成基盤研究事業）「地域における周産期医療システムの充実と医療資源の適正配置に関する研究」．研究代表者：海野信也．「推定胎児体重と胎児発育曲線」保健指導マニュアル．平成 24 年 3 月．
6 ）日本産科婦人科学会／日本産婦人科医会編：産婦人科診療ガイドライン—産科編 2017，日本産科婦人科学会事務局，2017.
7 ）Shinozuka N, Okai T, Kozuma S, et al：Formulas for fetal weight estimation by ultrasound measurements based on neonatal specific gravities and volumes. Am J Obstet Gynecol 157 (51)：1140-1145, 1987.
8 ）超音波胎児計測の標準化と日本人の基準値の公示について：超音波医学 30：J415-438，2003.
9 ）厚生労働省：妊婦健康診査について．https://www8.cao.go.jp/shoushi/shinseido/meeting/kodomo_kosodate/b_1/pdf/s9_3.pdf（2018 年 12 月 10 日アクセス）

I-4

妊婦のニーズとその看護

　妊娠によって，女性とその家族の心理社会的状況は徐々に，あるいは急激に変化する．生物学的に親になることと，心理社会的に親になることは必ずしも並行に発達するわけではない．看護職者は，子どもを迎える準備をする妊婦とその家族が辿るであろう心理社会的な変化や発達過程を理解した上で，個別の状況を踏まえながら支援することが大切である．

　生理的な現象である妊娠が正常に経過し，母子ともに正常経過を逸脱することなく，妊婦が身体・心理社会的に安寧に過ごせることは，妊娠期の看護として重要である．ほとんどの妊婦が自分なりのスタイルをもち地域社会で生活している．妊婦が自身や胎児の健康状態に関心をもち，より快適に過ごすためのセルフケア能力を身につけ，高め，発揮できる関わりが看護職者に求められる．看護職者は，妊婦健康診査や出産準備教育の際には，母子の状態をアセスメントし，より正常な妊娠経過を経るために必要な情報を提供し，妊婦自ら健康行動や受診行動がとれるよう保健指導や相談に応じる．さらに，妊娠に続く分娩・産褥，育児に向けた身体・心理社会的準備を妊婦が考え選択し，家族とともに実践できるよう関わる．本章では，それらの看護援助に必要な知識や技術を学ぶ．

1　妊婦のニーズと看護

　妊娠期は，母親になる自覚とともに母性意識が発達し，親役割獲得の準備が開始される時期である．一人の女性としての意識から，子どもとともにある母親としての意識に変化し，心理的にも適応していく．一方で，この適応がうまくいかない場合は，その後の出産・育児期に心理的問題を生じるリスクが高くなる．従って，妊娠期の心理的適応をうまく乗り越えるための支援が必要となる．

1.1　妊婦の母性意識の発達への支援

　母性意識とは，母親になることや母親であることの自覚を示す「母親自覚」と，その自覚に基づく妊娠・出産・育児への態度や価値観である「母性理念」の二つを包括した概念であると，花沢によって定義されている[1]．母性理念は，生育過程において社会や文化，生活環境などの影響を受けながら発達し，妊娠・出産・育児を通してさらに発展していく[2]．母親自覚は，親になる

イメージといった認知的側面と，胎児への愛着といった感情的側面によって促される．親としての自己イメージは，妊娠経過や胎児の成長に伴い，徐々に明瞭なイメージへと変化していく．多くの場合，このイメージは，自分とその母親の関わりを参考に形成される．さらに，周囲の子どもがいる母親の姿に自分を重ねて，母親としてのイメージが具体化し発展していく．また，胎児への愛着は，胎動を感じたり，超音波画像を見る中でわが子の存在を感じたりすることで形成されていく．ただし，胎動の知覚や超音波画像を見ることは，妊婦に必ずしも喜びや幸せのみをもたらすとは限らないことを考慮し，胎児に対する気持ちや思いを引き出すとともに，それに基づきアプローチすることも必要である．

　妊娠期の母性意識の発達は，妊婦の身体的・心理的状態，胎児の発育状態，家族関係の影響を受ける．特に，妊娠を受容していることは，妊娠や出産に心理的に適応するために重要であり，

表I-4-1　妊娠中の母性意識の発達への支援

	妊娠前	妊娠中
アセスメント項目	①乳幼児との相互作用の経験 ②家族や仲間との人間関係 ③妊娠の計画性	①結婚し，子どもを育てるという価値観 ②妊娠に対する思い，受容状況 ③妊娠に伴う心身のストレス ④妊娠による喪失体験 ⑤妊娠経過や胎児の異常の有無 ⑥胎児の発育状況 ⑦胎児に対する気持ち ⑧出産への不安・恐怖，心身の準備状況 ⑨母親としての自己像 ⑩母親役割への認識 ⑪母親役割遂行のために必要な技術や態度の取得状況 ⑫夫婦関係，家族関係 ⑬夫や児の祖父母などによるサポート状況 ⑭（経産婦）上の子どもの育児状況
妊娠中の支援		①妊娠経過中の異常やマイナートラブルを予防し，妊娠期を心身ともに快適に過ごせるように援助する． ②胎児の成長や胎児との相互作用を感じられるような関わりやケアを提供する． ③胎児の異常がある場合は，妊婦の思いが表出できる機会を提供する． ④バースプランをともに考え，児との出会いの場面を具体的にイメージできるようにする． ⑤出産に対する不安や恐怖感を軽減するために，妊婦の思いを引き出し，妊婦の疑問に対して答える． ⑥否定的な出産体験がある場合には，その体験について語る機会を作り，否定的な感情が解消できるようにする． ⑦夫や家族との関係性が順調に形成され，キーパーソンの支援が効果的に得られるように援助する． ⑧経済状態など心理社会的に不安がある場合は，医療ソーシャルワーカーや地域保健師と連携し，社会資源の紹介など，生活状況を整える援助を行う． ⑨心理的に不安定な妊婦に対しては，精神科や地域保健師，医療ソーシャルワーカーと連携し，治療を受けながら出産に臨めるようにする．また，産後の生活に向け，社会資源の活用の計画を立て，調整する．

I-4　妊婦のニーズとその看護　41

母性意識の発達および母親役割獲得の動機付けにつながる．予期せぬ妊娠の場合は，まず，妊娠の受容を確認し，加えて，夫への期待，わが子の存在の体感，周囲のサポートにより母性意識の発達を促すことも重要である[3]．また，妊娠に伴うつわりなどのマイナートラブルを有する場合やハイリスク妊娠，妊婦の精神的未成熟，分娩への不安・恐怖は，母性意識の発達を阻害することがある．例えば，ハイリスク妊娠では，イメージしていた親になる自己と妊娠期の状態が乖離している時に，その先のイメージが湧きにくく，母性意識が発達しにくい[4]．親になるイメージを阻害しているものを明確にするとともに，妊娠・出産への肯定的な側面にも着目しながら親になるイメージを膨らませることは，母性意識の発達を促進させる．若年妊娠では，未婚や不安定な経済状況，学業との両立，家族関係など様々な社会的問題を抱えている場合がある[3]．まず，妊娠期を安心して過ごすことができるように社会的状況を整え，将来の生活の基盤が築けるように支援した上で，妊娠に伴う肯定的側面に目を向けられるような関わりやケアが必要である．

母性意識は常に発達し続けるものではなく，外部因子の影響を強く受け，発達・停滞を繰り返しながら経過する．妊娠経過とともに変化する妊娠・出産に対する思いを確認し，その状況に応じて母性意識の発達や妊婦としての自己概念の確立を促す関わりが必要である（表I-4-1）．

1.2 母親役割獲得への支援

妊娠・出産を機に，女性は身体的・心理的に母親という新しい役割の追加を経験する．母親役割とは，「母親として責任を持って子どもを育てていく役割」，母親役割獲得過程とは，「母親としての役割における能力を獲得していく過程」である[5]．妊娠期は，自己概念を再構築する時期であり，その自己概念を基盤に，妊婦は母親役割を遂行するための知識と技術を習得する．母親役割獲得への支援を行う前には，妊娠の受容状況，胎児への思い，他者との関係性，母親としての自己イメージや母親役割遂行のための知識や技術の習得状態，育児物品の準備状況について尋ね，母親役割獲得に影響する状況や母親役割獲得レベルを把握し，その獲得レベルに従って支援を行う．

R. ルービン[6]は，「模倣」「ロールプレイ」「空想」「取り込み―投影―拒絶」「悲嘆作業」の5つの状態を経て母親役割獲得が進行すると提示している（図I-4-1，I-2章3.1小節を参照）．規範的な母親役割の模倣のためには役割モデルが必要であるが，近年の核家族化や少子化，妊娠・出産・育児に関する情報の氾濫によって，自分の価値観に合った役割モデルの探索が難しくなっている．看護職者は，妊婦が自分の価値観に照らして役割モデルを探索するための具体的な方法を提示するとともに，役割モデルの中から自分の中に取り込めるものを考え実行できるよう援助し，母親役割の模倣を促進することが重要である[7]．また，妊婦の母親像やイメージしている母親役割を把握した上で，ロールプレイを積極的に促す関わりも必要となる．例えば，小さな子どもとの接触体験のない妊婦に対し，産褥期の母子と接触する機会を提供することは，新生児のイメージを発展させ，ロールプレイを促進させる．ロールプレイの機会が少ない場合は，イメージしていた母親役割と出産後の実際の母親役割とのギャップを生み，混乱や育児不安を引き起こすことがある．産褥期の母子に接触して話を聞く機会を妊娠中に持つことは，このギャップを予防するために有効である[8]．次の段階は，育児へのイメージや子どもとの関わりの空想であり，これは児への関わり方の具体化につながる．このような模倣やロールプレイ，空想の中で自分の母親像を吟味し，自分の中に取り込んだり拒絶したりしながら，母親役割獲得が進行する．一方で，妊

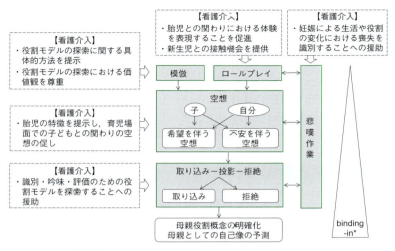

図I-4-1　妊娠期の母親役割獲得プロセスと看護介入例

*binding-inとは，胎児と母親との間に存在する心理的結合のことであり，母親役割獲得と並行して発達する[6]
出典：文献6）7）8）より改変

婦は体型の変化，生活スタイルの変化，仕事や趣味の制限など，さまざまな喪失体験も経験する．このような母親役割獲得過程を経ながら，胎児と母親の間に存在する心理的結合（binding-in）も並行して発達していく．母親役割獲得過程は，個人の身体的，心理的，社会的要因により影響を受けるため，その獲得過程は一様ではない．母性意識の発達と同様に，時には，進んだり戻ったりしながら進行していく．

初産婦では，育児物品の購入や育児環境の整備，夫や家族との役割調整を通じて，出産後の生活のイメージや母親役割，父親役割がより明確になっていく．また，同時期に出産し，育児期を過ごす妊婦仲間との関わりは，妊娠中の思いの共有や情報交換，母親役割モデル探索の機会となり，母親役割獲得につながる．両親学級・母親学級などを通して，妊婦同士が交流できる場を積極的に作ることが必要である．さらに，両親学級・母親学級は，胎児の成長やイメージ，妊娠中の生活上の注意点に関する知識を得，抱っこや沐浴などの育児の実技演習を行う機会となる．これらもまた，妊婦としての自己形成を促し，母親役割に関する知識・技術の習得に役立つ．経産婦である場合は，母親役割の一部をすでに獲得しているが，獲得されている母親役割に，2人以上の子どもを育てるという役割が追加される．そのため，複数の子どもを持つ役割モデルを模倣し，自分の中に取り込みながら，母親役割獲得を発展させていく．

若年妊娠では，自身の成長発達課題に加え，妊婦であることへの心理的適応，母親役割獲得を同時に目指さなければならず，様々な葛藤を経験しやすい[3]．特に，子どもの世話をした経験がなく，周囲に同年代の母親役割モデルが少ない場合，母親役割獲得に困難を生じることがある．母性意識の発達の促進に加え，理想の母親像について考える機会の提供，両親学級・母親学級への参加の積極的な促し，妊娠・出産・育児に対する不安や疑問を表出する機会の提供，出産・育児に必要な物品の準備の促しや社会支援についての説明，夫や家族との関係性やサポート体制の調整への支援を行いながら，母親役割について考え役割を遂行できる環境を徐々に整えていく．

I-4　妊婦のニーズとその看護

不妊治療後の妊娠では，妊娠・出産をすること自体が目標となり，妊娠中に出産後の育児や家庭生活など母親役割のイメージ化が十分になされないことがあるため，母親役割獲得の困難性が指摘されている[9]．また，自ら得ている知識や情報からイメージする，児や育児生活に関する理想と現実に大きな差が生じることがある．出産に向かって過ごす妊婦の思いを受け止めながら，母親としての自己形成および母親役割の具体的なイメージ化を促す支援，出生後の児と夫婦の生活についての現実的な想像を促す支援が必要である[10]．

2　家族のニーズと看護

　妊娠期には，夫（パートナー）や胎児の兄姉，祖父母も含めた家族としての形や各々の発達課題に変化が生じる．そのため，夫の父親役割獲得や家族形成への支援，家族内役割の調整も必要となる．この役割獲得や家族形成が円滑に進むと，育児期に家族がうまく機能する．

2.1　父親役割獲得への支援

　妊娠期の身体的体験は男女で大きく異なるため，親であることに対する役割認識や役割獲得過程は男女で異なる．父親は胎児の存在を実感しにくいために，その親役割獲得のスピードは母親より緩徐であり，親になることへの戸惑いを生じることもある．父親役割とは，「子どもの養育における父親としての責務」であり，父親としての価値観，態度，行動を含む．妊娠期の父親役割獲得は，妻への気遣いを基盤として，妻の妊娠に対する喜びから父親としての気持ちの出発，胎児を感じたり夫婦で出産準備を行ったりすることによる夫婦としての体験共有，父親像の形成や行動化，妻と自分の役割から父母の相違を認めるプロセスを経て，発達していく[11]（図I-4-2）．

　夫の父親役割獲得過程においても，母親役割獲得過程と同様に，身近に父親像を形成するためのモデルが存在することが，より具体的・現実的な自分なりの父親像を形成するために必要となる．父親役割モデルを見つけることが困難である場合には，両親学級などの父親役割について学ぶ機会を通じて，医療者から父親としての意識や役割についての助言を受けたり，他の参加者の意識や行動を観察し模倣したりすることで，父親になる精神的な準備が整えられていく．また，

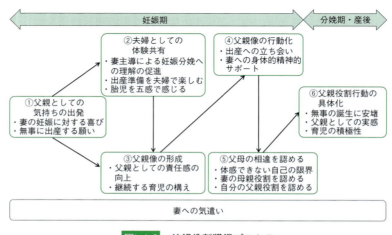

図I-4-2　父親役割獲得プロセス

出典：文献11）より改変

妊婦健康診査時に胎児の超音波画像を見たり，胎児心音を聞いたりすることで，胎児の成長や健康状態を感じることは，妊娠の受容や父親としての自覚の促進に有効である．さらに，出産時の妻へのサポート方法について事前に学習することや，出産や育児の必要物品を一緒に準備したり，出産後の生活を想像して役割調整について夫婦で話し合ったりすることは，出産や育児への意識を高める上で大切である．以上より，看護職者の役割は，父親像の形成に必要な役割モデル探索についての情報や場を提供すること，胎児の存在や成長を感じられる機会をつくること，夫婦で出産後の育児について話し合う機会を持つように促すこと，出産や育児に対する意識を高めるよう促すことである．

予期しない妊娠であった夫婦では，父親役割獲得が円滑に進まないことがある．父性意識の発達や父親役割獲得には，妊娠の受容が不可欠である．できる限り早期に，夫婦それぞれの妊娠の受容について確認すること，妊娠経過や生活の変化を含めた今後の見通しについて，夫も含めた保健指導を行うなどの対応が必要である．そのためには，夫婦の関係性を妊娠初期にアセスメントすることや妊婦健康診査への同席の促しに加え，妊婦や胎児への関心を高められるような支援が有効である．

父親役割は，文化的背景や家族の価値観によっても大きく影響されるものである．近年では理想的な父親像は変化し，父親の育児行動は徐々に増加している．「男女共同参画社会に関する世論調査」では，積極的に育児に関わるべきだとする 20〜30 代の男性は，半数を超えている．一方で，男性の育児休業取得率は，健やか親子 21（第 2 次）で目標としている 13 ％には遠く及ばず，5 ％未満を推移している[12]．家族内での調整だけでなく，父親役割の遂行を容易にする社会的状況を調整しておくことも重要である．育児休業の取得が難しい場合も，出産後の育児時間を確保するために残業を減らすなど，できる限りの仕事の調整も必要である．

2.2　家族形成への支援

妊娠・出産を通して，家族の関係性や役割は変化し，複雑化する．妊娠期には，それまでに構築してきた他者との関係性を，生まれてくる子どもも含めて再構築をすることになる．そのため，出産・育児期に向けて，家族内の関係性や役割分担の調整を開始することが必要となる．

妊娠期に家族内で出産後の育児について話し合うことは，それぞれの立場（妊婦，夫，児の祖父母，兄姉）における役割に対する認識を共有するために重要である．Carter & McGoldrick の家族ライフサイクル 6 段階（表 I-4-2）によると，妊娠期は，初産婦では第 2 段階の新婚期・家族の成立期，経産婦では第 3 段階の乳幼児・学童期の子どもを育てる時期にあたる[13]．近年では，婚姻前に妊娠が判明するケース（妊娠先行婚）も増加しており，妊娠期間中に第 1 段階である親や実家からの自立を経験する妊婦も存在する．各ライフサイクルが適切に機能するためには，それぞれの発達課題を達成できるように支援することが必要となる．

結婚した家族にとって夫婦関係は家族の軸であり，夫婦関係の安定は，親役割獲得，児への愛着，家族員の心理的安定に大きく寄与している[14]．初めての妊娠である場合は，妊娠前の自己イメージや生活を夫婦各々の親役割を含めて再構成することや，出産後に訪れる子ども中心の生活への変化を見据えて，妊娠期から準備をしておくことが重要である．妊娠先行婚では，妊娠判明を機に新たな家族の構築準備が始まる．したがって，夫婦の関係調整や生活習慣の変化，親役割の獲得など，新婚期と養育期の発達課題が同時期に併存するという特異な状態となる．そのため，

I-4　妊婦のニーズとその看護　45

表I-4-2　家族ライフサイクル

家族ライフサイクル ステージ	発達課題
1. 独身の時期	・職業を選択して経済的に自立する ・友人や恋人たちと親密な人間関係を築く ・親や実家から心理的に自立する
2. 新婚期・家族の 成立期	・新たな夫婦のシステムを構築する ・拡張した家族や友人との関係を調整する
3. 乳幼児・学童期 の子どもを育て る時期	・子どものためのスペースを作り家族を調 整する ・育児・家事・経済面で責任を持つ ・児の祖父母や親族との関係を調整する
4. 思春期の子ども を育てる時期	・子どもの自立したい欲求と依存したい欲 求にバランスよく応える ・親として夫婦が協力する ・夫婦の将来を考え始める
5. 子どもの巣立ち の時期	・子どもとの適切な距離感を保つ ・夫婦関係を再編成する ・子どもの配偶者の家族や孫との関係を調 整する
6. 老年期	・身体的な老化を受け入れ対処する ・人生の振り返りと統合 ・パートナーの老化や死に対処する ・自分の死への準備を始める

出典：文献13）より改変

妊娠先行婚の家族形成過程においては，養育期に家族が円滑に機能することが困難となる場合がある．このような夫婦へは，妊娠期に夫婦関係満足度を高める援助，家族内の役割や関係性を調整する援助，医療・地域の両面からのサポートネットワークの構築の促しが必要となる．

経産婦では，妊娠中の体調により，上の子どもの育児の負担軽減が必要となる場合がある．また，出産後には，上の子どもの育児をしながら，新生児の世話をすることは，心身ともに多大な負担を伴う．上の子どもも含めた育児や家事の役割分担について，妊娠中に夫婦で決めておくことは必要であるが，夫婦だけでは対応できないこともある．したがって，児の祖父母や夫婦の兄弟姉妹，友人からの支援を含めて，妊娠中・出産後のサポート体制を調整しておくことは，夫婦の精神的な余裕にもつながる[15]．

胎児の兄姉にとっても，母親の妊娠は大きな出来事となる．母親の妊娠中の体調によって生活状況に影響があったり，父母の関心の方向が胎児に向いたりすると，上の子どもは父母の関心を引こうと反抗的な態度や退行現象を示すことがある．退行現象は赤ちゃん返りともいわれ，それまでできていたことができなくなったり，母親に抱っこをせがんだりする行動である．上の子どものこのような行動に対しては，早くから胎児の存在を意識できるよう，弟妹が生まれることを説明し，一緒に母親の腹部を触ったり，胎児に話しかけたりする機会を作ることが有効である．また，父母や祖父母が上の子どもと積極的にスキンシップを図ることで，上の子どもへの愛情が変わらないと示すことも大切である．このような上の子どもの考え得る変化や対処方法について，看護職者が事前に情報提供をすることで，家族は落ち着いて対応することが可能となる．

多くの場合，上の子どもは，母親の出産前後に大きな生活環境の変化を経験することになる．里帰り分娩のために，妊娠後期に上の子どもを連れて数か月実家で生活する場合は，生活環境の変化に戸惑いを感じることもある．また，母親の出産時の入院は母親と離れて過ごす初めての体験となることが多く，ストレスを感じやすい．夫婦は，このような戸惑いやストレスを予測し，ストレス軽減のための方策（お気に入りの物を持参する）や産褥退院後の上の子どもの育児サポート体制を整えるなどの対策を，妊娠中に考えておくことが必要である．

妊娠・出産は，夫婦とその両親（児の祖父母）との関係性を変化させることがある．祖父母に

46　第I篇　妊娠期

よる実質的なサポートや経験による助言をありがたく感じる一方で，子育てに関する価値観が合わない場合は，夫婦のストレスの増加や家族内の人間関係の悪化を招くこともある．妊娠中から，産後に必要としているサポートや，夫婦の子育てに対する思いを祖父母に伝え，産後に価値観の違いによる不和が生じないように，祖父母と夫婦の考えを共有しておくことが大切である．

　祖父母が子育てを行っていた時代から，妊娠中の過ごし方や出産準備，育児の方法についての医学的知見や社会の価値観は変化してきている．祖父母学級がある市町村では，夫婦の考えや価値観を尊重しながら，夫婦が自立できるようにサポートをする方法を祖父母に提示し，今と昔の育児の違いを説明しているところもある．一方で，祖父母学級に期待する内容は，祖父母と妊婦で異なっているとの報告がある．祖父母は孫の病気や緊急時の対応についてなど実際に孫を預かった時に活用できる情報を期待するのに対し，妊婦が祖父母学級に期待する内容は，祖父母の役割や子どものしつけや食事に関することである[16, 17]．祖父母および母親のニーズに応えながら，祖父母と妊婦夫婦の認識のずれや不和が生じないような情報提供を行うなど，祖父母学級の内容を工夫することが，祖父母による円滑な育児サポートのために必要である．また，妊婦健康診査に実母や義母が付き添いで来院している場合は，保健指導時に，現在の妊娠・出産・育児についての最新の医学的知識や妊娠中の過ごし方の注意点を一緒に説明することで，世代間の認識のずれを修正することも大切である．この時，実母や義母の過去の育児経験が否定され，自尊感情が低下することがないように配慮する必要がある．祖父母にとって孫の養育は，自己価値の再認識をもたらし，生きがいとなることも多いが，一方で，加齢に伴う身体的・心理的負担も感じ，重荷となる場合があることを，看護職者は留意する必要がある[18]．

　高年妊娠では，夫婦の両親の年齢も高年であるために，夫婦と児の祖父母の双方の発達課題と役割が重なり，夫婦の生活が良好に機能しにくい場合がある．例えば，実父母の疾病などで介護が必要となり，介護と育児を同時に行わなければならないこともある．このような場合，家族に育児の手段的サポートを期待することは難しく，出産後の生活について不安を抱いていることが多い．看護職者は，妊娠中に夫婦の置かれている状況を把握するとともに，必要時は医療ソーシャルワーカーや地域保健師と連携しながら，活用できる社会資源についての情報を提供し，介護および育児の負担軽減に向けて調整することも必要である．

3　妊娠中の保健指導

3.1　保健指導の目的・方法（個別指導・集団指導）

　妊娠中の保健指導の目的は，妊婦自身が胎児を含め，心身ともに健康を維持しながら快適な生活を送り，不安を最小限にとどめて出産や育児に臨むための準備を整えられるよう支援することである．妊娠期の不安や心配，抑うつなどの精神状態は，産後のマタニティブルーズや産後うつに関連しているとの報告[19]や子ども虐待の要因であるとの報告[20]がある．また，核家族，複雑な家族背景の増加により，身近に相談できる人や支援者が存在しない場合も少なくない．さらに，インターネットや雑誌など一方向性の情報が多く，妊婦が情報をうまく使えなかったり，情報に振り回されたりする危険性もある[21]．妊婦や胎児の状態をアセスメントし，妊娠期間中に起こる身体的，精神的な不快感や不安，ストレスの軽減と，妊婦としての健康保持増進を目指した保健

表I-4-3	健やか親子21（第2次）の設定する基盤課題と重点課題

基盤課題A	切れ目のない妊産婦・乳幼児への保健対策
基盤課題B	学童期・思春期から成人期に向けた保健対策
基盤課題C	子どもの健やかな成長を見守り育む地域づくり
重点課題①	育てにくさを感じる親に寄り添う支援
重点課題②	妊娠期からの児童虐待防止対策

出典：厚生労働省・健やか親子21推進協議会. 健やか親子21（第2次）をもとに著者が作成

指導や看護介入が必要となる.

健やか親子21（第2次）は，10年後に「すべての子どもが健やかに育つ社会」を目指し，三つの基盤課題と二つの重点課題の達成に向けて，保健師，助産師，看護師には，関係機関との連携を強化し，妊婦の抱える心理社会的問題や子ども虐待のリスクを保健指導などの場で早期発見すること，介入により妊娠中から切れ目のない母子支援をすることが求められている（表I-4-3）.

保健指導には，妊産婦や家族に対する個別指導，両親学級や育児学級等の集団指導があり，母子保健についての正しい知識の普及と相談，指導を行う．妊婦健康診査などの結果をふまえ，妊婦やその家族に対して医師や助産師，保健師が医療施設や地域において必要な指導を行う．保健指導の際には，地域の制度なども十分に把握したうえで必要な情報提供を行い，妊婦自らの力で妊娠に伴う身体的変化や心理社会的変化に適応し，正常な妊娠経過や満足できる出産体験を得られ，子育ての環境が整えられるよう工夫する.

a) 個別指導

個別指導は，保健師，助産師，看護師などが妊婦や胎児の健康状態，生活習慣や家族背景などの個々の状況に応じて，妊婦やその家族との相互作用の中で必要な情報や援助を提供することである．外来において，妊婦健康診査に合わせて個別に面接で行われることが多いが，電話相談や家庭訪問などもこれにあたる．個別指導の利点は，妊婦一人ひとりの状況や理解度に応じて，より具体的な指導や援助を行えることである．しかし，一対一の面接では，対象が多い場合には時間的な制約もあり，すべての妊婦に対応することが難しいという欠点がある.

個別指導を行うには，妊婦やその家族の抱える不安やリスクを把握し，必要な援助をアセスメントしなければならない．市町村や医療施設によっては，妊娠届時に問診票を用いて妊婦個々の状況を把握し，個別指導に活用している（図I-4-3）．また，個別指導では，信頼関係を築くことが大切であり[22]，妊婦やその家族の話を引き出すコミュニケーション能力，話しやすい雰囲気の環境や態度が必要である．また，妊婦の持っている行動変容の力，成長する力を信じ，継続的に関わることが大切である[21].

b) 集団指導

集団指導は，複数の妊産婦やその家族に対して講義や演習，グループワークなど，集団教育として行われることをいう．市町村や病院，診療所などで行われている母親学級・両親学級などがこれにあたる．集団指導では，参加者個々の状況への対応は難しいが，参加者に共通して必要な情報や援助を効率的に提供できるという利点がある．また，集団指導への参加者は，「親になる」という共通の目的をもつ集団であり，妊娠・出産・育児に向けた知識を得るとともに，不安に思っていることなどを参加者同士で確認し合う場所にもなりうる.

集団指導には，必要な知識や情報を講義で提供する「講義型」と，参加者が演習やグループディスカッションを組み込んだプログラムによって知識や情報を得る「参加型」「体験型」の学習方法がある．集団指導では，いずれの学習方法においても，意図的にピアサポートグループを

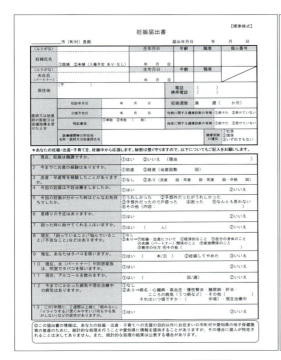
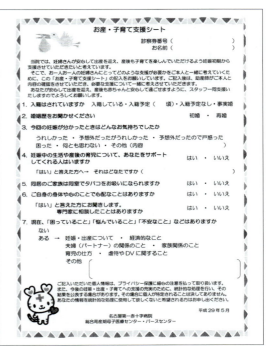

図I-4-3　妊娠届出書・問診票の一例

出典：（左）妊娠届出書（愛知県）https://www.pref.aichi.jp/soshiki/jidoukatei/ninshintodokedesho.html（2018年12月8日アクセス）

作ることができる．核家族化によってソーシャルサポートが得られにくく，母子とその家族が孤立しやすい現代において，集団指導は，妊娠中から仲間づくりができる重要な機会となる．

3.2　保健指導の実際

保健指導では，妊婦へ正しい知識をもって答えるだけではなく，妊婦の身体的，心理社会的状態，生活環境を把握し，妊婦との関わりの中で，妊婦自らが順調な妊娠経過に向けて，できることを導きだせるよう働きかけ，支援することが重要である[23]．

a）食生活

妊娠中は，母体の健康維持と児の発育のために，バランスの取れた栄養摂取が重要である．developmental origins of health and disease（DOHaD）説は，胎児期を含めた発達期の低栄養，ストレス及び化学物質曝露などの不適切な環境が，成長後の疾病の発症に影響するという考え方である[24]．胎児期の栄養不足あるいは過栄養は，遺伝子の発現調節に影響を与え，代謝経路に不可逆的な変化をもたらす可能性があり，成人期の疾患につながる可能性を秘めている．胎児の発育のためにも，妊娠中の適切な食事指導が大切であり，保健指導では，妊婦の非妊時の体格，妊婦個々の栄養状態や生活習慣，家族背景から健康状態を把握，アセスメントし，個々の状態に合わせて食生活の改善点を提示し，援助を行う必要がある．

食事指導に関して留意することとして，妊娠前から特にリスク因子のない女性が，1日あたり0.4 mgの葉酸を摂取すると，児の神経管閉鎖障害発症のリスクの低減が期待できる[25, 26]．妊娠中は脂肪分の高い食事は避け，肉・魚・卵・豆などのタンパク質の豊富な食事を摂取する．アレ

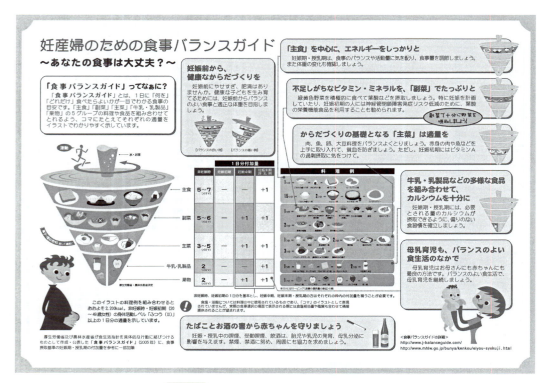

図I-4-4　妊産婦のための食事バランスガイド

出典：文献27)

コールは，母児の健康を害するため，妊娠・授乳期間を通じてやめるよう指導する．コーヒー，紅茶にはカフェインが含まれる．カフェインは，胎盤を容易に通過し，胎児に移行する．胎児は，カフェインの代謝能力が未熟なため，妊娠中には過剰な摂取をさけ，1日1～2杯程度に留めるのが望ましい[25]．喫煙は，早産の可能性や常位胎盤早期剥離の増加，低出生体重児のリスクとも密接な関連が指摘されている．妊婦には禁煙を勧め，夫（パートナー）の喫煙による受動喫煙も避けるよう指導する[25]．

厚生労働省は，平成18（2006）年に「妊産婦のための食生活指針」を作成し，「妊産婦のための食事バランスガイド」を提示している[27]（図I-4-4）．1日における具体的な食事内容について，主食・副菜・主菜・牛乳／乳製品・果物のなかからバランスよく摂取する．妊娠中期・妊娠後期では，それぞれの必要摂取量が増加することに留意する．

b) 体重

妊娠中の体重管理の目的は，児の健康な発育のために母体が適正な栄養を摂取するのと同時に，母体の妊娠・分娩時の異常への移行を予防することである[28]．平成18（2006）年に厚生労働省が提示する「妊産婦のための食生活指針」には，「妊娠期の至適体重増加チャート」が示されており，体格区分別に妊娠全期間を通しての推奨体重増加量，妊娠中期から後期における1週間あたりの推奨体重増加量が提示されている（I-3章表I-3-1）．

肥満妊婦については，非妊時の「肥満」により，妊娠高血圧症候群，妊娠糖尿病，巨大児分娩，帝王切開分娩，死産，児の神経管閉鎖障害などの妊娠期のトラブルや分娩異常のリスクが高ま

る[29]．保健指導では，生活習慣や家族関係などを把握し，阻害因子の有無を確認したうえで，食習慣を改善できるような指導が必要となる[28]．食事内容では，エネルギー付加量を抑え，糖質を減らし，タンパク質やビタミン，無機質を多くとるよう提案する．それにより，BMIをより正常に近づけることが，今後の生活習慣病予防においても重要である．生活習慣の改善や運動を提案し，継続的な援助を行う必要がある．

一方で，近年の女性の行き過ぎたやせ志向は，肥満と同様に妊娠，出産に影響を与える．非妊時に「低体重（やせ）」の場合には，切迫早産，早産，胎児発育不全や低出生体重児，貧血のリスクが高まる[30]．また，妊娠期における体重増加量が著しく少ない場合には，低出生体重児や切迫流早産のリスクが高まる．このような妊婦への保健指導にあたる場合は，妊婦の背景やどこに価値をおいて生活しているのかなどを把握し，妊婦が行動変容に向けた意欲を高められるよう指導を行う[31]．また，必要な栄養素をバランスよく十分摂取し，9～12 kgの体重増加により，出産・育児への体力を培うような援助が必要である．

c）排泄

妊娠中は，プロゲステロンの作用で腸管蠕動が低下するため，腸管通過時間が延長し，水分やナトリウムの吸収が促進され，便が硬くなりやすい．妊娠初期は，これに加えつわりや妊娠悪阻によって，食物や水分摂取量の低下も生じやすく便秘になりやすい．妊娠後期には，増大した子宮が腸管を圧迫し，腸管内容がさらに停滞しやすく，排便が抑制されて便秘をきたしやすい[32]．便秘の予防には，規則的な排便習慣を心がけること，十分な水分と食物繊維の摂取，散歩や妊婦体操などの適度な運動が役立つ．緩下剤は，胎児への安全性が確保されていないものや，大量投与により子宮収縮を誘発するものもある．妊婦自身が食生活や排便習慣の改善によって症状の改善をはかり，必要に応じて医師から処方を受けるよう指導する．

排尿については，子宮が骨盤内にある妊娠初期と児頭の下降が加わる妊娠後期は，増大した子宮が膀胱を圧迫するために頻尿になる．また，プロゲステロンの影響および増大した子宮による尿管の拡張や伸展，圧迫から尿が停滞するため，膀胱炎を生じやすく，逆流がみられると腎盂炎を起こしやすい[33]．妊婦には，尿意を我慢しないこと，外陰部の清潔保持に努めるよう指導する．

d）清潔

妊娠中の感染症は，胎内感染や産道感染によって胎児・新生児にも影響を与えることがある．妊婦には，妊婦健康診査で行われる検査や感染症についての正しい知識を提供し，感染予防に努めるよう指導を行う（図I-4-5）．

妊婦は，妊娠によって基礎代謝が亢進し，発汗作用，皮脂腺の活動性が増加する[33]．頭髪も皮膚同様に汚れやすい．毎日の入浴またはシャワー浴によって，皮膚や頭髪を清潔に保つことが大切である．シャワー浴や入浴は，皮膚の清潔のほかに，リラクゼーション効果も期待される．入浴には，40～41℃の湯温で10分間程度入浴した場合に，新陳代謝の亢進，血圧の軽度の低下，気分を爽快にさせるリラックス効果などがある．ただし，湯温が42℃以上や30℃以下の場合は，交感神経が刺激され血圧が上昇するため避けたほうがよい[34]．また，妊娠中は循環血液量が増すため，末梢の毛細血管が拡張して皮膚表面から水分が失われやすく，肌が乾燥し痒くなることが多い．妊娠後期は特に腹部の皮膚が伸展して薄くなるため搔痒感が増す．その場合には，入浴後に保湿剤を塗布すると軽減することもある．ヘアカラーやパーマは妊娠により敏感となった頭皮

> **赤ちゃんとお母さんの感染予防対策5ヶ条**　2013年5月29日改訂
>
> 日本周産期・新生児医学会、日本小児科学会
> 日本産科婦人科学会、日本産婦人科医会
>
> 風疹ウイルス、サイトメガロウイルス、B型肝炎ウイルス、トキソプラズマなどの微生物は、妊娠中、分娩中、産後に、お母さんから赤ちゃんに感染して、赤ちゃんに病気を起こすことがあります。感染予防対策について、正しい知識を身につけておくことが大切です。
>
> **1　妊娠中は家族、産後は自分にワクチンで予防しましょう！**
>
> 　風疹、麻疹、水痘、おたふくかぜは、ワクチンで予防できます。[注1] ただし、妊娠中はワクチンを接種できません。特に風疹は、妊娠中に感染すると、胎児に先天性風疹症候群を起こすことがあります。そこで、妊婦健診で、風疹抗体を持っていない、あるいは抗体の値が低い[注2,3]場合は、同居の家族に麻しん風しん混合ワクチン（MRワクチン）を接種してもらいましょう[注4]
> 　注1：妊娠中でもインフルエンザ不活化ワクチンは安全かつ有効とされています
> 　注2：HI法で16倍以下、EIA法で8 IU/ml 未満
> 　注3：妊娠中の麻疹、水痘、おたふくかぜの感染の赤ちゃんへの影響はまだ分かっていません。妊娠前や産後に抗体を検査し、抗体を持っていない、または抗体の値が低いときは、ワクチンを接種することで感染を予防できます
> 　注4：MRワクチンが推奨されるのは、麻疹に感染すると流早産の可能性があり、しかも若年成人の麻疹抗体保有率が低いためです
>
> **2　手をよく洗いましょう！**
>
> 　手洗いは感染予防に重要です。特に、食事の前にしっかり洗いましょう。
> 　調理時に生肉を扱う時、ガーデニングをする時、動物（猫など）の糞を処理する時などは、使い捨て手袋を着けるか、その後、丁寧に手を洗いましょう。
>
> **3　体液に注意！**
>
> 　尿、だ液、体液などには感染の原因となる微生物が含まれることがあります。
> 　ご自分のお子さんのおむつでも使い捨ての手袋を着けて処理するか、その後で、丁寧に手を洗いましょう。また、家族でも歯ブラシ等は共有せず、食べ物の口移しはやめましょう。妊娠中の性生活ではコンドームを着用し、オーラルセックスは避けましょう。
>
> **4　しっかり加熱したものを食べましょう！**
>
> 　生肉（火を十分に通していない肉）、生ハム、サラミ、加熱していないチーズなどは感染の原因となる微生物が含まれることがあります。妊娠中は食べないようにしましょう。
> 　生野菜はしっかり洗いましょう。
>
> **5　人ごみは避けましょう！**
>
> 　風疹、インフルエンザなどの飛沫で感染する病気が流行している時は、人ごみは避け、外出時にはマスクを着用しましょう。
> 　子どもはいろいろな感染症にかかりやすく、子どもを介して感染する病気もあります。特に熱や発疹のある子どもには注意しましょう。

図I-4-5　赤ちゃんとお母さんの感染予防対策5ヶ条

出典：日本周産期・新生児医学会・日本小児科学会・日本産科婦人科学会　http://www.jsog.or.jp/public/shusanki/kansenyobo5_20130530.pdf（2018年12月8日アクセス）

を刺激しやすく痒みをおこしやすいため注意を要する．また，美容院などを利用する場合には，同じ姿勢が負担になるので，短時間で済ませるよう注意を促す．

　外陰部は，妊娠により腟分泌物が増加し，それによる不快感も増加する．妊娠中の腟は，酸性度が高まり，細菌は繁殖しにくいが，カンジダやトリコモナスなどの酸に強い菌は増殖しやすく，正常でも腟分泌物が多くなるため，感染による腟分泌物の増加かどうかは鑑別および注意が必要である[33]．腟分泌物による不快感の解消，清潔保持のためにも，肌に刺激の少ない通気性の良い下着を着用し，こまめに交換することが望ましい．必要時，温水洗浄トイレを利用したり，微温湯で洗浄したりするなどしても良い．ただし，腟の自浄作用を妨げるので，妊婦が自己判断で腟内洗浄を行ってはならない．おりものシートを利用する妊婦もいるが，頻繁に交換する必要があり，長時間の装用がかえって感染などの機会になったり，おりものシートでかぶれたりする人もいるため，一概には勧められない．

　口腔内は，妊娠による内分泌環境の変化，唾液の分泌低下に加え，つわりや妊娠悪阻の出現や食事回数の増加などから，口腔の清潔が保ちにくく，う歯・歯肉炎が発生し，悪化しやすい[33, 35]．さらに，歯周病を有する妊婦に早産あるいは胎児発育不全による低出生体重児の危険が高いという報告がある[36]．市町村によっては，妊婦の歯科健康診査を公費負担しているので，早期に受診し，妊娠後期までに治療をすませるよう勧める．歯科治療を受ける場合には，歯科医師に妊娠していることを伝えるよう指導する．

e）衣服

　妊婦は妊娠経過にともない，腹部の増大，乳房の増大を主とした体型の変化を体験し，非妊時とは異なる衣類を必要とする[37]．マタニティウェアの着用は，妊婦としての自覚が高まり，母親役割が意識化され，母親役割獲得過程の進行につながる．また，着用によって周囲に妊娠を知ら

せ，必要な支援を受けることにも活用できる[37]．

マタニティウェアは，身体的変化に対応するだけでなく，妊婦の好み，経済性も考慮される必要がある．気温の変化に対応できるような素材や産後にも活用でき授乳などに対応できるデザインのものなどを考慮することが必要である．下着は，マタニティウェアと同様に身体的変化に合わせてサイズ調節可能なもの，吸湿性，通気性のよい素材のものが望まれる．

腹帯（岩田帯）は，安産を願うわが国独特の風習の一つである[38]．その効用は，保温，腹部や骨盤を支持することにより安定感を得る，腰痛予防，妊娠を周囲に知らせ，安産祈願や母親としての祝福を受けるという精神的効用などがある．腹帯には，さらしや腹巻タイプ，パンツタイプ，骨盤ベルトなどがある．

衣服に関連して考慮するものとして靴がある．妊娠経過によって妊婦の脊柱の弯曲は大きくなり，重心が変化し姿勢の保持が不安定になりやすい．このため，足の幅や甲の厚さなどに余裕があり，かかとが広く安定した歩きやすい靴を選ぶよう説明する[37]．

f) 活動・運動・生活行動，休息，旅行

妊娠は疾病ではないため，日常生活が大きく制限されることはなく，普段の生活習慣を特に変える必要はない．しかし，妊娠にともなって身体的変化がおこることから，家事を含む日常生活活動においては，転倒予防や腹圧をかけないなど，安全に留意する必要がある．また，妊娠中は心身への負担が多くなるため，疲労を蓄積せず，十分な休息と睡眠を確保できるよう，妊婦自身が工夫して配慮できるように指導する．

妊婦は，妊娠の経過にともない，体重増加，脊柱弯曲の増加，重心の前方移動，手関節の緩み，循環血液量，心拍出量，肺換気量，基礎代謝率の増加が生理的変化として起こり，運動には不向きである[39]．しかし，妊娠中は，身体的変化により非妊時に比べて運動不足になりやすい．妊婦の健康増進，肥満予防，出産・育児への体力づくり，血液循環促進，マイナートラブルの予防・軽減，気分転換などの効果を目的に適度な運動が推奨されている．

運動は，妊娠中でも，非妊時から行っていたものであれば続けることが可能である．ただし，接触や転倒による外傷の危険が高いなど，妊婦の身体に負担が大きい運動は勧めない．妊婦が行いやすい運動には，散歩，妊婦体操，妊婦水泳，マタニティビクス，マタニティヨーガなどが挙げられる．基本的には，新しく運動を始めることは避け，以前から馴染んでいる運動を行う方が良い．妊婦体操などは，種類にもよるが，軽いものなら妊娠12週頃から徐々に始め，妊娠16週以降は，無理なく，毎日少しずつでも習慣的に行えるように指導する．妊婦が継続して運動を行うために，目的などの知識だけでなく，効果が実感できたり，日常生活の中で簡単に取り入れられることが実感できたりするよう動機づけながら指導する．

妊娠による身体の変化は，反射・瞬発力の低下，重心の移動による平衡感覚のずれなどを起こす．このため，日常の動作であっても，階段を踏み外したり浴室で滑ったりと思いがけない事故を起こす危険がある[40]．不適当な動作は，流早産を起こす危険があるため，注意を促す必要がある．食事の準備など，立ち仕事をする場合は，両足を少し開いて前後にずらし，膝を軽く曲げる姿勢をとると安定して腰に負担がかからない．また，床にある物を持ち運ぶ場合には，上半身を上下するより，背中を伸ばし，下肢の屈曲によって持ち運ぶ方が，腹圧がかからず脊髄・腰・腹部にかかる負担が少ない．重いものを持ち上げる，階段の頻繁な昇降，高い所の物を取る，中腰

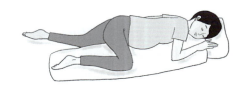
図I-4-6　シムスの体位

の姿勢，長時間の立ち仕事などは腹圧を高めるため注意を促す．

妊娠中は疲労しやすく，腹部の増大にともない腰背部に負担のかかりやすい姿勢となりやすい．疲労の蓄積は妊娠中の異常の誘因となるため，妊娠中は，非妊時より十分に休息と睡眠をとるよう指導する．

特に，妊娠後期には，増大した腹部により寝苦しくなり，臥床時の体位が制限されることや，頻尿によって睡眠不足となりやすい．睡眠時間を昼寝などで補うよう心がけ，枕やクッションなどで側臥位やシムス位（図I-4-6），下肢挙上などの楽な姿勢で休息を取り入れるよう促す．

妊娠中の旅行は，移動時の乗り物の振動や長時間の同一姿勢により，子宮収縮を誘発することもある．そのため，妊娠経過に異常がなく，出発前の診察で切迫流早産等の所見が認められないことが条件となる．旅行中は，異常を感じた場合に，すぐに適切な対応や治療を受けにくい．特に海外渡航は，医療システムも異なり，適切な治療を受けにくくなるため，避けることが望ましい．妊娠中に旅行を計画する場合は，できれば妊娠中期の安定した時期に，休息が十分とれる無理のないスケジュールを立てるよう指導する．

移動の際の交通手段の選択について，混雑している乗り物や，振動の激しい乗り物は避け，自動車の場合は，1～2時間ごとに休憩を取ることが望ましい．妊婦のシートベルト着用は，正しく着用することによって，交通事故に遭った際の被害から母体と胎児を守ることができるため必要であり，日本産科婦人科学会等も，シートベルトの正しい着用が母体と胎児の安全性を高めるとの見解を示している[41]．安全のために，骨盤にかかるような位置での着用を勧める．航空機利用の場合は，妊娠後期などでは各航空会社によって多少異なる搭乗条件があり，診断書が必要なこともあるため，事前に確認しておくことを勧める．

g）性生活

性生活は，夫婦間のコミュニケーションの一つである．妊婦の性欲は，妊娠初期にはつわりや妊娠悪阻の症状の出現や流産への不安により減退し，後期には，腹部の増大に伴う腰背部痛，早産や破水などの心配により減退する[42]．性行為を控えることが望ましいのは，流早産の徴候や既往がある場合，骨盤位などのリスクが高い妊婦の場合で，妊娠中であっても異常がなければ特に制限する必要はない．妊娠中の性行為が流早産の直接の原因になることは少ないが，性交時のオルガスムスは子宮収縮を促進し[42]，不潔な性行為によって腟炎や子宮頸管炎がおこると絨毛膜羊膜炎へとつながり，前期破水の原因となり得るため注意が必要である．感染予防と精液中の子宮収縮物質による早産防止のためにも，コンドームの使用を勧める．保健指導の際には，プライバシーに配慮し，相談しやすい環境を設定する．性生活は，愛撫や手をつなぐなどの行為も含まれる．夫婦間で十分に話し合い，身体的変化に対応しながら，安全に夫婦の時間を楽しむことができるよう指導する．

3.3　出産準備教育

出産準備とは，妊婦とその家族にとって安全で満足のいく分娩をめざし，「心身ともに最良の状態で出産を迎える」ために準備をすることである．出産準備教育は，単に出産に関する知識，必要物品や身体的な準備だけではなく，心理的な準備を基盤においてなされるものである．出産

準備教育では，学級のような形態で講義や演習を中心に行い，それを補う形で，個別相談が行われていることが多い．また，母親学級などの機会に得られたピアサポートは，出産後の育児期においてもサポート源となることが多く，親になる準備として重要である．出産準備教育の目的は分娩経過の理解，分娩に対する不安の緩和，分娩に対する積極的な態度を養うなど，妊産婦が主体的に分娩に臨めるよう準備することである．

a）母親学級・両親学級・祖父母学級

近年は，対象を妊産婦に限らず，夫（パートナー）も交えた両親学級として開催するところも多くなってきている．母親学級は，すべての妊婦にあてはまる一般的な事項を集団で教えることによって時間の経済性をはかったり，同じ立場，同じ目標をもつ人々が共通の話し合いの場を持つことによって交流がはかれ，精神的な支持を得ることもできる．妊婦にとっては，母親学級の存在は一般的になっており，初産婦のほとんどが受講しているが，経産婦の受講率は高いとはいえない．そのため，出産時に夫（父親）が上の子どもの育児の担い手として重要な位置を占めること，上の子どもの役割獲得過程の理解と心がまえについて紹介するなど，経産婦を対象とした，経産婦にふさわしい内容の母親学級を開催する施設もみられる．また，夫の出産への立ち会いが一般的になりつつある今日では，両親学級に積極的に参加する夫の姿も見られるようになった．さらに，妊婦や家族のニーズに合わせ，祖父母学級も開催されている．

母親学級のプログラムは，受講者の負担を考慮し，通常1回2時間程度（休憩を含む）を3〜4回で行うことが多い（表I-4-4）．形式は，講義中心ではなく，妊婦同士のつながりをもたせたり，妊婦の主体的な取り組みを支援したり，自己肯定感を高めたりして，妊婦をエンパワーメントすることを目的として，演習（体験）やグループワーク，フリートークを重視する「参加型」のプログラムを中心に運営している施設も増えている．母親学級では，終了後などに個別の相談に応じる時間と場所を確保しておくことも必要である．

b）マタニティビクス・マタニティヨーガ

近年，妊娠全期間を通して，さまざまな運動プログラムが用意され，妊婦の価値観や興味に合わせて楽しみながら，出産に向けた身体作りやリラックス法を取り入れているところが増えてきている．マタニティビクスは，妊婦でもできるように工夫されたプログラムを軽快なリズムに合わせて行うエクササイズである．マタニティヨーガは，呼吸法とともに，ゆったりと身体を動かしながら，身体だけではなく自分の内面も見つめる要素を持つものである．これらの運動プログラムは，いずれも，身体を動かすことにより，腰痛，肩こり，便秘，足のつりなどの妊娠中の不快症状の予防，改善を目指している．また，妊婦が積極的に参加することにより，妊娠，出産に向けた自信につなげられることを目的に実施されている．実施にあたっては，実施前に妊婦の体調チェックを要する場合もあり，インストラクターの認定資格を持った人が中心に行っていることが多い．

c）バースプラン

バースプランとは，「妊産婦とその家族にとって安全で満足な出産を目標に，出産およびその後の育児を含めた過ごし方についての希望や要望を盛り込んだ計画書」である．バースプランの立案に向けた指導は，妊婦やその家族の出産に対する考え方を取り入れ，より多様化した妊婦とその家族のニーズに応えようとする試みの一つの方法である．

表I-4-4 母親・両親学級プログラムの一例

学級名	時期	目的・内容
バースセンター（院内助産）出産準備学級	妊娠 12〜19 週	目的：仲間づくり　妊娠経過の理解と自然出産に向けた自身の生活を見つめられる
		内容：自己紹介　妊娠中期の過ごし方　身体づくりと心の準備（栄養・体重コントロール）緊急時の受診方法　バースセンター（助産師外来・院内助産）の紹介と施設見学
中期母親学級	妊娠 16〜23 週	目的：仲間づくり　妊娠経過を理解し，妊娠中に起こりやすい異常や受診の方法を理解する
		内容：自己紹介　妊娠経過と生活　栄養指導（栄養士）母子健康手帳の活用について説明
後期母親学級	妊娠 28 週〜	1回目　目的：仲間づくり　分娩経過の理解，分娩時の入院の手順・院内の所在がわかる
		1回目　内容：自己紹介　分娩経過　入院のタイミングと入院方法（グループワーク・DVD 視聴）出産・育児準備物品の説明，施設見学
		2回目　目的：仲間づくり　出産・育児に向けた生活を理解する
		2回目　内容：自己紹介　妊娠後期の生活（妊産婦体操）母乳育児について（グループワーク）赤ちゃんの準備（演習）　バースプラン作成についての説明
バースセンター（院内助産）両親学級	妊娠 36 週頃〜	目的：仲間づくり　自然出産に向けた過ごし方を理解する　分娩時の入院の手順がわかる
		内容：自己紹介　分娩経過　バースセンターでの出産に向けて（分娩のシミュレーション）妊娠後期の生活　バースセンター入院案内　施設見学

出典：名古屋第一赤十字病院　総合周産期母子医療センター・バースセンターの保健指導プログラムから抜粋し作成

　バースプランの内容には，どのようなお産がしたいか，陣痛室ではどのように過ごしたいか，出産時の立ち会い，出産時の処置，出産の体位，出産直後の新生児との接触（早期母子接触など），母乳育児，母子同室などについての考え方や希望が記述されることが多い．バースプランを立案することは，出産に関する知識を深め，出産や育児への具体的なイメージを描くこと，妊婦の出産への主体的な姿勢を養うことを促すことにつながる．バースプランの立案に関する指導を行う場合には，妊婦自身が抱いている出産や育児への思いを共有し，施設としての基本姿勢や設備，環境を説明して，希望の実現の可否を伝える．また，分娩経過によってはバースプランに立案した計画どおりに実行できないこともあることを説明し，理解を得ることも大切である．

　バースプランの立案とその援助は，妊産婦ならびにその家族と保健指導を担当する保健師・助産師・看護師との間での十分なコミュニケーションによる信頼関係を築くことにつながる．それにより，分娩時のケアや処置についてのインフォームドコンセントにおいても意思決定を支援できる．さらに，出産後にバースプランをもとに褥婦とともに出産のふり返りができれば，出産体

験の受けとめ，ならびに褥婦が母親役割を獲得していく過程によりよい影響を与える．

d）出産場所の選択

わが国では，分娩施設は大きく分けて病院，診療所，院内助産（バースセンター等），助産所，自宅である．現在では，分娩の99.9％が施設内分娩となっている[43]．施設内分娩数の増加とともに，周産期死亡や妊産婦死亡は減少し安全性は高まってきた．一方で，より自然な営みのなかでの出産形態を望む声も多くなってきている．そこで，「安全で自然な出産」が提供できる助産師主導の院内助産（バースセンター等）が今日，注目を集めている．

院内助産（バースセンター等）は，緊急時の対応が可能な医療機関において，助産師が妊産褥婦とその家族の意向を尊重しながら，妊娠から産褥1ヵ月頃まで，正常・異常の判断を含む健康診査を行い，助産ケアを提供する体制をいう[44]．

出産場所の選択は，第一に母体の健康度を考慮することが重要である．母子に危険が予測されるような状況が存在すれば，その危険度に応じて医療体制が整った病院で出産することが望まれる．危険度が低ければ，選択の幅は広がる．次に，住居からの距離があげられる．交通手段の利便性も含まれるが，定期妊婦健康診査に通うことや陣痛発来後に入院することを考慮すると，遠方の施設は選択できない．このほかに妊婦があげる項目の目安には，施設・設備など物理的環境，提供されるケアを含めた人的環境とそれに対する評判，支払う対価などがある．近年，産科医の減少などから分娩を取り扱う施設が減少してきている．また，妊婦の高年化に伴うハイリスク妊娠の増加もあり，希望どおりに出産場所を選択できるとは限らない．そのような妊婦と家族に対してはさらなる配慮が必要である．

e）分娩に必要な物品の準備

分娩に必要な物品は，いつでもあわてずに持参できるよう揃えておき，緊急入院が決まった場合など，誰でもすぐ持参できるよう準備しておくことが大切である．必要物品は，一般的に母子健康手帳，健康保険証，診察券などの入院手続きに必要なもの，妊産婦の日常生活用品，新生児の退院時の衣類などである（表I-4-5）．最近は，ホテルで提供されるような備品を揃えている施設もあり，日常生活用品などが不要となる場合もある．入院・分娩に必要な物品は施設によって大きく異なるため，妊婦には入院にあたっての指導を早めに受けるように促す．また，妊娠28週以降は早産の可能性があるので，それまでに入院時の持ち物をまとめておくよう助言する．妊婦の家族にもできる限り説明しておくことも大切である．

3.4 育児準備

近年，子どもと接した経験の少ない夫婦の増加，都市化による核家族化・孤立化，分娩施設からの退院直後の育児不慣れ，さらには出産直後の母親の精神状況の不安定さが育児不安を引き起こし，ひいては乳幼児虐待へとつながっている[45]．大きく変貌した育児環境から母親を守るためには，妊娠中の保健指導の重要性が示されている．育児が具体的にイメージでき，親としての自己像を促すよう援助することが必要である．

a）育児に関する知識・技術

妊娠期に育児に関する知識・技術について指導する目的は，妊婦とその家族が新生児をイメージでき，児との生活を具体的に理解し，必要な物品などを検討できるよう支援することである．妊婦やその家族が，出産後の育児への戸惑いを少なくすることで，妊娠中からの不安を軽減する

表I-4-5　出産・育児準備物品

		物品（目安となる数量）			備考
入院時 （出産時）	母親用	母子健康手帳・診察券・健康保険証（入院手続きで使用）・印鑑（入院手続きで使用） 寝巻き（1）　　ストロー付きコップあるいはゼットボトル用ストロー*1			*1　分娩時にあると便利
入院中 （産後）	母親用	洗面用具一式 時計・筆記用具 寝巻き*2　（2～3）	タオル　　　　（2～3） バスタオル　　（2～3） 産褥用ショーツ（2～3）	スプーン・はし・湯呑み スリッパ・ゴミ袋 授乳用ブラジャー（2～3）	*2　産褥直後は，ネグリジェタイプが楽
	新生児用	タオル*3　　　（2～3）	ガーゼハンカチ*3 　　　　　　　（2～3）	おくるみ又はバスタオル	*3　色の薄いものを選ぶ
退院時	母親用	退院時に着る服	靴		
	新生児用	肌着 おくるみ又はバスタオル	長着 おむつ　　　（2～3）	上着（冬期） おむつカバー*4	*4　紙オムツの時は不要
育児期	衣服*5	カバーオールあるいは ツーウェイオール 　　　　　　　（2～3） よだれかけ　　（3～5）	短肌着　　　　（4～5） 長肌着・コンビ肌着 　　　　　　　（2～4） 布おむつ　（30～50）	ベスト・カーディガン 　　　　　　　（1～2） おむつカバー　（3～5） 紙おむつ　　　（適宜）	*5　吸湿性の良いものを揃える ①柔らかく肌触りが良いもの ②丈夫で洗濯に耐えるもの ③伸縮性があり運動を妨げないもの
	寝具*6	ベビーベッド*7（一式） タオルケット　（1） 枕　　　　　　（1）	敷布団*8　　　（1） タオルケット　（1）	シーツ　　　　（2） 布団カバー　　（2）	*6　使用するかは部屋の広さによって判断する. *7　レンタルが便利. 購入する場合は，頑丈な物を選ぶ *8　マット使用する場合は不要
	沐浴	ベビーバス・湯温計（1） 沐浴布　　　　（1） 爪切り　ベビー用綿棒	洗面器　　　　（1） ガーゼハンカチ（10） お臍の消毒セット（1）	バスタオル　（数枚） 石鹸*9　　　　（1）	*9　においと刺激が少ないものを選ぶ
	授乳	哺乳びん*10　（1～3） 消毒用品（一式）	乳首*11　　　（2～3） フードボックス（1）	瓶ブラシ・洗剤（1） びんばさみ　　（1）	*10　汚れが落ちやすいものを選ぶ *11　ゴム製とシリコン製がある

ことにつながる．そのため，保健指導では，単なる児の発育・発達に関する知識の提供だけではなく，経験者の話を聞き，赤ちゃんに触れ，親子連れの様子をじかに見るなどの機会を持ってもよい．このことによって，妊婦は妊娠中から自身の出産・育児をイメージすることができる[46]．

b）育児用品の準備

　育児用品は，妊婦が生活する住居環境，社会環境などに合わせて妊婦に紹介し，準備を促しておく必要性がある（表I-4-5）．しかし，紹介するすべての物品が必要となるものではない．たとえば，すべて紙おむつを利用しようとすれば，布おむつ・おむつカバーは不要となり，完全母乳を目指せば，調乳用品は不要となる．児が生まれてから揃えても間に合う物品もあるが，出産後1ヵ月間は母体の回復を考慮し，妊婦自身が産後に自分の好みのものを自由に買いに行くことは

現実的ではないなどと助言をすることも時には必要である．また，育児用品は，児の成長に合わせて不要になるものがある．レンタル（リース）や友人からの譲り受けなどで活用できるものがあることも情報提供し，妊婦個々の経済状況も踏まえて検討できるよう援助する．

育児用品は，妊婦自身も雑誌や知人からの様々な情報をもとに，自分のイメージした育児に適当だと思う物品を選択し準備していく．このことは，妊婦自身がこれからの育児の方向性を検討するきっかけにつながる．保健指導を行う場合には，妊婦とその家族がどのような育児をしていくか，どのような生活を送っていくのかの思いを引き出すとともに，具体的にイメージできるような情報提供を行い，出産までに十分に話し合って準備できるよう援助することが重要である．

引用文献

1）花沢成一：母性心理学．医学書院，1992．
2）西川みゆき，玉里八重子：妊娠の計画性の有無による就業志向，母親意識，自我の発達の検討．滋賀母性衛生学会誌 9：45-51，2009．
3）砂川公美子，田中満由美：10代で妊娠をした女性が自身の妊娠に適応していくプロセス．母性衛生 53：250-258，2012．
4）松浦志保，清水嘉子：ハイリスクな状態にある初妊婦およびその夫の親準備性—正常経過をたどる初妊婦およびその夫との比較を通して．日本助産学会 30：300-311，2016．
5）Mercer RT：Becoming A Mother. Springer, 1995.
6）Rubin R：Maternal Identity and the Maternal Experience. Springer, 1984.
7）大平光子，前原澄子，森恵美：妊娠期の母親役割獲得過程を促進する看護の検討（第1報）—"模倣"及び"ロールプレイ"に対する看護介入．母性衛生 40：152-159，1999．
8）大平光子：産褥期の母親役割獲得プロセスを促進する看護援助方法に関する研究．千葉看護学会会誌 6：24-31，2000．
9）我部山キヨ子：不妊治療後妊産褥婦とパートナーの特別なニーズと周産期ケアに関する研究．日本女性心身医学会雑誌 14：268-276，2010．
10）森恵美：不妊治療によって妊娠した女性への看護．日本不妊看護学会会誌 3：20-23，2006．
11）木越郁恵，泊祐子：周産期における夫の父親役割獲得プロセス．家族看護学研究 12：32-38，2006．
12）厚生労働省：平成29年度雇用均等基本調査．https://www.mhlw.go.jp/toukei/list/71-29r.html（2018年12月14日アクセス）
13）Carter B, McGoldrick M：The Changing Family Life Cycle. The Changing. Family Life Cycle：A Framework for Family Therapy, 2nd ed.（Carter B, McGoldrick M, eds.），pp. 3-28, Allyn and Bacon, 1989.
14）鈴木幸子，島田三恵子：初めて出産を迎える妊娠末期の妊婦とその夫における夫婦の愛情と対児感情および母親役割行動との関連．小児保健研究 72：405-412，2013．
15）礒山あけみ：第2子妊娠中の母親の育児意識および特性との関連．母性衛生 55：434-444，2014．
16）曽山小織，吉田和枝，米田昌代：祖母の子育て経験と孫育てに対する意識との関連．日本看護研究学会雑誌 38：139-150，2015．
17）角川志穂：子育て支援に向けた祖父母学級導入の検討．母性衛生 50：300-309，2009．
18）石井邦子，井出成美，佐藤紀子，他：孫育児に参加する祖父母が持つ孫育児支援に対するニーズ．千葉看護学会誌 16：27-34，2011．
19）佐藤喜根子，佐藤祥子：妊娠期からの継続した心理的支援が周産期女性の不安・抑うつに及ぼす効果．母性衛生 51（1）：215-225，2010．
20）佐藤幸子，遠藤恵子，佐藤志保：母親の虐待傾向に与える母親の特性不安，うつ傾向，子どもへの愛着の影響—母子健康手帳交付時から3歳児健康診査までの検討．日本看護研究学会雑誌 36（2）：13-21，2013．
21）砥石和子：妊婦相談．ペリネイタルケア 2008年夏季増刊（齋藤益子編）351：90-92，2008．
22）齋藤益子：妊婦をやる気にさせる保健指導のテクニック．ペリネイタルケア 33（6）：14-17，2014．
23）石川紀子：妊婦をやる気にさせる保健指導．ペリネイタルケア 33（6）：13，2014．
24）佐田文宏：先制医療実現のための疫学研究—DOHaD学説に基づくライフコース疫学．最新医学 70（5）：88-96，2015．
25）瀬山貴博，永松健，藤井知行：週数別妊婦健診マニュアル（藤井知行編）．pp. 352-357，医学書院，2018．
26）日本産科婦人科学会／日本産婦人科医会編：産婦人科診療ガイドライン—産科編 2017．pp. 90-92，日本産

科婦人科学会事務局，2017.

27）厚生労働省：「健やか親子 21」推進検討会（食を通じた妊産婦の健康支援方策研究会）：妊産婦のための食生活指針—「健やか親子 21」推進検討会報告書．http://www.mhlw.go.jp/houdou/2006/02/h0201-3a.html（2018年 12 月 8 日アクセス）

28）石田圭子，山田ユミ：肥満妊婦の管理と保健指導．ペリネイタルケア 37（10）：14-17，2018.

29）文献 27）に同じ，pp. 53-57.

30）村田将春：妊婦のやせのリスク．ペリネイタルケア 37（10）：28-31，2018.

31）重松環奈：やせ妊婦の管理とケア．ペリネイタルケア 37（10）：32-35，2018.

32）中島義之，正岡直樹：週数別妊婦健診マニュアル（藤井知行編）．pp. 224-229，医学書院，2018.

33）北川眞理子，内田和美：今日の助産．pp. 29-54，南江堂，2013.

34）中島直美：ペリネイタルケア 2003 年新春増刊（長谷川充子，井上裕美編）275：76-77，2003.

35）阪口桂：ペリネイタルケア 2007 年新春増刊（植田充編）311：104-107，2007.

36）中村梢，立石ふみ，中村利明，他：歯周病と産婦人科疾患の関連性—最近の研究動向について．日本歯周病学会会誌 54（1）：5-10，2012.

37）三隅順子，松岡恵：マタニティファッション．周産期医学 Vol. 32 増刊号（『周産期医学』編集委員会編）32：51-56，2002.

38）本多洋：妊娠・出産に関する習俗と伝承．周産期医学 Vol. 32 増刊号（『周産期医学』編集委員会編）32：93-96，2002.

39）伊藤博之：5. 女性の栄養と運動 妊婦のスポーツ．日本産科婦人科学会誌：N289-N292，1999.

40）前原澄子：新看護観察のキーポイント 母性 I．pp. 143-144，中央法規出版，2011.

41）文献 27）に同じ，pp. 432-435.

42）文献 34）に同じ，pp. 68-89.

43）厚生労働省：周産期医療体制の現状について資料 2．https://www.mhlw.go.jp/file/05-Shingikai-10801000-Iseikyoku-Soumuka/0000096037.pdf（2018 年 12 月 11 日アクセス）

44）日本看護協会：院内助産・助産師外来ガイドライン 2018．p. 9，日本看護協会，2018.

45）中村肇：「健やか親子 21」とこれからの育児支援．周産期医学 Vol. 32 増刊号（『周産期医学』編集委員会編）32：389-394，2002.

46）中田みどり：育児技術の練習，イメージづくり．ペリネイタルケア 2011 夏季増刊（島田啓子編）：106-110，2011.

I-5

妊娠期の異常

約半数の妊婦が妊娠期に何らかの異常を認めており，迅速な診断・適切な治療が必要とされる．近年，高年妊娠の増加に伴い，妊娠合併症も増加しており，妊娠中に起こりやすい異常を理解することが求められる．

1 妊婦の異常

1.1 妊娠悪阻

妊娠悪阻（hyperemesis gravidarum）は，主に妊娠初期に起きるつわり（nausea and vomiting of pregnancy）症状が悪化し，嘔吐のため脱水・食事摂取困難となり，医療介入が必要になったものを指す．つわりは全妊婦の 50〜80 % に経験する生理的現象であるが，妊娠悪阻は全妊婦の 0.5〜2.0 % に発症する．一般的には妊娠 5〜6 週から発症し，妊娠 16 週頃までに自然軽快することが多いが，まれに重症化し，長引く場合もある．その場合には慎重に鑑別診断を行い，他疾患の可能性を考慮する．

a）診断

つわりと妊娠悪阻を区分する明確な基準はないが，消化器症状（悪心，嘔吐，食欲不振など）の悪化，5 % 以上の体重減少，尿中ケトン体強陽性の持続，脱水の理学的所見，電解質異常などを認める場合に診断する．妊娠悪阻に似た症状を来す疾患として消化器疾患，神経精神疾患，内分泌代謝疾患などがあり慎重に鑑別診断を行う（表 I-5-1）．

b）治療・管理

心身の安静と休養を心掛け，少量の食事摂取と水分補給を促す．脱水の改善と糖質の補給，電解質の補正を目的に輸液療法を行う．補液を継続しても体重が減少する場合には，脂肪製剤を加えたり，中心静脈栄養も考慮する．

電解質を含まない糖液単独の投与は，ビタミン B_1 欠乏によるウェルニッケ（Wernicke）脳症を引き起こす危険性がある．ウェルニッケ脳症の予防のために輸液中にはビタミン B_1（サイアミン）を添加する．悪心の緩和目的にビタミン B_6（ピリドキシン）を使用する．上記治療でも嘔気・嘔吐が持続する場合には制吐剤（メトクロプラミド：ドパミン拮抗薬），漢方薬（小半夏加茯苓

表I-5-1 妊娠悪阻の鑑別疾患	
消化器疾患	胃腸炎，胃不全麻痺，アカラシア，胃癌，消化性潰瘍 虫垂炎，肝炎，膵炎，胆道疾患，腸閉塞
泌尿生殖器疾患	腎盂腎炎，尿毒症，腎臓結石 卵巣腫瘍茎捻転，子宮筋腫の変性
内分泌代謝疾患	糖尿病性ケトアシドーシス，甲状腺機能亢進症 副甲状腺機能亢進症，ポリフィリン症，アジソン病
神経精神疾患	脳腫瘍，リンパ球性下垂体炎，偏頭痛 前庭機能障害，解離性障害・身体表現性障害などの精神疾患
妊娠関連	妊娠高血圧腎症，HELLP症候群，急性妊娠脂肪肝
その他	薬剤性

出典：ACOG PRACTICE BULLETIN 189, 2018 より一部改変

湯，半夏厚朴湯）などを投与する．

c）合併症

（1）ウェルニッケ脳症

ウェルニッケ脳症は重症妊娠悪阻による長期間の食事摂取不良およびその治療中のビタミンB_1不足により発症する．意識障害，眼球運動障害，失調性歩行（小脳障害）を3徴とし，早期治療介入が重要である．重症妊娠悪阻の栄養障害に対して中心静脈栄養で糖液のみで輸液すると，ビタミンB_1が大量に消費されウェルニッケ脳症を誘発しかねないため注意が必要である．1979年〜1996年のわが国の報告例50例をまとめた兼子らの報告によると，発症時期：平均妊娠13.9週，発症年齢：平均28.6歳，分娩歴：初産婦16例，重症妊娠悪阻既往率：42％，妊娠悪阻症状出現から発症までの期間：平均5.2週，非妊時から発症までの体重減少：平均13.6kgであった．また，死亡は2例にみられ，93％に神経学的後遺症がみられた[1]．上記のように，ウェルニッケ脳症を発症すると症状は重篤なため，妊娠悪阻の治療を行う場合には，早期よりビタミンB_1投与による発症予防が重要である．

（2）静脈血栓塞栓症（venous thromboembolism：VTE）

妊娠悪阻はVTEの重要なリスク因子である．特に妊娠悪阻により脱水傾向にある場合や臥床・安静などの状況下では深部静脈血栓症（deep vein thrombosis：DVT）が発症しやすいと認識し，下肢の腫脹や疼痛，発赤などの症状に注意する．特に高年妊婦，肥満妊婦，VTE既往者，VTE家族歴，血栓性素因を有する妊婦には注意が必要である．十分な補液による脱水予防や理学療法（弾性ストッキングの使用や足の背屈運動）が推奨される．発症した場合には，ヘパリンなどの抗凝固療法が必要となる．

1.2 妊娠高血圧症候群

妊娠時に高血圧を認める場合に，妊娠高血圧症候群（hypertensive disorders of pregnancy：HDP）とする．妊娠高血圧症候群は妊婦全体の5〜10％に発症し，高血圧のみならず母体の血管障害や様々な臓器障害を起こす全身性の症候群であり，母体死亡や周産期合併症の主要な原因となっている．

a）原因・病態

妊娠高血圧症候群の原因は明らかになっていないが，近年，妊娠初期の胎盤形成不全が主要な原因であることがわかってきた．胎盤が形成される初期の段階において，正常では絨毛細胞（栄養膜細胞）が子宮筋層内の深くまで浸潤することで，胎盤床の血管（ラセン動脈）は常時弛緩された状態になり，子宮-胎盤には豊富な血液の流入がみられる．しかしながら妊娠高血圧症候群では，絨毛細胞が子宮筋層まで十分に浸潤せず，ラセン動脈は収縮し，子宮-胎盤の血液循環が障害され，虚血・低酸素状態となる．この状態での胎盤・絨毛細胞からは血管内皮障害因子（sFlt-1，sENG など）が産生され，母体全身の血管内皮障害が生じる．もともとの母体のリスク因子などが複合的に合わさり，妊娠後期に高血圧やタンパク尿，全身性の様々な母体合併症を来す．

b）定義・分類

妊娠時に高血圧（収縮期血圧 140 mmHg 以上または拡張期血圧 90 mmHg 以上）を認める場合，妊娠高血圧症候群と診断する．妊娠高血圧症候群は妊娠高血圧腎症（preeclampsia：PE），妊娠高血圧（gestational hypertension：GH），加重型妊娠高血圧腎症（superimposed preeclampsia：SPE），高血圧合併妊娠（chronic hypertension：CH）に分類される．病型分類，診断基準を表 I-5-2 に示す．

収縮期血圧 160 mmHg 以上または拡張期血圧 110 mmHg 以上を重症，妊娠 34 週未満の発症を早発型，妊娠 34 週以降の発症を遅発型と分類する．

c）リスク因子

若年・高年妊娠，肥満（非妊時 BMI 25 kg/m^2 以上），基礎疾患のある妊婦（高血圧，腎疾患，糖尿病，膠原病，血栓性素因），初産婦，多胎，前回妊娠高血圧症候群の既往がある妊婦などが挙げられる．

d）合併症

妊娠高血圧症候群の基本病態は全身性の血管内皮障害であり，特に妊娠高血圧腎症では血管攣縮と血管透過性の亢進・凝固能の亢進が全身で起こり，様々な重篤な合併症を来す．①全身末梢

表I-5-2　妊娠高血圧症候群の病型分類

妊娠高血圧腎症 （preeclampsia：PE）	①妊娠 20 週以降に初めて高血圧を発症し，かつ，タンパク尿を伴うもので，分娩 12 週までに正常に復する場合． ②妊娠 20 週以降に初めて発症した高血圧に，タンパク尿を認めなくても肝機能障害，腎障害，脳卒中・神経障害，血液凝固異常，子宮胎盤循環不全を伴う場合．
妊娠高血圧 （gestational hypertension：GH）	妊娠 20 週以降に初めて高血圧を発症し，分娩 12 週までに正常に復する場合で，かつ妊娠高血圧腎症に当てはまらないもの．
加重型妊娠高血圧腎症 （superimposed preeclampsia：SPE）	①高血圧が妊娠前あるいは妊娠 20 週までに存在し，妊娠 20 週以降にタンパク尿，もしくは肝機能障害，腎障害，脳卒中・神経障害，血液凝固異常，子宮胎盤循環不全を伴う場合． ②高血圧とタンパク尿が妊娠前あるいは妊娠 20 週までに存在し，妊娠 20 週以降にいずれかまたは両症状が増悪する場合． ③タンパク尿のみを呈する腎疾患が妊娠前あるいは妊娠 20 週までに存在し，妊娠 20 週以降に高血圧が発症する場合．
高血圧合併妊娠 （chronic hypertension：CH）	高血圧が妊娠前あるいは妊娠 20 週までに存在し，加重型妊娠高血圧腎症を発症していない場合．

出典：日本妊娠高血圧学会ウェブサイト　http://www.jsshp.jp/journal/pdf/20180625_teigi_kaiteian.pdf（2019 年 1 月 1 日アクセス）

血管：高血圧，心不全，DIC，②脳血管：子癇，脳出血，③肺血管：肺水腫，④肝血管：肝機能障害，HELLP症候群，⑤腎血管：腎機能障害，⑥脈絡膜血管（眼）：浮腫性網膜剝離，網膜虚血，⑦子宮・胎盤の血管：常位胎盤早期剝離，胎児発育不全，胎盤機能不全.

e）治療・管理

妊娠高血圧症候群の根本的な治療は妊娠の中断（ターミネーション）である．そのため，母体の安全を最優先にしながら，重症度，妊娠週数，母児のリスクなどを総合的に判断し，適切な分娩時期を決定することが重要である．基本的には妊娠37週以降であれば，分娩誘発や帝王切開などで早期の分娩を考慮するが，妊娠34週未満などでは厳重な母児管理のもと，降圧薬投与などの対症療法で妊娠継続を目指す．しかしながら，高血圧が薬物で制御できない場合，母体臓器障害が出現または進行している場合，胎児発育や胎盤機能に異常を認める場合には，早産にならざるを得ない状況であっても妊娠の中断が求められる．対症療法としては，①安静，②食事療法（塩分摂取を7〜8 g/日に制限する），③降圧薬（Ca拮抗薬，$\alpha \cdot \beta$遮断薬），④硫酸マグネシウム（子癇発作の発症・再発予防）が挙げられる．

1.3　HELLP症候群

Hemolysis（溶血），Elevated Liver enzymes（肝酵素上昇），Low Platelet（血小板減少）という3徴を呈する症候群で，多くは妊娠後期（約2/3）から産褥期（約1/3）に発症する．全妊婦の約0.2〜0.6％に発症し，約90％に妊娠高血圧症候群を合併する．原因はまだ不明な点が多いが，肝動脈の攣縮と，網内系の血管内皮障害・肝臓の虚血が主な病態と考えられている．初発症状は上腹部痛，心窩部痛，悪心・嘔吐，倦怠感などが多い．

a）診断

国際的コンセンサスを得られた診断基準は未だ確立されていないが，一般的にはLDH＞600 IU/L，AST＞70 IU/L，血小板＜10万/μL（Sibaiらの基準）の3者を認める場合にHELLP症候群と診断する．

b）治療・管理

治療の基本は，妊娠高血圧症候群と同様に妊娠の中断である．HELLP症候群において，DIC（15％），常位胎盤早期剝離（9％），子癇，急性腎不全，肺水腫，脳出血，肝被膜下血腫（1％）など，重篤な母体合併症を引き起こすため，本疾患を疑ったら早急に高次施設へ搬送を行うとともに，DIC対策や子癇発作予防を行いつつ迅速な娩出を考慮する．

1.4　妊娠糖尿病

胎児の発育エネルギーの大部分はブドウ糖（グルコース）に依存しているため，母体は代謝動態を変化させ，胎児にブドウ糖を優先的に供給できる仕組みをつくるようになる．しかしながら，高年妊娠や肥満の妊婦など，もともと耐糖能（血糖値の上昇に対して，血糖値を一定の範囲内に戻す能力）に異常がある場合，妊娠に伴うインスリン抵抗性により妊娠糖尿病を発症することがある．妊娠糖尿病は母児の周産期合併症の発症率が高いため，妊娠中の厳重な血糖管理や周産期管理が必要となる．

a）病態

一般的に，妊娠中は胎盤から分泌されるヒト胎盤性ラクトーゲン（human placental lactogen：hPL）やプロゲステロンなどのホルモンによりインスリン作用を拮抗する方向へ働き，インスリ

ン抵抗性が亢進する．妊娠糖尿病ではインスリン抵抗性により母体の筋・脂肪細胞はブドウ糖を取り込みにくい状態となり，母体の高血糖が引き起こされる．母体血液中の過剰なブドウ糖は胎盤を通過し胎児へ移行するが，血糖降下ホルモンであるインスリンは胎盤を通過しないため，胎児の膵臓から多くのインスリンが分泌され，胎児は高血糖，高インスリン血症となる．高血糖，インスリン過剰は，臓器の成長を促進するが，臓器機能の成熟を遅らせるため，胎児・新生児に様々な合併症を来す．

b) 定義・分類

妊娠中に取り扱う糖代謝異常には，①妊娠糖尿病，②妊娠中の明

表I-5-3 **妊娠中の糖代謝異常と診断基準**

1) 妊娠糖尿病 gestational diabetes mellitus（GDM）
 75 gOGTT において次の基準の1点以上を満たした場合に診断する．
 ①空腹時血糖値≧ 92 mg/dL（5.1 mmol/L）
 ②1 時間値　　≧180 mg/dL（10.0 mmol/L）
 ③2 時間値　　≧153 mg/dL（8.5 mmol/L）
2) 妊娠中の明らかな糖尿病 overt diabetes in pregnancy[1]
 以下のいずれかを満たした場合に診断する．
 ①空腹時血糖値≧126 mg/dL
 ②HbA1c 値≧6.5 %
 ＊随時血糖値≧200 mg/dL あるいは 75 gOGTT で 2 時間値≧200 mg/dL の場合は，"妊娠中の明らかな糖尿病"の存在を念頭におき，①または②の基準を満たすかどうか確認する．[2]
3) 糖尿病合併妊娠 pregestational diabetes mellitus
 ①妊娠前にすでに診断されている糖尿病
 ②確実な糖尿病網膜症があるもの

注：＊1 妊娠中の明らかな糖尿病には，妊娠前に見逃されていた糖尿病と，妊娠中の糖代謝の変化の影響を受けた糖代謝異常，および妊娠中に発症した1 型糖尿病が含まれる．いずれも分娩後は診断の再確認が必要である．
＊2 特に妊娠後期は妊娠による生理的なインスリン抵抗性の増大を反映して糖負荷後血糖値は非妊時よりも高値を示す．そのため，随時血糖値や 75 gOGTT 負荷後血糖値は非妊時の糖尿病診断基準をそのまま当てはめることはできない．
出典：日本産科婦人科学会／日本産婦人科医会編：産婦人科診療ガイドライン—産科編 2017．p. 27，日本産科婦人科学会事務局，2017

らかな糖尿病，③糖尿病合併妊娠があり，診断基準に基づき分類される（表 I-5-3）．妊娠糖尿病は「妊娠中にはじめて発見または発症した糖尿病に至っていない糖代謝異常である」と定義され，妊娠中の明らかな糖尿病や糖尿病合併妊娠は含まれない．2010 年に妊娠糖尿病診断基準が改定され，妊娠中期の発症頻度が 2.1 % から 8.5 % と約 4 倍に増加した．

c) 診断

わが国における全妊婦へのスクリーニングは，妊娠初期（8〜12 週）の随時血糖法（カットオフ値は各施設で設定，慣習的には随時血糖≧100 mg/dL を陽性とする）と，妊娠中期の 50 g グルコースチャレンジテスト（50 g ブドウ糖負荷後 1 時間の血糖値≧140 mg/dL を陽性とする），または随時血糖法（≧100 mg/dL）を用い，2 段階で行う．スクリーニング陽性妊婦に糖負荷試験（75 gOGTT）を行い，診断する．診断基準を表に示す（表 I-5-3）．

d) 治療・管理

（1）食事療法

妊娠時の食事療法は以下の方法で摂取カロリーを設定し，バランスの取れた食事にする．また高血糖を予防し，血糖の変動を少なくするため，4〜6 分割食にする．

- 普通体格の妊婦（非妊時 BMI（kg/m^2）＜25）：標準体重[*]×30（kcal）＋付加量（妊娠初期 50 kcal，中期 250 kcal，後期 450 kcal）
- 肥満妊婦（非妊時 BMI（kg/m^2）≧25）：標準体重×30（kcal）
 ＊標準体重（kg）＝身長（m）×身長（m）×22

（2）運動療法

妊娠中に運動療法を行うことは，血糖コントロール改善，過度な体重増加予防などの良い影響

I-5　妊娠期の異常　65

を与える可能性がある．ただし，切迫流産・早産，頸管無力症，妊娠高血圧症候群など産科的な問題に留意して実施する必要がある．エアロビクスやウォーキングなどの有酸素運動が望ましく，長時間仰臥位になるもの，競技性の高いもの，落下あるいは外傷のリスクのある運動は避ける．

（3）血糖管理

妊娠中は自己血糖測定（SMBG：self-monitoring of blood glucose）を行い，早朝空腹時血糖≦95 mg/dL，食前血糖値≦100 mg/dL，食後 2 時間血糖値≦120 mg/dL，HbA1c（NGSP）6.2 ％ 以下を目標に治療する．

（4）インスリン治療

妊娠中は厳格な血糖コントロールが必要であり，経口糖尿病薬は胎児への安全性が確立されていないため，食事療法・運動療法で血糖管理が不十分な場合にはインスリン治療が必要である．超速効型（または速効型）インスリン毎食前 3 回投与が基本だが，コントロールが不良な場合にはインスリンの基礎分泌と追加分泌を補充する強化インスリン療法が推奨される．妊娠後期にかけて，インスリン必要量が増えていくが，分娩後には急速に減少するために SMBG の血糖値を見ながらインスリン量を調整する．一般的には分娩後は直前の 1/2〜1/3 以下のインスリン量となることが多く，妊娠中のインスリン量が少ない場合には分娩後に中止となる．

e）周産期管理

糖代謝異常合併妊娠では流早産，妊娠高血圧症候群，羊水過多，胎児発育不全，巨大児などの周産期合併症を併発するリスクが高い．また，分娩時には巨大児による肩甲難産の危険性もある

ため注意が必要である．また，児は低血糖，高ビリルビン血症や呼吸障害など，新生児合併症の発生率が高い（表 I-5-4）．妊娠中の厳格な血糖コントロールを継続することでこれらの合併症が減少することが知られている．

表I-5-4　糖代謝異常妊娠における母児合併症

母体合併症	児合併症
糖尿病合併症	周産期合併症
血糖コントロール悪化	胎児機能不全，胎児死亡
糖尿病ケトアシドーシス	先天奇形
糖尿病網膜症の悪化	巨大児
糖尿病腎症の悪化	肩甲難産
低血糖（インスリン使用時）	新生児低血糖症
	新生児高ビリルビン血症
	新生児低カルシウム血症
	新生児多血症
	新生児呼吸窮迫症候群
	肥大型心筋症
	胎児発育不全
産科合併症	成長期合併症
流産	肥満
早産	IGT／糖尿病
妊娠高血圧症候群	
羊水過多	
巨大児による難産	

出典：日本糖尿病学会編：糖尿病診療ガイドライン 2016．p. 367，南江堂，2016

f）産後のフォロー

妊娠糖尿病は，妊娠終了後インスリン抵抗性の改善に伴い耐糖能が正常化することが多いが，20〜30 ％ では産後も継続することがある．また，正常化した症例でも，長期的には糖尿病のリスクが約 7 倍と報告されており[2]，産後の長期的なフォローアップや栄養学的介入が重要である．また，妊娠糖尿病を発症した妊婦は，次回の妊娠での再発率が高く，約 40〜50 ％ と報告されており[3]，ハイリスク妊婦としての認識が必要である．

1.5 妊娠期の感染症

a) TORCH 症候群（T；トキソプラズマ，O；others（その他），R；風疹，C；サイトメガロウィルス，H；単純ヘルペスウィルス）

妊娠中の感染により胎児に水頭症，石灰化，肝脾腫，胎児発育不全，網脈絡膜炎など共通した異常を来しうる感染症の頭文字を並べた，産科医療において通じる造語である.

（1）トキソプラズマ

人畜共通寄生虫のひとつである. 妊娠中の初感染の場合，胎盤を経由し胎児に感染が起こりえる. 母体の抗体検査が診断の基本である. 羊水穿刺による羊水 PCR 検査が実施されることもある. 妊娠中の治療は母体スピラマイシンを内服する.

（2）風疹

欧米諸国では既に風疹の根絶に成功しているが，日本では未だ風疹流行がある. 妊娠中の初感染の場合，胎盤を経由し胎児に感染が起こりえる. 原則，妊娠初期に全例でスクリーニング検査を実施する. 診断は母体抗体の検査を行う. 生殖年齢の女性においては抗体の有無の確認およびワクチン接種による予防が重要である. なお，生ワクチンのため妊娠中に予防接種は行われない.

（3）サイトメガロウィルス

妊娠中の初感染は胎児感染のハイリスクとなるが，妊娠成立以前の感染でも胎児感染を引き起こすことがある. 胎盤経由以外にも，産道感染，尿・唾液による感染，輸血感染，母乳感染などの感染経路がある. 母体の抗体検査が診断の基本である. 羊水穿刺による羊水 PCR 検査が実施されることもある. 治療法として免疫グロブリン投与がある.

（4）単純ヘルペスウィルス

産道感染が主体であり，胎内での感染はまれである. 妊娠中もアシクロビル軟膏により治療可能である. 産道感染防止のため，初感染初発症から1ヵ月以内，再発または非初感染初発で発症から1週間以内に分娩となる可能性が高い場合，および外陰部に病変を認める場合は帝王切開での出産が推奨されている.

b) B 群溶連菌（group B Streptococcus：GBS）

全妊婦の 10～30 ％ で腟および直腸から検出される. 産道感染により新生児早発型 GBS 感染症を引き起こし，発症すれば児に重篤な症状を呈する. 妊娠後期に原則的に全例で培養検査を実施する. 検査陽性となった者には分娩中のペニシリン点滴を行い感染の予防を図る.

c) B 型肝炎ウィルス（hepatitis B virus：HBV）

原則，妊娠初期に全例で HBs 抗原検査を実施する. 産道感染が主体であり，陽性者から出生した児では出生後に免疫グロブリンおよびワクチン投与が必要となる. 近年，母体 HBV-DNA 量高値の妊婦では胎内感染予防を目的に妊娠中の抗ウィルス薬投与が有効との報告もある[4].

d) C 型肝炎ウィルス（hepatitis C virus：HCV）

原則，妊娠初期に全例で HCV 抗体検査を実施する. 母子感染が起こりえるが，B 型肝炎のような有効な予防策はない.

e) ヒト免疫不全ウィルス（human immunodeficiency virus：HIV）

原則，妊娠初期に全例で HIV 抗体検査を実施する. 感染様式は，経胎盤感染，産道感染，母乳感染とさまざまだが，産道感染が最も多い. 陽性妊婦においては妊娠中の HIV 薬投与，帝王

切開分娩の選択，母乳の回避，さらに出生児への HIV 薬投与を行い母子感染予防に努める．

f）成人 T 細胞白血病ウィルス（human T cell lymphotropic virus type 1：HTLV-1）

原則，妊娠中に全例で HTLV-1 抗体検査を実施する．母子感染経路は母乳経由である．陽性妊婦では原則として母乳を回避し，人工栄養とすることを選択する．母乳をいったん凍結してから与えることや，短期間のみ母乳を与えるなどの選択肢も取りえるかもしれない．

g）クラミジア

代表的な性行為感染症．母子感染により出生児に咽頭結膜炎や肺炎などが生じえる．原則，妊娠中に全例で抗原検査を実施する．陽性妊婦ではアジスロマイシンやクラリスロマイシンなどの抗生物質を使用し母子感染予防に努める．

h）梅毒

原則，妊娠初期に全例でスクリーニング検査を実施する．陽性妊婦かつ胎内感染予防が必要と判断された場合はペニシリンを中心とした抗生物質投与が必要である．

i）パルボウィルス B19

伝染性紅斑（リンゴ病）の原因ウィルスである．母子感染により胎児の著明な貧血が生じる可能性がある．

1.6　流産・切迫流産

流産とは，妊娠 22 週未満の分娩をいう．妊娠の 15 ％前後が自然に流産に至るとの統計もあり，多くの女性が経験する疾患といえる．

a）分類

(1) 妊娠期間による分類

妊娠 12 週未満の流産を早期流産，妊娠 12 週以降 22 週未満の流産を後期流産と分類する．なお，極めて妊娠の初期，具体的には尿妊娠反応は陽性と出たものの超音波で胎嚢が確認できる前に流産してしまった状態は化学的流産とも呼ばれる．

(2) 原因による分類

母児の病的要因により自然に中絶した場合を自然流産，人工的に中絶した場合を人工流産という．人工流産はいわゆる人工妊娠中絶のことであり，母体保護法に従い，母体保護法指定医によって行われなければいけない．

(3) 子宮内容の状態による分類

子宮内容が完全に排出された際は完全流産，内容が一部残留した状態を不全流産と呼ぶ．

(4) 臨床的症状による分類

①切迫流産：少量の子宮出血があるが子宮口は開大していない状態．正常妊娠への回復が期待できる．

②進行流産：子宮口が開大し，子宮出血も増量，胎芽あるいは胎児およびその付属物の排出が始まった状態である．

③稽留流産：胎芽あるいは胎児が子宮内で死亡後，症状なく子宮内に停滞した状態をいう．

④感染流産：細菌などによる感染を伴った流産．多くは流産経過中に子宮内に感染が起こったことによる．敗血症など重篤な感染症へと進行する場合があり慎重な管理が必要である．

⑤習慣流産：連続 3 回以上自然流産を繰り返すものをいう．なお，連続 2 回の場合は反復流産

と呼ぶ.

b）症状

性器出血および下腹部痛.

c）原因

男性因子を含めた妊卵の異常, 母体側因子による異常に分けられる. 前者では染色体異常や遺伝子病があり, 後者では感染症, 黄体機能不全, 甲状腺機能異常などの内分泌疾患, 子宮奇形や筋腫などの子宮形態異常などがある. 早期流産における胎芽・胎児の染色体異常の頻度は50〜70％と高い.

d）診断

腟鏡診にて, 子宮出血の有無, 子宮口開大の有無, 胎芽・胎児および付属物の排出の有無を確認する. 最終月経開始日や基礎体温の経過から妊娠時期を計算する. 超音波検査にて子宮内の胎嚢の有無や大きさ, 胎芽・胎児（心拍）の有無等を確認し, 推定される妊娠時期に適切かどうか判断する. 妊娠初期における流産の診断は経腹超音波では困難なことがあり, 経腟超音波が用いられることが多い. 切迫流産の場合, 胎嚢周辺に低エコー領域を認める場合があり, 絨毛膜下血腫と呼ばれる.

e）治療・管理

(1) 切迫流産の治療

一般的に, 安静と薬物療法が実施されることが多い. 薬物療法としては, 子宮収縮抑制剤, 止血剤, 黄体ホルモン製剤, 漢方薬などが用いられる. ただし, これら治療の流産予防効果は未だ確立されていない. 頸管縫縮術（McDonald 法, Shirodkar 法）を実施することもある.

(2) 遷延する進行流産, 稽留流産, 感染流産の治療

自然経過にて胎芽・胎児および付属物の自然排出が得られない場合, ないし積極的な子宮内容の排出が必要な場合には子宮内容除去術を実施する. 妊娠 12 週以降の場合は陣痛誘発剤（ゲメプロスト腟坐剤）を用いて経腟分娩の様式をとる. 感染流産の場合はこれらに加えて適切な抗生物質を使用する.

(3) 習慣流産の治療

原因に応じた治療が実施される. ただし, 習慣流産では適切な検査を実施しても 50％以上で原因が特定できないとされる.

1.7　早産・切迫早産

早産とは妊娠 22 週以降から 37 週未満の分娩をいう. 周産期医療が進歩した今日でも, 早産は新生児死亡や重篤な後遺症を引き起こす重要な原因である.

症状としては, 下腹部の張り感（もしくは痛み）, 性器出血などである.

本邦における早産率は約 5％である. 早産には自然な早産と人工的な早産がある. 自然な早産とは, 治療を行っても抑制困難な陣痛発来による早産である. 人工的な早産とは, 母体の合併症治療を目的に早産時期に意図的に妊娠を終結した場合をいう. 自然な早産は, 複合的要因を原因として生じる. 代表的な要因として, 切迫早産, 絨毛膜羊膜炎, 前期破水などがある.

1.7.1　切迫早産

妊娠 22 週以降から 37 週未満に規則的な子宮収縮が認められ, かつ子宮頸管の開大度・展退度

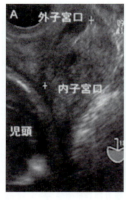
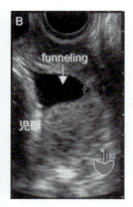
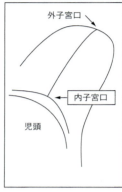
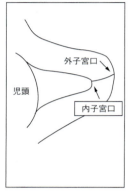

図I-5-1　経腟超音波検査による子宮頸管熟化の診断

同一症例の妊娠20週（A）と30週（B）の経腟超音波検査による子宮頸管所見．妊娠20週では頸管長が30 mmと保たれfunnelingも認めないが，妊娠30週ではfunnelingを認め頸管長は9 mmに短縮している．
出典：後藤節子，森田せつ子他編：新版 テキスト母性看護II．名古屋大学出版会，2005

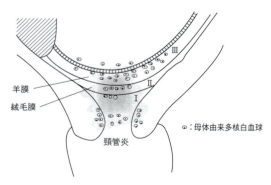

図I-5-2　絨毛膜羊膜炎の組織学的進展度（Blancの分類）

ステージ I：白血球が絨毛膜下に遊走（絨毛間腔炎）
ステージ II：白血球が絨毛膜内に浸潤（絨毛膜炎）
ステージ III：白血球が羊膜内，羊水中に浸潤（絨毛膜羊膜炎）
出典：Blanc W A：Clin Obstet Gynecol 2：705, 1959，一部改変

に進行を認める場合，あるいは子宮頸管の開大が2 cm以上となっている場合に診断される．

a）診断

- 内診：子宮口の開大，頸管熟化，出血の有無を確認する．
- ノンストレステスト non-stress test（NST）：子宮収縮の頻度を確認する．
- 経腟超音波検査：子宮頸管長や内子宮口の開大所見（通称，funneling）を確認する（図I-5-1）．
- 頸管粘液検査：頸管粘液中の癌胎児性フィブロネクチンや顆粒球エラスターゼ測定が早産予測に有効とされている．

b）治療・管理

従来，安静保持や子宮収縮抑制剤の内服・点滴が実施されることが多いが，必ずしも早産治療および早産児の予後改善効果は証明されていない．近年では黄体ホルモン製剤の腟錠使用が有効との報告もある[5]．

1.7.2 絨毛膜羊膜炎

細菌が上行性に頸管および卵膜まで波及し，絨毛膜や羊膜に感染が及んだ状態をいう．細菌および局所の免疫細胞から産生されるサイトカインやプロスタグランジン刺激により早産が惹起される．

a）診断

重度の絨毛膜羊膜炎では母体発熱，頻脈，採血にて母体白血球やCRP値の上昇を認める．一方で，潜在性の絨毛膜羊膜炎は無症状であり必ずしも診断は容易ではない．確定診断は娩出された胎盤の組織学的検査（病理検査）にてなされる（図I-5-2）．

b）治療・管理

抗生物質による治療がなされることが多い．子宮内環境の悪化が懸念される状況かつ児が胎外生活可能な週数の場合には積極的な娩出を考慮する．

1.7.3 前期破水

分娩開始以前に卵膜の破綻を来したものを前期破水と呼ぶ．子宮内感染の頻度や羊水減少による子宮壁の圧迫で胎児が障害をうける頻度が増加する．臨床的には早産期における前期破水が特に問題となる（詳細は II-5 章 1.3 小節を参照）．

a）診断

腟鏡診にて肉眼的に羊水流出を確認する．BTB 試験紙法，エムニケーター法やヒトインスリン様成長因子結合タンパク 1 型（IGFBP-1）測定などを利用することも可能である．

b）治療・管理

前期破水を治す治療法はない．母体経腹的に温めた生理食塩水を子宮内に注入・還流する治療を行うこともある．

1.8 羊水過少・羊水過多

羊水の産生源は，羊膜からの分泌物，母体血漿の生理的滲出，胎児の尿産生とされる．胎児は羊水を嚥下し腸管から吸収，一部が胎児腎臓を通じて胎児尿として羊水中に再度排泄することで羊水量のバランスが保たれていると考えられている．羊水量の異常はこれら産生と消費のどちらかの障害により引き起こされる．一般に羊水量は，妊娠 10 週頃に約 25 mL，妊娠 20 週頃で約 350 mL，妊娠中期から後期にかけて平均 500〜600 mL に達し，その後はやや減少する．

妊娠の時期を問わず，羊水量が 800 mL を超えることを羊水過多，100 mL を下回ることを羊水過少という．しかし，妊娠中に羊水量を測定することは困難であり実際は超音波検査にて羊水量を推定し診断する．

- amniotic fluid index（AFI，羊水インデックス）（図 I-5-3）：妊婦を仰臥位とし，妊娠子宮を腹壁体表面上で 4 分割し，それぞれの羊水腔の最大深度の総和．25 cm 以上を羊水過多，5 cm 未満を羊水過少とする．
- maximum vertical pocket（MVP）（図 I-5-4）：羊水腔が最も広く描出される部位を選び，子宮内壁から最も深い羊水深度を計測．8 cm 以上を羊水過多，2 cm 未満を羊水過少とする．
- amniotic pocket（羊水ポケット）（図 I-5-5）：超音波探触子を子宮壁に対して垂直に当て，羊水腔内に胎児部分や臍帯を含まない最大円を描いたその直径．8 cm 以上を羊水過多，2 cm

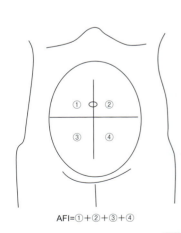
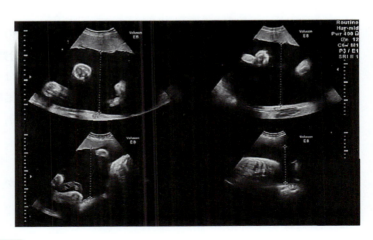

図I-5-3　amniotic fluid index（AFI）測定の実際

未満を羊水過少とする．

1.8.1 羊水過多症
a）症状
子宮増大に伴い母体腹部は妊娠週数に比して著しく大きくなる．頻繁な子宮収縮，下腹部緊満感，呼吸困難，嘔気嘔吐が生じる．

b）治療・管理
軽症の場合は特別な治療を要しないが，重症の場合では羊水穿刺除去による子宮内腔の減圧が必要となる．

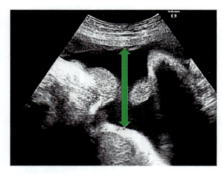

図I-5-4　maximum vertical pocket（MVP）測定の実際

1.8.2 羊水過少症
a）症状
妊娠週数に比して子宮が小さい．母体は無症状なことが多いが，胎児では発育の抑制や四肢の変形，臍帯圧迫に伴う胎児機能不全や子宮内胎児死亡が生じ得る．

b）治療・管理
特別有効な治療法はないが，対症療法としては母体の腹部経由で子宮を穿刺し温めた生理食塩水を注入する．これにより妊娠期間の延長が図れることがある．

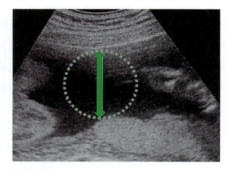

図I-5-5　amniotic pocket（羊水ポケット）測定の実際

1.9 異所性妊娠
異所性妊娠とは受精卵が子宮体部内膜以外の場所に着床したものをいう．かつては子宮外妊娠と呼ばれていたものがこれに相当する．全妊娠の1〜2％程度に発症する．異所性妊娠の流産・破裂は妊産婦死亡に至る疾患であり，代表的な救急疾患の一つである．

a）定義・分類
異所性妊娠はその着床部位により，卵管妊娠，頸管妊娠，卵巣妊娠，腹腔内妊娠などに分類される（図I-5-6）．

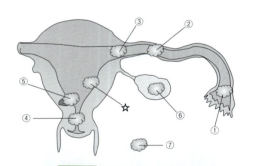

図I-5-6　異所性妊娠と子宮内妊娠
①卵管膨大部妊娠　②卵管峡部妊娠　③卵管間質部妊娠　④頸管妊娠　⑤帝王切開瘢痕部妊娠　⑥卵巣妊娠　⑦腹腔内妊娠　☆子宮内妊娠（＝正常妊娠）

（1）卵管妊娠
　異所性妊娠の約95％が卵管妊娠（膨大部，峡部，間質部など）である．中でも卵管膨大部妊娠の頻度が最も多い．卵管峡部妊娠や間質部妊娠は比較的少ないが，早期に破裂を起こし重篤な症状を呈することが多い．

（2）頸管妊娠
　受精卵が子宮頸部に着床した状態をいう．非常に稀な疾患であるが，安易に中絶あるいは流産

手術を実施すると大出血を来たし，一昔前は，子宮全摘術を要することも多かった．近年はメソトレキセート（MTX）の全身・局所投与やインターベンショナルラジオロジー（IVR）などによる治療を用いることで子宮温存可能な症例が増えてきた．

(3) 帝王切開瘢痕部妊娠

非常に稀（＜1 %）．既往の帝王切開における子宮筋層切開部に受精卵が着床したものをいう．症状や治療方法は頸管妊娠と同様である．

(4) 卵巣妊娠

異所性妊娠の約 1 % を占める．症状や検査所見は卵管妊娠に類似する．

(5) 腹腔内妊娠

受精卵が腹腔内（腹腔内腹膜や諸臓器の表面）に着床したものをいう．異所性妊娠の約 1 % を占める．受精卵が腹腔内に直接着床発育する原発性のものと，卵管や卵巣などの他の部位に着床したものが二次的に腹腔内に到達し発育する続発性のものがある．

(6) 子宮内外同時妊娠

異なる受精卵が子宮体部内膜と子宮外（異所性）とに分かれ，同時に着床したものをいう．極めて稀であるが，不妊治療による妊娠の増加に伴い，以前に比して頻度は増加している．

b）症状

不正性器出血，下腹部痛，腹腔内出血（時に生命に危険をおよぼす腹腔内大出血）．近年は超音波診断の進歩により無症状の時点で診断されることも増えてきた．なお，異所性妊娠は反復することが比較的多い．

以降は，異所性妊娠の大半を占める卵管妊娠について述べる．

c）原因

・受精卵の移送障害（卵巣→卵管→子宮体部内膜の移送障害）：クラミジア感染，骨盤内炎症・卵管炎症による卵管の狭窄や癒着，喫煙による卵管の蠕動運動や繊毛運動の障害など．
・不妊治療による妊娠では異所性妊娠の頻度が上昇する．

d）診断

診断の基本は，尿中・血中 hCG 測定，および，超音波検査による子宮内外の胎嚢（gestational sac：GS）の有無の観察である．問診や基礎体温から妊娠時期を推定，妊娠 4 週以降であれば尿中 hCG 検査は基本的に陽性となり，正常妊娠であれば妊娠 5 週頃より胎嚢の観察が可能である．尿中 hCG が陽性にもかかわらず子宮内に胎嚢を認めない場合，加えて，子宮外（異所性）に GS 類似像や腹腔内出血を疑う超音波像を認める場合は異所性妊娠が強く疑われる．診断補助としてダグラス窩穿刺の実施も考慮される．

卵管妊娠の診断は実際の臨床では困難なことが多い．この場合，試験的子宮内掻爬により絨毛組織が確認されなければ異所性妊娠を強く疑う．患者の症状（著明な下腹部痛，著明な貧血など）から，積極的に腹腔鏡検査を行い直視下で診断することもある．近年は MRI 検査にて診断することも増えてきた．

e）治療・管理

・手術療法：一般的には患側の卵管切除術が施行される．卵管圧出術や卵管線状切開術などの卵管を温存する術式もある．

- 薬物療法：メソトレキセート（MTX）を用いた薬物療法が主流である．全身投与ないし胎嚢（GS）への局所投与法があるが，現状日本では保険診療とはなっていない．
- 待機療法：異所性妊娠の中には，積極的な治療を必要とせず，経過観察のみで受精卵が自然吸収されるものもある．全身状態良好，未破裂，hCG＜1,000 IU/L，腫瘤径＜3〜4 cm，胎芽（−）の症例で有効であるとされる．

1.10 血液型不適合妊娠

最もよく知られているのが，Rh（D）型不適合妊娠である．母親の抗Rh（D）抗体が胎盤を通過して胎児の赤血球（Rh（D）抗原をもっているため）を攻撃するために，胎児期や新生児期に溶血がおきて，児は貧血に陥ってしまう．母親の抗Rh（D）抗体は，自分の赤血球にはRh（D）抗原が存在しない（Rh（D）陰性）ので，妊娠や出産，輸血をきっかけにRh（D）抗原に感作されて，産生されるようになる．妊娠中は，胎児の血液型はわからないが，日本人はRh（D）陰性は多くないので，パートナーは陽性であることが多く，胎児も陽性であることが多い．抗Rh（D）抗体陽性の女性が妊娠したら，胎児貧血に注意して管理する必要がある．

a）診断

妊婦健診では，妊娠初期（12週くらいまで）に，血液型（Rhを含む）および不規則抗体スクリーニングの検査を施行している．血液型にはABO型やRh型がよく知られているが，その他にも様々な抗原が存在しており，ABO型以外の抗原に対する抗体は不規則抗体といわれている．ただし，不規則抗体の全てが，抗Rh（D）抗体のような溶血をおこすわけではない．

b）周産期管理

抗体陽性の妊婦では，抗体量の変化をみるために，妊娠中，定期的に血液検査で抗体値を調べる．また，胎児の貧血を調べるために，超音波カラードプラ検査で中大脳動脈最高血流速度（MCA-PSV）を測定する（図I-5-7）．貧血になると，速度が速くなるので，MCA-PSV値が大きくなる．各妊娠週数における中央値の1.5倍を超える場合には貧血を疑う．羊水穿刺をして，羊水中ビリルビン様物質（ΔOD_{450}）を測定する方法もあるが，現在は超音波検査のほうが簡便で低侵襲性のため，あまり施行されていない．

c）治療

胎児の時期に貧血が進行してくると，胎児は心不全となり，胎児水腫といって，全身がむくんで，非常に危険な状態となる．胎外生活が可能な時期であれば，児を娩出し，出生後に新生児集中治療室で児の治療を行うことになる．胎児期に貧血になっていなくても，出産後に溶血のため，黄疸の治療が必要となることがある．光線療法や，重症の場合には交換輸血の治療を行う．もし，胎児期に重度の貧血を示し，出産するには早すぎるという妊娠週数である場合には，胎児輸血という手段がある．MCA-PSV値から胎児貧血を予測し，臍帯から採血をして（臍帯穿刺），貧血の程度を評価し，胎児に臍帯から

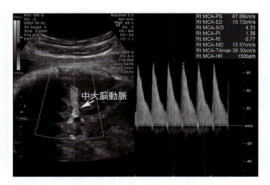

図I-5-7　胎児中大脳動脈最高血流速度（MCA-PSV）の測定

輸血する．高度な技術を必要とし，国内で実施できる施設は限られている．

d）予防

Rh（D）陰性妊婦で，抗体が陰性（感作されていない）の場合には，妊娠中および出産後に抗体が産生されないように予防を行う．妊娠 28 週前後と分娩 72 時間以内に抗 D ヒト免疫グロブリン筋注用 1000 倍を筋肉注射する．またこれは血液製剤であるので，分娩後は，児が Rh（D）陽性であった場合に投与する．その他，異所性妊娠後，羊水穿刺後なども抗原感作の危険性があり，投与する．

1.11　妊娠中のメンタルヘルス

妊娠・産褥期は，女性にとって，最も変化の激しい時期である．妊娠中は体の変化はもちろんのこと，精神的にも様々な影響を受けることが考えられる．しかし，妊娠中に心理的ケアや治療的介入を受けられないまま経過していることが多いことも問題である．産婦人科医や看護職者だけでなく，臨床心理士，精神科医，ソーシャルワーカーなど，多職種によるサポートが重要であり，そのサポートは女性がストレスから立ち直るレジリエンス（回復力）となる可能性がある．

a）概要

⑴妊娠前期

妊娠を望まない状況や予期しないタイミングの場合は，内的な葛藤が生じることがある．さらに，悪阻などの身体症状が重なると，妊娠に対するいらだちや拒否感など否定的な心理状態に陥ることもある．また，医学的には流産の頻度が高い時期でもある．胎児にとっては器官形成期で母親が摂取した物質によっては催奇形性のリスクが高まることもある．特に薬物および喫煙，飲酒などの生活習慣は，物質への曝露のリスクに直結する．妊婦は胎児をリスクに曝露したことに対する不安や罪悪感を抱くこともある．また，精神疾患で薬物投与されていた女性が，内服を自己中断することで，精神症状が悪化することも多い．妊娠中も薬物療法を継続するほうが基本的には望ましいことなど，本人および家族に事前に適切な助言やカウンセリングを行うことで，妊娠中の心理的ストレスを軽減できる

表I-5-5　育児支援チェックリスト

あなたへ適切な援助を行うために、あなたの気持ちや育児の状況について下記の質問にお答えください。どちらかよりあてはまる方に〇をつけてください。

1. 今回の妊娠中に、おなかの中の赤ちゃんやあなたの体について、または、お産の時に医師から何か問題があると言われていますか？
   　　　　はい　　　　　　　　　いいえ

2. これまでに流産や死産、出産後 1 年間にお子さんを亡くされたことがありますか？
   　　　　はい　　　　　　　　　いいえ

3. 今までに心理的な、あるいは精神科的な問題で、カウンセラーや精神科医師、または心療内科医師に相談したことがありますか？
   　　　　はい　　　　　　　　　いいえ

4. 困った時に相談する人についてお尋ねします。
   ①夫には何でも打ち明けることができますか？
   　　　　はい　　　　　　いいえ　　　　　　夫がいない
   ②お母さん（実母）には何でも打ち明けることができますか？
   　　　　はい　　　　　　いいえ　　　　　　実母がいない
   ③ご主人やお母さん（実母）の他にも相談できる人がいますか？
   　　　　はい　　　　　　　　　いいえ

5. 生活が苦しかったり、経済的な不安がありますか？
   　　　　はい　　　　　　　　　いいえ

6. 子育てをしていくうえで、今のお住まいや環境に満足していますか？
   　　　　はい　　　　　　　　　いいえ

7. 今回の妊娠中に、家族や親しい方が亡くなったり、あなたや家族や親しい方が重い病気になったり事故にあったことがありましたか？
   　　　　はい　　　　　　　　　いいえ

8. 赤ちゃんがなぜむずかったり、泣いたりしているのかわからないことがありますか？
   　　　　はい　　　　　　　　　いいえ

9. 赤ちゃんを叩きたくなることがありますか？
   　　　　はい　　　　　　　　　いいえ

可能性がある.

(2) 妊娠中期

妊娠中期になると心身の状態は一転して安定し，出産や育児に向け，母親学級など心理的準備を促す社会的な働きかけが始まる．しかし，医学的には胎児奇形や重篤な疾患が発見されることもある．胎児の重篤な疾患が告知された母親やその家族は，流産や死産と同等の心的外傷体験となりうる．医療スタッフは医学的のみならず，妊婦とその家族がたどる心理的な過程を理解し，さらに共感してケアすることが求められる.

(3) 妊娠後期

胎児の成長とともに，女性の身体的な変化が進み，身体が動かしにくく，眠りにくくなるなどの身体的な負担が増す．さらに，出産が近づくにつれ，不安も増幅しやすい時期でもある．この時期に出産の準備から分娩の過程を支持的にサポートするように多職種で関わることで，女性は将来の育児への不安など言葉にできる機会を作ることができ，その結果，分娩やその後の養育に必要な支援を事前に準備し，不安を軽減することができる可能性がある.

b) アセスメントとその方法

メンタルケアと育児支援の対象となる妊産婦は，以下の通りである.

①望まない妊娠，夫や実母などから情緒的なサポートがない，精神科既往歴があるなど，出産前から育児環境の不全が想定される妊産婦.

②うつなどの精神症状がみられる妊産婦.

これらに当てはまる妊婦に早期から介入することで，妊娠中の心理的ストレスの早期発見につながる可能性がある.

さらに，上記二つのそれぞれの状況に対応して，

質問票Ｉ：育児支援チェックリスト（表Ｉ-5-5）

質問票Ⅱ：エジンバラ産後うつ病質問票（EPDS）（表Ｉ-5-6）

という，多職種で活用できる二つの自己記入式質問票がある．これら質問票に記入した後に，妊婦から回答された状

表Ｉ-5-6　エジンバラ産後うつ病質問票（EPDS）

項目は10項目で，0，1，2，3点の4件法の母親による自己記入式質問票で，うつ病によく見られる症状をわかりやすい質問にしたものであり，簡便で国内外で最も広く使用されている質問票である．母親が記入後，その場でＥＰＤＳの合計点数を出し，合計30満点中，9点以上をうつ病としてスクリーニングする．

実際使用する質問票の（　）内は空欄になる．

＊＊＊＊＊＊＊＊＊＊＊＊＊＊＊＊＊＊＊＊＊＊＊＊＊＊＊＊＊＊＊＊＊＊＊

産後の気分についておたずねします．あなたも赤ちゃんもお元気ですか．最近のあなたの気分をチェックしてみましょう．今日だけでなく，過去7日間にあなたが感じたことに最も近い答えに〇をつけてください．必ず10項目全部に答えてください.

1．笑うことができたし，物事のおもしろい面もわかった
（0）いつもと同様にできた（1）あまりできなかった（2）明らかにできなかった（3）全くできなかった

2．物事を楽しみにして待った
（0）いつもと同様にできた（1）あまりできなかった（2）明らかにできなかった（3）ほとんどできなかった

3．物事がうまくいかないとき，自分を不必要に責めた
（3）はい，たいていそうだった（2）はい，ときどきそうだった（1）いいえ，あまりたびたびではなかった
（0）いいえ，全くなかった

4．はっきりした理由もないのに不安になったり，心配したりした
（0）いいえ，そうではなかった（1）ほとんどそうではなかった（2）はい，時々あった（3）はい，しょっちゅうあった

5．はっきりした理由もないのに恐怖に襲われた
（3）はい，しょっちゅうあった（2）はい，時々あった（1）いいえ，めったになかった（0）いいえ，全くなかった

6．することがたくさんあって大変だった
（3）はい，たいてい対処できなかった（2）はい，いつものように対処できなかった（1）いいえ，たいていうまく対処した（0）いいえ，普段通りに対処した

7．不幸せな気分なので，眠りにくかった
（3）はい，ほとんどいつもそうだった（2）はい，時々そうだった（1）いいえ，あまり度々ではなかった
（0）いいえ，全くなかった

8．悲しくなったり，惨めになったりした
（3）はい，たいていそうだった（2）はい，かなりしばしばそうだった（1）いいえ，あまり度々ではなかった
（0）いいえ，全くそうではなかった

9．不幸せな気分だったので，泣いていた
（3）はい，たいていそうだった（2）はい，かなりしばしばそうだった（1）ほんの時々あった（0）いいえ，全くそうではなかった

10．自分自身を傷つけるという考えが浮かんできた
（3）はい，かなりしばしばそうだった（2）時々そうだった（1）めったになかった（0）全くなかった

況や問題について丁寧に聴くことが重要である．面談の目的は，具体的に妊産婦のおかれた状況を聴取することで，必要な支援を提供することができることと，妊産婦に寄り添うように傾聴の姿勢で聞き取ることで，妊婦の不安を軽減し，妊婦自身の心の整理になることである．

1.12 多胎妊娠

多胎妊娠（multiple pregnancy）とは，二人以上の胎児が同時に子宮内に存在する状態をいう．二児の場合を双胎（twin），三児を品胎（triplet）と呼ぶ．

a）頻度

排卵誘発剤の使用，体外受精などの生殖補助医療技術（ART）の発展とともに増加傾向である．近年，全分娩数のうち双胎は約1％，品胎は約0.01％の割合を占める．

b）診断

特に双胎妊娠において，それぞれの胎児が独立した受精卵から発生した場合は二卵性双胎であり，一つの受精卵が早期に分裂しそれぞれから胎児が発生した場合は一卵性双胎である（卵性診断）．また胎児を包む羊膜と絨毛膜の数により（膜性診断），双胎妊娠においては，

・二絨毛膜二羊膜（dichorionic diamniotic twin：DD twin）
・一絨毛膜二羊膜（monochorinic diamniotic twin：MD twin）
・一絨毛膜一羊膜（monochorionic monoamniotic twin：MM twin）

に分類される．膜性診断には妊娠初期の超音波診断が重要である．二絨毛膜二羊膜双胎は，それぞれの胎児は独立して絨毛膜と羊膜に包まれる．全体で2枚の絨毛膜と2枚の羊膜が存在する．一絨毛膜二羊膜双胎は，それぞれの胎児は独立した羊膜に包まれているが，絨毛膜は共通しており，全体では1枚の絨毛膜と2枚の羊膜が存在する．一絨毛膜一羊膜双胎は，それぞれの胎児は独立した膜には包まれておらず，共通した絨毛膜と羊膜に包まれる．全体では1枚の絨毛膜と1枚の羊膜が存在する（図I-5-8）．

c）合併症と管理

(1) 切迫早産

子宮の過剰な伸展が主要因となり，多胎妊娠は早産のハイリスクである．早産の予防として，安静，子宮収縮抑制剤やプロゲステロンの投与，頸管縫縮術などがある．

(2) 妊娠高血圧症候群

双胎妊娠における発生頻度は20〜40％で，単胎妊娠と比較して3〜4倍である．特にHELLP症候群の発症は単胎の10倍以上の可能性がいわれている．治療としては早期娩出（termination）が必要となる．

(3) 胎児発育不全

両児とも胎児発育不全を呈する場合は，単胎妊娠のときと同様に，母体因子ならびに胎児因子を考慮して，胎児発育不全に関連しうる因子を検索すべきである．一児が胎児発育不全の場

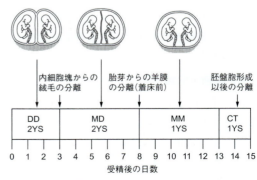

図I-5-8 一卵性双胎の発生過程

DD：二絨毛膜二羊膜，MD：一絨毛膜二羊膜，MM：一絨毛膜一羊膜，CT：結合双胎，YS：卵黄嚢
出典：岡本州博編集，これならわかる産科学，南山堂，2003

合，特殊な病因が指摘できないときには，胎盤機能不全を背景としていると判断し，胎児のwell-beingのモニタリングを行い，娩出時期を検討する．

(4) 双胎一児死亡

二絨毛膜二羊膜双胎の場合は基本的に健児に異常が波及することなく待機的管理が可能である．一絨毛膜二羊膜双胎の場合でも妊娠初期であれば，死亡児は消失するか圧迫変形して健常児に悪影響を及ぼすことはない．しかし，20週以降で一児死亡した場合は，生存児の10％程度に脳室周囲白質軟化（PVL）などに起因する脳障害が起こる．また，一絨毛膜一羊膜双胎は，相互の臍帯巻絡が生じ，高率で子宮内胎児死亡（一児または両児）を起こす．

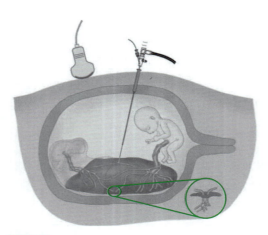

図I-5-9　TTTSに対するFLP（日本胎児治療グループより）

(5) 双胎（胎児）間輸血症候群（twin-twin transfusion syndrome：TTTS）

一絨毛膜双胎では，両児間の吻合血管が共通胎盤に存在するため，双胎間の血流移動による特殊な病態が生じることがある．供血児は貧血，低血圧，循環不全，乏尿（超音波検査で膀胱が見えない），羊水過少（stuck twin），腎不全を呈し，一方で受血児は多血，高血圧，循環容量負荷，多尿，心不全を呈する．両児とも最終的に死亡に至る．TTTSの治療として，現在，保険適応もあるのは胎児鏡下胎盤吻合血管レーザー凝固術（fetoscopic laser photocoagulation：FLP）である（図I-5-9）．FLPの適応は妊娠16週以上26週未満のTTTSである．

2　胎児の異常

2.1　胎児発育不全

胎児は細胞増殖期，器官形成期などの形態的な成長期と，各臓器の機能的成熟期を経て，胎外生活に適応する能力を獲得する．胎児発育不全（fetal growth restriction：FGR）とは，これらの過程において何らかの原因により胎児発育が阻害され，在胎週数に相当する胎児の発育が認められない状態をいう．

a）診断・分類

FGRのスクリーニングとして，わが国では一般的に頻回の超音波検査による推定体重測定がなされている．通常は正常胎児の発育曲線（図I-3-5）からみて，−1.5SD以下をFGRとすることが多い．FGRは頭部，躯幹ともに発育不全を生じる均衡型（symmetrical type, typeI）と，頭部に比べて躯幹の発育が遅延する不均衡型（asymmetrical type, typeII）および混合型（combined type）に分類される．不均衡型は胎児の慢性低栄養，低酸素状態を来すため，妊娠中期以降に顕著化することが多い．

b）原因

FGRの原因は大きく母体因子，胎盤・臍帯因子，胎児因子の三つに分けられる．均衡型は主

表I-5-7	胎児発育不全の原因		
	均衡型 FGR	混合型 FGR	不均衡型 FGR
頻度（%）	20〜30	10	70
原因	遺伝的因子 胎児染色体異常 胎内感染 放射線被曝 薬物障害	早期発症妊娠高血圧症候群 母体内科疾患 胎盤・臍帯因子による栄養障害	妊娠高血圧症候群 胎児胎盤循環不全

出典：日本産科婦人科学会：産婦人科研修の必修知識 2016-2018. pp. 182-184, 同会, 2016

に胎児自身に原因があり，不均衡型は主に胎盤・臍帯に原因のある子宮胎盤循環不全による（表I-5-7）．

　母体因子の抽出のため全妊婦に対して内科的合併症の有無，喫煙や飲酒などの生活習慣，light-for-gestational age 児分娩既往，妊娠前のやせ，妊娠中の体重増加不良などを問診し，事前に可能な限り危険因子を除去する．FGR と診断した場合は，上記を再度確認し，同時に妊娠高血圧症候群，糖尿病，甲状腺機能異常，抗リン脂質抗体症候群など母体疾患の検索を行う．妊娠経過中に発熱・発疹などの既往があった場合や，胎児脳室拡大や肝脾腫・腹水などの異常所見を認めた場合には，トキソプラズマ・風疹・サイトメガロウィルス・パルボウィルス B19 などの抗体価検査を行う．

c）管理

（1）母体管理

　まず，妊娠週数の再確認を行う．また，前述した母体のリスクを可及的に除去する．子宮血流改善を目的とした治療として，安静，子宮収縮抑制剤投与，低用量アスピリン療法，アミノ酸などの点滴療法があるが，いずれの経母体治療も有用を支持するエビデンスに乏しい．また，妊娠26 週未満の羊水過少を伴う FGR に対し，人工羊水注入の有用性を占める報告もある．

（2）胎児管理

　FGR と診断した場合，胎児心拍数モニタリングを行い，繰り返し超音波検査や超音波ドプラ法で胎児の well-being の評価を行う．同時に胎児異常所見も検索し，染色体異常や胎児感染についても評価する．胎児機能不全（II-5 章 2.1 小節参照）を疑う場合は児娩出を考慮する．

引用文献

1）兼子和彦，竹内正人：妊娠悪阻に伴う Wernicke-Korsakoff 症候群．1997 年厚生省心身障害研究班報告，pp. 199-200.

2）Bellamy L, et al：Type 2 diabetes mellitus after gestational diabetes：a systematic review and metaanalysis. Lancet 373：1773-1779, 2009.

3）Schwartz N, et al：The prevalence of gestational diabetes mellitus recurrence-effect of ethnicity and parity：a metaanalysis. Am J Obstet Gynecol 213：310-317, 2015.

4）Pan CQ, Duan Z, Dai E, et al：Tenofovir to prevent hepatitis B transmission in mothers with high viral load. N Engl J Med 374（24）：2324-2334, 2016.

5）Romero R.：Vaginal progesterone decreases preterm birth ＜34 weeks of gestation in women with a singleton pregnancy and a study cervix：an updated meta-analysis including data from the OPPTIMUM study. Ultrasound Obstet Gynecol 42：148-157, 2016.

I-6

妊娠期に異常となった妊婦の看護

　妊娠期の異常は，妊娠中のみならず，その後の分娩・産褥期の経過に影響を及ぼし，母子ともにハイリスクになる可能性を高める．このため，妊娠期に異常となった妊婦の身体的変化が妊娠経過や分娩・産褥経過に与える影響を十分に理解し，その対応を考えて看護にあたる必要がある．同様に母体の状態が胎児に与える影響もアセスメントし，胎児の健康状態を評価，把握する必要がある．このため，看護職者が妊娠をより正常に，安全に終了できるよう必要な知識を学ぶ意義は大きい．

1　ハイリスク妊娠とは

　ハイリスク妊娠は，妊娠期間中あるいは分娩後間もなく母児のいずれかまたは両者に重大な予後が予測される妊娠と定義されている．その予後に影響する因子は，高年，多胎，合併症妊娠などの身体的側面に加え，心理状態や生活習慣，経済面や環境などの心理社会的側面を含む．このため，診療録の内容をはじめ，妊娠リスクスコア（表 I-6-1，表 I-6-2）にも基づいて，妊婦のリスク因子を早期に把握し，リスクに応じた医療やケア提供体制を整える必要がある．

　看護職者は，予測される異常や対処方法を説明し，妊婦が妊娠リスクスコアを用いて自らのリスクを理解してセルフケアしながら生活を調整できるようサポートする．それにより妊娠中の異常を予防あるいは早期発見する．

2　妊娠悪阻のおそれのある妊婦の看護

　妊娠悪阻はマイナートラブル（妊娠に伴う内分泌環境の変化や増大する子宮に代表される身体的変化により，妊婦の身体に現れるさまざまな不快症状のこと）であるつわり症状に，体重が 1 週間に 2 kg 前後減少した場合，もしくは体重の 5 ％が減少した場合，または，尿中ケトン体陽性の場合，妊娠 12 週以降も症状が続く場合に，重症化して陥る可能性がある（妊娠悪阻の病態，症状，検査，診断，治療は I-5 章 1.1 小節参照）．

80　第 I 篇　妊 娠 期

表I-6-1　妊娠初期　妊娠リスクスコア

妊娠がわかったときに確かめましょう。
★全部で18問です。合計点を出してください。

①あなたがお産をするときの年齢は何歳ですか？
- 16～34歳　　　：0点
- 35～39歳　　　：1点
- 15歳以下　　　：1点
- 40歳以上　　　：5点　　□点

②これまでにお産をしたことがありますか？
- はい　　　　：0点
- いいえ　　　：1点　　□点

③身長は150cm以上ですか？
- はい　　　　：0点
- いいえ　　　：1点　　□点

④妊娠前の体重は何kgですか？
- 65kg未満　　　：0点
- 65～79kg　　　：1点
- 80～99kg　　　：2点
- 100kg以上　　　：5点"　　□点

⑤タバコを1日20本以上吸いますか？
- いいえ　　　：0点
- はい　　　　：1点　　□点

⑥毎日お酒を飲みますか？
- いいえ　　　：0点
- はい　　　　：1点　　□点

⑦向精神薬を使用していますか？
- いいえ　　　：0点
- はい　　　　：2点　　□点

⑧これまでに次の事項に当てはまれば、チェックしてください
□高血圧があるが薬は服用していない
□先天性股関節脱臼
□子宮癌検診での異常
　（クラスⅢb以上）
□肝炎
□心臓病があるが、激しい運動をしなければ問題ない
□甲状腺疾患があるが、症状はない
□糖尿病があるが、薬は服用も注射もしていない
□風疹の抗体がない
＊チェック数×1点　　□点

⑨これまでに次の事項に当てはまれば、チェックしてください
□甲状腺疾患があり管理不良
□SLE
□慢性腎炎
□精神神経疾患
□気管支喘息
□血液疾患
□てんかん
□Rh陰性
＊チェック数×2点　　□点

⑩これまでに次の事項に当てはまれば、チェックしてください
□高血圧で薬を服用している
□心臓病があり、少しの運動でも苦しい
□抗リン脂質抗体症候群といわれた
□HIV陽性
＊チェック数×5点　　□点

⑪これまでに次の事項に当てはまれば、チェックしてください
□子宮筋腫
□子宮腟部の円錐切除術後
前回妊娠時に
□妊娠高血圧症候群軽症
　（血圧140/90以上160/110未満）
□産後出血多量（500mL以上）
□巨大児（4kg以上）
＊チェック数×1点　　□点

⑫これまでに次の事項に当てはまれば、チェックしてください
□巨大子宮筋腫
□子宮手術後
□2回以上の自然流産
□帝王切開
□早産
□死産
□新生児死亡
□児の大きな奇形
□2500g未満の児の出産
＊チェック数×2点　　□点

⑬これまでに次の事項に当てはまれば、チェックしてください
前回妊娠時に
□妊娠高血圧症候群重症
　（血圧160/110以上）
□常位胎盤早期剝離
＊チェック数×5点　　□点

⑭今回不妊治療は受けましたか？
- いいえ　　　　：0点
- 排卵誘発剤の注射：1点
- 体外受精　　　：2点　　□点

⑮今回の妊娠は
- 予定日不明妊娠　　：1点
- 減数手術を受けた　：1点
- 長期不妊治療後の妊娠：2点　　□点

⑯今回の妊婦健診について
- 28週以降の初診　：1点
- 分娩時が初診　　：2点　　□点

⑰赤ちゃんに染色体異常があるといわれていますか？
- いわれていない　：0点
- 疑いがある　　　：1点
- 異常が確定している：2点　　□点

⑱妊娠初期検査で異常があるといわれていますか？
- B型肝炎陽性　　：1点
- 性感染症の治療中：2点
　（梅毒、淋病、外陰ヘルペス、クラミジア）　　□点

★①～⑱の点数を合計してください。
あなたの《初期　妊娠リスクスコア》は　　□点

0～1点	現在のところ、大きな問題はありません。
2～3点	ハイリスク妊娠に対応可能な病院と密接に連携している病院での妊婦健診、分娩を考慮してください。
4点以上	ハイリスク妊娠に対応可能な病院での妊婦健診、分娩の必要性について主治医と相談してください

＊医学的に不明な点や適切な医療機関の情報等については主治医にお尋ねください

2.1　つわりや妊娠悪阻に関する情報提供

　妊婦が自身の身体の状態を知り，自らの症状を理解し把握して，その状態に応じたセルフケアをするのに必要な情報を提供する．

a）つわり症状の出現時期と症状

　つわりの症状の出現時期は妊娠5～6週頃であり，個人差が大きいこと，主に消化器症状として食欲不振，悪心，胸やけ（むかつき），過剰な唾液分泌，嗜好の変化がみられる[1]ことを説明する．症状は妊婦個々の心身の状態や捉え方，感じ方により異なるが，妊娠12～16週頃にほとん

| 表I-6-2 | 妊娠後半期　妊娠リスクスコア |

妊娠20～36週に再度チェックしましょう。

★全部で11問です。合計点を出してください。

①妊婦健診は定期的に受けていましたか？
- ・受けていた 　　　　　　　　　　　：0点
- ・2回以下 　　　　　　　　　　　　：1点　　　　　　　点

②Rh血液型不適合があった方にお聞きします
- ・抗体は上昇しなかったといわれた 　　　　：0点
- ・抗体は上昇し、赤ちゃんへの影響があるといわれた　：5点　　　点

③多胎の方にお聞きします
- ・2卵性双胎 　　　　　　　　　　　：1点
- ・赤ちゃんの体重差が25%以上ある2卵性双胎　：2点
- ・1卵性双胎あるいは3胎以上の多胎 　：5点　　　　点

④妊娠糖尿病といわれている方にお聞きします
- ・食事療法だけでよい 　　　　　　　：1点
- ・インスリン注射を必要とする 　　　：5点　　　　点

⑤妊娠中に出血はありましたか？
- ・なし 　　　　　　　　　　　　　　：0点
- ・20週未満にあった 　　　　　　　　：1点
- ・20週以後にあった 　　　　　　　　：2点　　　　点

⑥破水あるいは切迫早産で入院しましたか？
- ・なし 　　　　　　　　　　　　　　：0点
- ・34週以後にあった 　　　　　　　　：1点
- ・33週以前にあった 　　　　　　　　：2点　　　　点

⑦妊娠高血圧症候群といわれましたか？
- ・なし 　　　　　　　　　　　　　　：0点
- ・軽症（血圧140/90以上160/110未満）：1点
- ・重症（血圧160/110以上） 　　　　：5点　　　　点

⑧羊水量に異常があるといわれましたか？
- ・なし 　　　　　　　　　　　　　　：0点
- ・羊水過少 　　　　　　　　　　　　：2点
- ・羊水過多 　　　　　　　　　　　　：5点　　　　点

⑨胎盤の位置に異常があるといわれましたか？
- ・なし 　　　　　　　　　　　　　　：0点
- ・低位胎盤 　　　　　　　　　　　　：1点
- ・前置胎盤 　　　　　　　　　　　　：2点
- ・前回帝王切開で前置胎盤 　　　　　：5点　　　　点

⑩赤ちゃんの大きさに異常があるといわれましたか？
- ・なし 　　　　　　　　　　　　　　：0点
- ・異常に大きい 　　　　　　　　　　：1点
- ・異常に小さい 　　　　　　　　　　：2点　　　　点

⑪赤ちゃんの位置に異常があるといわれましたか？（妊娠36週以降）
- ・なし 　　　：0点
- ・初産で下がってこない 　　　：1点
- ・逆子あるいは横位 　　　：2点　　　　点

★①－⑪の点数を合計してください。
あなたの≪後半期　妊娠リスクスコア≫は　　　　点

- 0～1点 ：現在のところ、大きな問題はありません。
- 2～3点 ：ハイリスク妊娠に対応可能な病院と密接に連携している病院での妊婦健診、分娩を考慮してください。
- 4点以上 ：ハイリスク妊娠に対応可能な病院での妊婦健診、分娩の必要性について主治医と相談してください

＊医学的に不明な点や適切な医療機関の情報等については主治医にお尋ねください

どの妊婦で症状は軽快する[2]ことも説明する.

　つわりや妊娠悪阻は内分泌環境の変化や自身の心理社会的な状況の影響を受けやすいことを説明する．特に，症状のある妊婦をパートナーやその他の家族，周囲の人々がどのように理解し，受容しているかということも影響するため，自身の状態を話せる範囲で話す機会をつくり，周囲の理解を得ることも勧める．それにより生活を調整していくことを勧める．また，つわりや妊娠悪阻の出現時期が妊娠初期であり，妊婦やパートナー，その他の家族の妊娠の受けとめ方が症状に影響することが多いため，妊娠に対する気持ちや受容状態を妊婦の言動や表情から把握する必要がある．妊婦の表情が硬く，妊娠や出産への関心が少ない，否定的な発言がある場合は，予期

せぬ妊娠である可能性がある，妊娠の継続を悩んでいる，妊娠を受容する途上にあることが考えられるため，妊娠の受容を支援するよう関わる．

b）つわりと妊娠悪阻の違い

つわりは妊娠により生じる生理的な症状であるが，その症状により日常生活に支障をきたす場合には妊娠悪阻の可能性があり，なんらかの治療を要する状態であることを説明する．特に，嘔吐が続き飲んだり食べたりできない，急激に体重が減少（1週間に2 kg程度）する，脱水症状がある，これらに伴い全身倦怠感が強く体調がすぐれない場合には受診を勧める．この時期は医師による診察が主となるため，診察の際やその前後の機会を捉え，妊婦に説明し，相談にのれるよう関わる．

2.2 妊婦のセルフケアと看護

妊娠初期までの受診の検査で得られた結果や非妊時体重からの減少，尿中ケトン体陽性がみられた場合は，妊婦に消化器症状を問診し，妊婦の訴えをはじめとする身体・心理社会的状態の把握に努める．その上で状態をアセスメントし，妊娠悪阻に至らないよう妊婦のセルフケアに向けた保健指導の必要性について検討する．なお，腹痛や頭痛などを伴う場合の妊娠悪阻と鑑別すべき疾患がないかをアセスメントする（表I-5-1）．

妊婦のセルフケアと看護は以下に準じて行う．

a）食事・水分摂取

食事が摂れないことによる胎児への影響を心配する妊婦が多いため，妊娠初期の胎児の状態を説明し，母体に蓄えられた栄養で胎児は育つことを伝え，安心してもらう[3]．

食事や水分の摂り方として，摂れないときに無理に摂ろうとしなくてよいことを伝えるが，食事が摂れないときは水分だけでも摂ることを勧める．そして，食べたいときや飲みたいときに，食べたいだけ，飲みたいだけ摂ることを勧める．空腹時に消化器症状が増強することが多いので，空腹を避けるためにすぐに口にできるもの（菓子や飴，おにぎりやパンなどの軽食）を携帯し，空腹になる前に摂れるようにする．妊娠後に嗜好が変化し，それまで摂れていたものが摂れなくなったり，酸味や香味があるものを摂りたくなったりすることもある．さっぱりした冷たいものなどのど越しのよいものが摂りやすいため，氷片を口に含むことや氷菓を勧める．症状があるときに食事をつくることを苦痛に感じるようなら，夫や家族の理解を得て外食したり，パートナーや家族につくってもらうよう勧める．また，惣菜の購入や食材宅配サービスを利用し，負担を最小限に短時間ですませられるようにする．

b）マイナートラブル

つわりや悪阻症状により食事・水分摂取量が少なくなると便秘になりやすくなることも説明し，可能な限り水分摂取や食物繊維を多く含む食品を摂るよう勧める．また，歯磨きにより悪心や嘔吐を誘発するため口腔内の清潔が保たれにくくなることもある．う歯になりやすい状態であることをふまえ，歯磨きができないときは含嗽（うがい）だけでもすること，つわり症状が治まる妊娠中期に歯科検診やう歯がある場合の受診を勧める．

c）心身のリラックスと休息

妊婦が心理的な安定を図れるよう，自身のストレスとその対処法を知り，ストレスを軽減できるよう勧める．心身のリラックスを得るために適度に休息する，気分転換や好みの音楽を聴く，

好きな趣味に取り組む，好きなアロマや香を焚くなど，自身が心地よいと感じる過ごし方を取り入れるよう勧める．

d）輸液療法を受ける妊婦の看護

妊婦に脱水所見が認められた場合には，医師の指示により脱水の改善と糖質を含んだ電解質液の輸液が行われる．また，悪心の緩和にビタミン B_6（ピリドキシン），悪心嘔吐により日常生活が著しく制限されて症状が改善されない場合に制吐薬が投与される[4]．看護職者はこれらの薬液の量や効用・副作用を把握し，症状の改善の有無や程度を含む状態の観察に努める．

看護職者は，妊婦の脱水傾向が続き，症状により日常生活に支障をきたして臥床状態が続くと深部静脈血栓症を発症しやすいことを認識しておく．そして，臥床が続く妊婦には下肢の腫脹や疼痛，発赤の有無を注意深く観察し，異常を認めた場合には速やかに医師に報告して対処する必要がある[5]．輸液療法は外来および入院して行われるため，看護職者はガーグルベースンやナイロン袋，含嗽用の水を準備して環境を整え，妊婦が安心して過ごせるようにする．

3 妊娠高血圧症候群の妊婦の看護

3.1 妊娠高血圧症候群（hypertensive disorders of pregnancy：HDP）に関する情報提供

妊娠 20 週以降は HDP の徴候や初期症状が出現しうること，妊娠による腎機能の負荷により血圧上昇やタンパク尿がみられうる[6]ことを説明する（HDP の病態，症状，検査，診断，治療は I-5 章 1.2 小節参照）．その他，体重が急激に増加したり，浮腫が増強するなどの症状がみられた場合は休息をとり，塩分やカロリーの過剰摂取を控えるように説明する[7, 8]．HDP は重症化しなければ妊婦が苦痛を感じることが少ない．このため，母児に与える影響（血圧上昇とそれに伴う合併症，妊娠の中断，胎児発育不全，重症化したときの入院管理，子癇発作の症状や予防と緊急時の対処，常位胎盤早期剥離の症状や予測と対処など）[9-11]を妊婦に説明し，自らの理解や自覚のもとに生活を調整するよう促す．

3.2 妊婦のセルフケアと看護

妊婦が HDP に関する知識をもち，自身の状態を理解して定期妊婦健康診査に加え，異常徴候を自覚したときに受診行動をとれるようにする．そのため，妊婦健康診査では HDP のリスク因子（初妊婦，多胎，高年・若年妊娠，HDP の既往，肥満，妊娠糖尿病，腎疾患・甲状腺疾患・膠原病・糖尿病の既往，高血圧・糖尿病・HDP の家族歴）[12]をもつ妊婦に留意して全身状態をアセスメントする．

妊婦のセルフケアと看護は以下に準じて行う．

a）体重コントロールによる発症の予防

HDP の予防には妊娠中の適切な体重増加が求められる．妊娠期の推奨体重増加量（厚生労働省）に基づいた妊婦の体格（非妊時 BMI）に応じた体重増加量（表 I-3-1 参照）を妊娠初期に説明する．その上で妊婦が自ら目標を定めて急激な体重増加をきたさず，週ごとの増加量が 500 g を超えないようなセルフケアを促す．妊婦が自ら目標をもち主体的に体重コントロールできるようにする．

84　第 I 篇　妊娠期

b）心身ともに安静に過ごす

日本産科婦人科学会による妊娠中毒症の栄養管理指針（1998）の生活指導では，安静とストレスを避ける［予防には適度な運動，規則正しい生活が勧められる］とされている[13]．HDP 症状が軽度の妊婦には意識的な安静は必要ないとされているが，HDP 既往妊婦には慎重に指導する．HDP 重症妊婦には安静を促し，生活の中でできるだけ横になって休息を取り入れ，交感神経の緊張緩和や妊娠子宮による下大静脈の圧迫解除による子宮と腎臓の血流量を増加させ，血圧の下降を促すよう説明する．症状が軽度の場合は外来管理となるためセルフケア行動を促す．一方，重症化した場合は入院し安静にする必要があるため，安静に過ごせるよう環境を整え，心身ともにリラックスして過ごせるよう関わる．

c）栄養と食事

妊婦の栄養はバランスよく栄養素を摂取することを基本にする．日本産科婦人科学会による妊娠中毒症の栄養管理指針（1998）の栄養管理（食事指導）の指針に基づいた説明，指導を行う．症状の重症度が異なる場合でも，基本的には同じ指導で差し支えなく，重症の場合はその基礎疾患の病態に応じた内容に変更することが勧められている[14]．以下について説明し，妊婦の理解度をアセスメントし，セルフケア能力を把握して必要に応じて説明を補足する．十分な情報提供により，妊婦が自身の状態を理解し，セルフケア行動がとれるように促す．

（1）エネルギー摂取（総カロリー）

・非妊時 BMI 24 kg/m^2 以下の妊婦：30 kcal×標準体重（kg）+ 200 kcal / 日

・非妊時 BMI 24 kg/m^2 以上の妊婦：30 kcal×標準体重（kg）

（2）塩分摂取

極端な塩分制限は胎盤循環を悪化させるため行わない．HDP では 10 g/日以下，重症域でも 7〜8 g/日は必要である．

（3）水分摂取

1 日尿量 500 mL 以下や肺水腫では前日尿量に 500 mL を加える程度にするが，それ以外は制限しない．口渇を感じない程度の摂取が望ましいと説明する．

（4）タンパク質摂取

理想体重×1.0 g/日［予防には理想体重×1.2〜1.4 g/日が望ましい］

（5）動物性脂肪と糖質は制限し，高ビタミン食とすることが望ましい

予防には食事摂取カルシウム 900 mg/日に加え，1〜2 g/日のカルシウム摂取が有効との報告もある．また，海藻中のカリウムや魚油，肝油（不飽和脂肪酸），マグネシウムを多く含む食品に高血圧予防効果があることを説明し，勧める．

妊婦に実際に栄養指導を行うときは，バランスよく栄養素を摂取することを基本とし，体重はその評価の一つであると説明する．必要に応じて産科医，管理栄養士，看護師・助産師が予め話し合って見解を一致させておく必要もある．妊婦の体格や状態を十分に評価し，妊婦の必要や要望に応じて情報を提供しながら緩やかな指導に留意する．

d）入院中の看護

入院による安静をはじめとする生活上の規制による妊婦のストレスは大きく，入院期間が長くなるほどストレスは増大する．妊婦の話を傾聴し，妊婦の気持ちを理解し共感するとともに，疾

患の理解の程度を把握し，理解の不足や認識の誤りがあれば十分に説明し，不要な不安を増強させずに入院生活を送れるようにする．また，入院中は妻としての役割や経産婦であれば母親としての役割を果たせないことに葛藤を生じる妊婦もいるため，パートナーや家族の理解を得て，生活の調整について話し合うことを勧め，心身ともに安定して過ごせるよう促す．

　降圧薬を投与されている妊婦には，確実な投与を把握，確認し，血圧測定を行い管理する．妊婦の安静が保てるよう環境を整え，複数回行われる血圧測定による心理的負担に配慮して対応する．調節困難な高血圧，顕著な体重増加，肺水腫，子癇発作や HELLP 症候群，胎児機能不全や胎児発育の停止など，分娩を考慮する状態の徴候に早期に気づき，医師に報告する．分娩は急速遂娩，特に緊急帝王切開が短時間で決定され行われることも多く，妊婦と家族は混乱し，心の準備や気持ちの整理ができないまま分娩に臨むことになりがちである．このため，分娩前はできるだけそばに寄り添い，状態や状況をわかりやすく説明し，妊婦が前向きに分娩に臨めるよう努める．また，分娩後も出産を肯定的に受けとめて意味づけられるよう，妊婦の気持ちを把握し，心理状態に応じた関わりに努める．

4　妊娠糖尿病の妊婦の看護

4.1　妊娠糖尿病（gestational diabetes mellitus：GDM）に関する情報提供

　GDM のリスク因子として糖尿病家族歴，肥満傾向，過度の体重増加，巨大児分娩歴があること[15]を説明する．GDM による母体合併症として HDP，羊水過多，流早産のリスクが高まる[16]ため，妊娠中の厳重な血糖コントロールが必要であることを説明し，理解を促す．また，胎児発育不全や巨大児など胎児の発育への影響もある[17]ことを説明し，その予防のために血糖コントロールが重要であることを説明する（GDM の病態，症状，検査，診断，治療は I-5 章 1.4 小節を参照）．

4.2　妊婦のセルフケアと看護

a）栄養と食事指導，食事療法

　GDM 妊婦の栄養・食事指導の目的は，主に母体の血糖を正常に保ち，妊娠中の適正な体重増加と胎児の健全な発育に必要なエネルギーの付加，母体の空腹時・飢餓によるケトン症の予防であることを妊婦に説明し，理解を促す．妊娠中に必要な 1 日の総エネルギー量は体格（普通，肥満）により異なることもあわせて説明する（I-5 章 1.4 小節 d 治療および管理，参照）．その上で，妊婦個々が自身の必要エネルギー量を理解し，セルフケアにより栄養管理できるようにする．

　食事療法については，主食・主菜・副菜をバランスよく取り入れ，規則的な食事習慣を整える必要がある．バランスのよい食事として，主食は炭水化物を総エネルギー比率の 50～60 ％ を目途に，糖質は摂り過ぎず極端に減らさず，甘いものを控えるようにする[18]．食物繊維はブドウ糖の吸収速度を緩やかにして食後の高血糖を防ぐため，食物繊維が比較的多く含まれる玄米や雑穀米，全粒粉パンを摂るようにする．主菜は総エネルギー比率の 10～30 ％，脂質は 20～30 ％ といわれ，タンパク質や脂質の供給源となる肉，魚，卵，大豆製品を摂るようにする．副菜はビタミン，ミネラル，食物の供給源となる野菜，キノコ，海藻を摂るようにする．食物繊維は中性脂肪や血清コレステロールの増加を防ぎ，便秘予防にも役立つため，野菜は 1 日 20 g 以上（概ね両手

1杯分）摂るようにする．これらを規則的な食事習慣のもとに摂取し，間食や夜食を控え，セルフケアを継続できるよう調整する[19]．

b）体重コントロール

妊婦が妊婦健康診査で尿糖や体重増加状況，胎児の発育状態を確認し，自身の状態を理解できるようにする．急激な体重増加や過剰なエネルギー摂取は血糖コントロールを不良にし，胎児死亡などの重大な影響を及ぼす．特に，つわりや妊娠悪阻の症状が治まった後に体重が過剰に増加することも説明し，意識してセルフケアできるよう促す．

GDM が悪化し，血糖コントロールができなくならないよう，妊婦自身の自覚のもとに体重コントロールできるようにする．特に，妊娠後半期は 300 g/週を超えないよう指導する．妊婦個々の BMI や GDM の状態に応じた体重増加量を守れるように支援する．間食を控え，急激な体重増加による自身の症状の悪化を予防し，妊娠初期から胎児への影響をふまえて管理に努めるよう促す．

c）運動療法

GDM 妊婦にとって運動はインスリン感受性の上昇効果を期待でき，耐糖能が改善しインスリン治療を回避できることもある．運動療法は産科医に実施の可否を確認し，切迫早産徴候や気分不良があれば無理しないよう伝える．妊婦体操やウォーキング，マタニティビクス，マタニティスイミングのような有酸素運動で無理なく継続して行え，母体・胎児の健康に影響しない運動を選択する．運動の内容，時間，体重，前後の血糖，脈拍，血圧の値を記録し，体調管理をセルフケアできるようにする[20]．また，低血糖に備え，必ず補食を携帯するよう促す．

d）自己血糖測定（self-monitoring of blood glucose：SMBG）と血糖コントロール

SMBG およびインスリン注射をしている妊婦には，セルフケアにより自己管理できるよう支える．GDM 妊婦が血糖値と自覚症状を関連づけて血糖値に影響した要因を考え，記録したデータをもとに食事をはじめとする生活をふり返り，血糖コントロールに向けた調整を促す[21]．看護職者は妊婦とともに考え，相談に応じ，妊婦自身が主体的に改善方法を見出し，コントロールできるよう支える．

SMBG は指頭を穿刺することが一般的で，手掌の母指球や小指球での血液採取が可能で痛みも少ない．手掌を乾燥させ，皺が少ない部位に穿刺するよう説明する．血液採取部位に糖分やハンドクリームが塗布されていると誤った値が出ることもあるため，流水でよく手洗いする[21]よう促す．

妊娠糖尿病の診断は，妊娠中に伝えられると同時に治療や教育が始まるため，妊婦は気持ちを整理する余裕や時間もないままに血糖コントロールの管理を求められる．妊婦の糖尿病やその治療，母児に与える影響に関する受けとめ方や気持ちの理解に努め，妊婦の気持ちに寄り添いながら関わる必要がある．妊婦が血糖コントロールのために気をつけていることや自身でできていることを認め，主体的に前向きに継続してセルフケアできるよう支える必要がある．

5 妊娠期感染症のある妊婦の看護

5.1 妊娠期の感染症に関する情報提供

妊娠・分娩・産褥期に母子感染による胎児・新生児に影響する感染症があり，その予防および早期治療のために感染症検査がなされることを説明する．感染症によっては，妊娠する前後の感染は胎児へ感染し，流死産の原因となったり，妊娠中の感染により早産や胎児が先天異常になる場合もある．経産道感染により新生児の異常や感染症の可能性があり[22, 23]，出生後すぐに検査の必要があることも説明する（妊娠期の感染症の種類，症状，検査，治療はI-5章1.5小節参照）．

5.2 妊婦のセルフケアと看護

妊娠期の感染症検査により初めて感染を知る妊婦は，ショックを受けたり不安が強くなったりすることもある．感染症によってはパートナーとともに治療に取り組む必要があるため，正しい病識のもとに治療や受診行動がとれるように支援する．感染症がきっかけとなり妊婦とパートナーの関係が変化する可能性もあるため，お互いの理解を促す目的で話し合うことを勧め，双方の話をよく聴いて不安を軽減し，正しい知識のもとに安心して生活が送れるよう整える．また，分娩時や産後に母児の検査および治療が必要となる場合は，妊婦とパートナーにわかりやすく説明し，見通しを理解して過ごせるようにする．

6 切迫流産・早産妊婦の看護

6.1 切迫流産・早産に関する情報提供

切迫流産は妊娠22週未満，切迫早産は妊娠22週0日から36週6日の期間である（切迫流産・早産の病態，症状，検査，診断，治療はI-5章1.6，1.7小節を参照）．切迫流産では妊娠初期から中期，切迫早産では妊娠中期から後期にかけて性器出血[24, 25]，下腹痛や下腹部重圧感，腹部緊満や緊満感がみられる[26]場合には，妊婦が心身の安静を保ち症状の軽減に努めるとともに受診行動がとれるように説明する．特に，流早産の既往，抗リン脂質抗体症候群，子宮頸管無力症などのリスクがある妊婦の場合は注意を要する[27]．一方で，正期産前の子宮収縮が必ずしも切迫早産の症状ではないこともある．子宮収縮が切迫早産の一症状としての子宮収縮なのか，早産につながらない生理的な子宮収縮なのかを区別する必要がある[28]ことも説明する．

切迫流産が胎芽・胎児側の異常（流産後の病理検査により確定診断される）によるときは，安静にしても流産は予防できない．特に，超音波検査で胎児心拍動が確認されるかどうかは重要である．妊娠10週未満には生理的な性器出血を認めることもあるため，胎児心拍動が確認されれば経過を観察することが多い[29, 30]．一方，妊娠10週以降にも性器出血が続く場合は受診し，安静にする必要がある．

切迫流産・早産の原因のひとつとしては，う歯や歯周病による歯周病原菌が血中に流入し，それが胎盤に付着し早産を誘発する[31]．このため，体調に応じて，あるいは安定期に入る妊娠中期に歯科検診やう歯・歯周病の治療のための受診を勧める．また，外陰部は腟分泌物の増加や腟の自浄作用の減弱により腟炎になりやすくなり，細菌性腟炎は流早産の原因となるため，腟分泌物や外陰部の掻痒感や発赤の有無を確認し，清潔を保つよう促す．

6.2 妊婦のセルフケアと看護

切迫早産を診断された場合は受診し，安静にする必要がある．入院の必要がない場合も子宮収縮による腹部緊満（感）や下腹部痛，性器出血がみられる場合はできるだけ安静を保った生活ができるよう，家族の協力を得て家事を調整する必要がある．就労妊婦の場合は，仕事内容に加え通勤時間や方法も調整するよう促す．職場の理解や協力を得るために病状や安静の必要性についても伝え，時には母性健康管理指導事項連絡カードや診断書を提出する．切迫流産・早産の原因や症状を悪化させる生活動作や生活習慣を避けるため，腹部に負担がかかる動作や姿勢をとらないよう促す．

子宮収縮に伴う腹部緊満（感）がある，子宮頸管の開大や展退，内子宮口の開大所見（funneling）がみられる場合は入院し安静にする．その安静度は状態に応じた医師の指示よりさまざまである．安静度が高いほど，妊婦の入院・安静によるストレスや苦痛は大きい．入院生活を胎児のためにと意味づけて前向きに過ごす妊婦もいるが，入院期間が長くなるほどストレスや苦痛も大きくなる．妊婦の気持ちを傾聴し，現状を受けとめて生活が送れるよう支える必要がある．主体的に生活するために現在の状態や今後の見通しを妊婦とパートナーや家族も理解し，自己コントロール感をもって生活できるように，必要に応じてその都度説明し，相談にのる．

子宮収縮抑制薬の投与（内服・点滴）が行われる場合は，内服状況の確認や点滴の滴下数・量や残量の確認を行い，投与が確実に行われるよう薬液を必要に応じて更新する．また，動悸や頻脈をはじめとする薬剤・薬液の副作用について説明し，自覚症状を観察して身体的負担の状態を把握する．安静度が高いほど，日常生活動作の範囲が限られる．症状に応じた清潔ケア（清拭，洗髪，シャワー浴，足浴など），室内の環境調整・整備を行い，できるだけ安全安楽な生活が送れるようにする．また，安静により活動が減少すると，体力の低下に加え便秘になりやすい．便秘は早産の症状を悪化させるため薬剤も含めた排便コントロールに努める．

点滴による子宮収縮抑制薬の投与が長期になると，点滴漏れが生じ，妊婦の苦痛も増す．点滴漏れを予防するために針の固定をしっかりして Ω 固定や α 固定，切れ込みのあるテープによる固定などで固定する．また，針やテープによる肌への刺激を少なくするために方法や材質を工夫する．これらの状態を注意して観察し，腫脹や血管損傷を最小限にする．点滴漏れによる腫脹や疼痛が強い場合は冷罨法による炎症改善を図る[32]．

入院後のベッド上安静の期間が長期に及ぶことにより，筋力低下，骨量減少，心機能低下，静脈血栓症，内分泌系・免疫系の変化などが起こるリスクがあるため，状態や妊婦の希望に応じて医師や理学療法士とも相談し，寝たままでできる足の運動を取り入れることも検討する．

胎児の状態の確認のために，切迫流産の場合は胎児心拍数モニタリング，切迫早産の場合はノンストレステストを実施し，胎児の状態をアセスメントし，把握する．

7 多胎妊婦の看護

7.1 多胎妊娠に関する情報提供

多胎妊娠の妊娠合併症として，切迫早産，妊娠高血圧症候群，妊娠性貧血になりやすい[33]ことについて説明する（多胎妊娠の病態，症状，検査，診断，治療は I-5 章 1.12 小節を参照）．臍帯や

胎盤の異常，胎児発育不全や胎児異常の可能性については，妊婦に不要な不安を与えないよう，必要に応じて説明する．また，合併症や胎児への影響を予防，あるいは，徴候を早期発見するために定期妊婦健康診査の重要性を説明し，自身の状態を理解して過ごせるよう促す．その上で，切迫早産や妊娠高血圧症候群を予防するための生活行動に留意し，徴候があれば受診行動がとれるよう説明する（予防の詳細は切迫早産妊婦の看護の項を参照）．

　妊娠性貧血は母体の造血機能および胎児の鉄需要の亢進に加え，妊娠に伴う血球量の増加と循環血漿量の増加のため水血症の発症による鉄欠乏性貧血になりやすい．妊婦の4割近くに認められるが，多胎妊婦は単胎の妊婦より妊娠性貧血になりやすいため，その予防に努める必要性を説明し，予防行動がとれるよう促す．

7.2　妊婦のセルフケアと看護

　多胎妊娠は不妊治療によることも多いが，自然妊娠によることもあり，妊婦の受けとめ方は多様である．このため，妊娠初期は妊婦とパートナーの多胎妊娠の受けとめ方を把握し，妊娠を肯定的に受けとめられるように関わる．

　起こりやすい妊娠合併症である切迫早産，妊娠高血圧症候群の徴候や症状を妊婦自身が理解し，自覚症状があれば定期妊婦健診以外にも受診行動がとれるようにする．就労妊婦の場合，産前休業は14週間以内に出産する予定の女性が請求により休業を取得できる（労働基準法第65条）ことを説明する（単胎の場合は6週間）．

　妊娠性貧血は全身倦怠感や疲労しやすくなるだけでなく，分娩時の出血や産褥期の全身復古にも影響するため，食生活に気をつけて鉄分を多く含む食品の摂取を促す．医師から鉄剤を処方された場合，確実に内服するようにし，副作用による便秘を予防するよう説明する．一方，妊婦の中には鉄剤の内服により嘔気・嘔吐を誘発され，鉄剤を内服できないこともある．その際には医師に申し出て中止を検討し，鉄分を含む食品をより多く摂ることを勧める．

　分娩は母児の状態に応じた分娩様式が選択される．経腟分娩中に予測されるリスクも含めて必要十分な情報を提供し，状態に応じた心身の準備を促す．帝王切開分娩を選択されることも多いため，いずれも可能な範囲でバースプランを話し合い，妊婦と家族が受け容れて分娩に臨めるよう個別指導や相談に応じながら心身の準備を進めるのを支える．

　出産後は複数の子どもの育児を含めた生活が始まるため，妊娠中に産後の生活を見据えてパートナーや家族と話し合い，実際の役割の調整を促す．妊婦が自分に合った社会資源を選択して活用できるよう，育児支援や家事サービスに関する情報を提供するとともに，妊婦自ら情報を得て選択していけるよう促す．多胎児の育児サークルやセルフヘルプグループも紹介し，孤立した育児に陥らないよう整えるよう勧める．

引用文献

1）東郷敦子，後藤優美子，石本人士：妊娠中のマイナートラブル．周産期医学 46：268-270，2016.
2）馬場洋介，松原茂樹：重症妊娠悪阻．周産期医学 46：204-207，2016.
3）森恵美編：妊娠期の診断とケア．日本看護協会出版会，2019.
4）日本産科婦人科学会／日本産婦人科医会編：CQ201 妊娠悪阻の治療は？．産婦人科診療ガイドライン―産科編 2017．pp. 124-126，日本産科婦人科学会事務局，2017.
5）文献4）に同じ，p. 124
6）小林祐介，山本樹生：妊娠高血圧症候群．周産期医学 46：232-235，2016.

7）越智博：妊娠浮腫．周産期医学 46：238-240，2016．
8）成瀬勝彦：妊娠蛋白尿．周産期医学 46：241-242，2016．
9）森川守：HELLP 症候群．周産期医学 46：243-245，2016．
10）久野宗一郎，山本樹生：子癇．周産期医学 46：249-250，2016．
11）荒木勤：最新産科学　異常編，改訂第 22 版．pp. 68-81，文光堂，2013．
12）目時弘仁：The 外来管理　妊娠中の管理と家庭血圧測定．ペリネイタルケア 36：744-749，2017．
13）日本妊娠高血圧学会編：妊娠高血圧症候群の診療指針 2015—best practice guide．pp. 92，メジカルビュー社，2015．
14）福島ひとみ：The 保健指導　助産師による保健指導と食事指導．ペリネイタルケア 36：750-754，2017．
15）森川守：妊娠糖尿病の病態生理．ペリネイタルケア 37：612-616，2018．
16）増山寿：妊娠糖尿病．周産期医学 46：229-231，2016．
17）堀大蔵：糖尿病合併妊娠．周産期医学 46：170-172，2016．
18）田中佳代：保健指導と運動療法．ペリネイタルケア 37：631，2018．
19）文献 18）に同じ，p. 631
20）文献 18）に同じ，p. 633
21）文献 18）に同じ，p. 634
22）文献 18）に同じ，pp. 220-44．
23）永松健他：感染．周産期医学 46：118-157，2016．
24）福原健，本田徹朗，中堀隆，長谷川雅明：流産．周産期医学 46：214-216，2016．
25）尾崎景子，中井章人：妊娠初期の性器出血．周産期医学 47：2-8，2017．
26）田中幹二：切迫早産．周産期医学 46：220-223，2016．
27）松田義雄：早産．周産期医学 46：302-303，2016．
28）青木宏明：切迫早産・早産の予防と安静（入院管理）．ペリネイタルケア 37：120-125，2018．
29）中川絹子，山田崇弘：妊娠中期・後期の性器出血．周産期医学 47：9-17，2017．
30）堤誠司：妊娠初期の腹痛・腹緊．周産期医学 47：44-48，2017．
31）金山尚裕：早産の病態（感染・炎症以外）．周産期医学 48：527-530，2018．
32）大月恵理子：切迫早産で入院中の妊婦のケア．ペリネイタルケア 37：145-149，2018．
33）文献 11）に同じ，p. 114．

I-7

スペシャルニーズを持つ妊婦の看護

晩婚・晩産化により女性の出産年齢は上昇し，高年や不妊治療後のハイリスク妊娠の女性が増えている．また，一定の割合で存在する若年妊娠，精神疾患やがんを患いながらの合併症妊娠もハイリスクであり，妊娠中の異常に加え，産後の育児にも影響を及ぼす．このようなリスクを伴う妊婦を特定妊婦といい，出産後の養育について出産前において支援を行うことが特に必要と認められる妊婦と定義されている（児童福祉法第6条の3第5項）．特定妊婦には，若年，経済的問題，妊娠葛藤，母子健康手帳未発行・妊娠後期の妊娠届の提出，妊婦健康診査未受診等，多胎，妊婦の心身の不調，その他が含まれる．そして，養育支援が特に必要であると判断した家庭に看護職や保育士等が居宅を訪問し，養育指導や助言を行い，当該家庭の適切な養育を確保することを目的とした養育支援訪問事業ガイドラインが定められている（厚生労働省）[1]．

以上のような特別な背景や事情をもつ妊婦には，そのニーズや身体・心理的状態に加え，家庭や社会的状況に応じた支援が求められる．このため，看護職者が特別なニーズをもつ母子の心身の状態やその家族を取り巻く現状を把握し，妊娠期からの子育て支援として社会制度も含めて学ぶ意義は大きい．

1 精神障害（周産期うつ病を含む）の妊婦の看護

1.1 動向・背景

わが国において妊娠期に発症する精神疾患の疫学的調査は行われていないが，妊娠うつ病の罹患率が5.6%，産後うつ病の罹患率が5.0%である[2]．また，精神疾患合併妊婦は全分娩の約2.6%[3]といわれている．

1.2 特徴

精神疾患を有する妊婦は，誘発分娩の増加，胎児発育不全などの産科的合併症，低出生体重児，適応不良などの新生児合併症のリスクが指摘されており，十分な管理が必要である（表I-7-1）[4]．また，うつ病疾患は周産期の自殺との関連も指摘されており[5]，精神疾患合併妊婦は正常に妊娠経過が送れるような支援と精神状態のアセスメントと養育準備などを加えた継続支援が必要となる．

表I-7-1 精神疾患が妊娠に与える影響について

疾患	催奇形性	産科的合併症	新生児合併症
神経症性障害	—	・器械分娩の増加 ・遅延分娩 ・誘発分娩 ・胎児機能不全 ・早産 ・流産	・発達障害 ・適応不良
うつ病	—	・胎児発育不全	・低出生体重 ・副腎ホルモン高値 ・NICU 入院率上昇
双極性障害	—	・胎児発育不全	・低出生体重 ・副腎ホルモン高値 ・NICU 入院率上昇
統合失調症	・心血管奇形 ・その他の先天奇形	・早産 ・胎児発育不全 ・胎盤異常 ・分娩前の出血	・低出生体重 ・新生児死亡

出典：文献4)

1.3　看護

a）初診時の支援

初診時に，精神疾患の既往歴の情報収集を行う．既往がある場合，治療歴，現在の精神状態，家族を含めた支援者の理解度，妊娠に対する考えを聞き，妊婦の状況を理解する．また，精神症状と日常生活機能も把握する．初診時は，これから始まる妊婦生活，母親になることへの不安に加え，妊娠悪阻などの身体の不調が精神状態を悪化させることがあるためである．妊娠が判明した後，どのような心理状態で過ごしてきたかを確認し，精神症状の悪化がある場合には丁寧に話を聞き，精神的な安定が図れるようにする．また，受診歴があるのに受診を中断している場合や，自己判断で内服を中止している場合などは精神疾患の悪化のリスクがある．これらの場合は，精神科医の受診を勧める．

b）妊娠経過への支援

身体的な妊娠経過は，通常の妊婦と同様に支援を行う．加えて，精神疾患合併妊婦に起こりやすい産科的合併症の予防への支援を行う．妊娠初期の切迫流産，中期以降の切迫早産は，症状と対処方法について説明し自己管理できるようにする．胎児発育不全は，うつ病，双極性障害，統合失調症などで起こりやすい．妊娠時期に適した栄養摂取が適切に行えているか，安静や休息が取れている状態か日常生活機能と併せてアセスメントし，必要な助言を行う．

母親役割獲得への支援は，両親学級や個別指導を通じて，生まれてくる子どもを迎える準備状況（育児物品，養育環境，支援者の有無）を確認する．精神疾患合併妊婦の中には胎児に関心が乏しい場合がある．精神疾患によって，実父母との関係が影響している場合もある．人は，親（養育者）との関係を基本にして他者との絆を深めていく．他者と適度な関係を築けない人は，子どもとの関係においても影響がでる場合があり，出産後の養育に問題が生じる．妊娠期より，胎児に関心が乏しい妊婦には，長期的な支援が必要になることがあるため，妊娠期から地域の保健セ

I-7　スペシャルニーズを持つ妊婦の看護　**93**

ンターの保健師と連携した支援を行う必要がある.

c) 精神症状のアセスメント

妊娠経過に応じて精神症状は変化する．妊娠初期はアンビバレンスな気持ちから生じる不安があるが，妊娠中期は身体の安定にともない精神症状も安定しやすい．妊娠後期は，分娩への不安，子育てへの心配から気持ちの落ち込みなど，不安定な精神状態となりやすい.

妊娠前から精神疾患の治療を受けている妊婦は，診療と治療の継続ができるように支援する．特に内服をしている妊婦は断薬しないように説明する．妊婦や家族は，妊娠初期に向精神薬内服による危険性等を心配することが多い．医師から内服継続するメリットと，薬を断薬するデメリットについての十分なインフォームドコンセントを受け，治療を継続する．向精神薬を内服している妊婦は，妊娠中に精神科医と母乳育児の可否について相談するよう勧める.

妊婦健康診査や両親学級などで精神疾患合併妊婦と接するときには，精神症状の観察と併せて日常生活機能を評価する．精神症状は，その妊婦が感じる気分の浮き沈み，不安の程度，過換気症状や発作の有無，統合失調症の場合には妄想・幻覚などの精神症状が，以前と比較してどうなのか自己評価も得ながら判断する．また，気分の落ち込みが強く食事が摂れない，眠れないなど精神症状が日常生活に影響を及ぼすこともある．日常生活機能への影響が大きいときは，精神科医と相談しながら精神症状が安定するように治療を行う．中には，妊娠経過に伴う腹部の増大が呼吸苦や過換気症状を引き起こすこともある．精神症状をアセスメントするときは，妊娠経過に伴う身体的変化との関連も査定する必要がある.

1.4 家族支援

精神疾患について正しく理解できていない夫（パートナー）もいるため，家族も妊娠が精神疾患に与える影響について理解できるよう説明し，妊婦に関わることができるように支援する．家族が理解し適切な内服管理のサポートや精神的なサポートが得られると妊婦は安定して過ごせることが多い．妊娠後期に，妊婦と家族がどのように子育てをしていくとよいか一緒に話し合い，子育てをイメージできるように関わる．向精神薬を内服している妊婦の場合，夜間に起きられない場合もある．その時に，家族がどのように支援するのか，予めシミュレーションを行っておく．家族一人に負担がかからないように，全員で準備を進める.

1.5 多職種連携

精神疾患合併妊婦は，妊娠合併症なく妊娠が継続でき，安全に出産し，精神疾患が安定した状態で子育てが行えることが目標である．そのためには，産科医と助産師・看護師以外にも，精神科医，臨床心理士，ソーシャルワーカー，保健所・保健センター保健師など様々な職種が経過に応じて継続して支援することが大切である．特に，養育に困難が生じそうな妊婦は，妊娠期から養育環境の調整が必要となるため，要保護児童対策地域協議会や児童相談所等との連携も行うことがある．妊娠期から多職種カンファレンスを行い，情報を共有して多職種が協働し同じ目標のもとで妊娠期から切れ目ない支援を実施し，精神疾患合併妊婦とその家族が子育てできる環境を調整していく.

2 高年妊婦の看護

2.1 動向・背景

35 歳以上の初産婦は「高年初産婦」と定義されるが，経産婦についての定めは特にない．しかし，35 歳以上の妊娠については経産婦も注意が必要である．

わが国では，女性の高学歴化や社会進出などの影響を受けて妊娠・出産の高年化が進んでいる．第一子出生時の母の平均年齢は昭和 50（1975）年には 25.7 歳であったが，その後年々上昇し，平成 23（2011）年には 30 歳を超え，引き続き微増を続けていたが，平成 27（2015）年以降は30.7 歳で横ばいとなっている．母の年齢別出生率（日本人女性人口千対）の変遷をみると，平成16（2004）年までは 25～29 歳で最も高かったが，平成 17（2005）年以降は 30～34 歳が最も高くなっている．30 歳代後半から 40 歳代の母親からの出生率も毎年微増している．

2.2 特徴

加齢に伴い卵子異常の確率が高まるため，児の染色体異常を認める可能性が高い．そのため，出生前診断を受ける妊婦も多い．また，生理的機能の低下とともに様々な妊娠合併症が出現し，流早産，妊娠高血圧症候群，妊娠糖尿病，胎盤位置異常などのリスクが高まる．分娩時には軟産道強靭や微弱陣痛に伴う分娩遷延，胎児機能不全などの可能性が高く，帝王切開率も高い．産褥期には分娩や授乳による疲労の蓄積が著明であったり，血栓発症のリスクが高くなったりもする．

心理社会的側面をみると，高年妊婦は身体的リスクが高く，不妊治療後の妊婦も多いことから，妊娠経過へ不安を抱くことが多い．一方，それまでの人生経験から人間的に成長しており，社会経済状況は良く，待ち望んだ妊娠を受容し，母親役割の義務感や責任感が強いという特徴も指摘されている．有職者も多く，社会的な役割荷重がある者もいる．また，夫も高年で，双方の両親が他界・病気療養中であったり，同世代の友人は既に乳幼児の子育てを終えていたりする可能性も高く，社会的支援が得られにくい場合が多い[6]．

2.3 看護

妊婦が日常生活を整え合併症の予防に努められるよう，支持的助言を行うことが重要である．遺伝学的検査の希望者には，多職種との連携の下，情報提供や意思決定支援を行う．

また，分娩時や産後の自身の体の変化や子育てについて，妊娠期から十分なイメージを持てるように働きかけ，必要な準備を具体的に進められるよう個別的に支援する．出産準備学級などへの参加を促し，仲間づくりの場を提供することも効果的である．

3 若年妊婦の看護

3.1 動向・背景

わが国で高年出産が増える中，若年妊婦（一般的に 20 歳未満）による出産も一定の割合で存在する．平成 29（2017）年には 15～19 歳の母親からの出生数は 9,861 人で，日本人の女性人口千人に対する割合は 3.4 であった．15 歳未満の母親からの出生数は 37 人であった[7]．若年妊婦は妊娠期からの手厚い支援が必要な「特定妊婦」に指定されており，市町村の保健師らが家庭訪問などによって妊娠期から出産後も継続的なフォローアップを行っている[1]．

3.2 特徴

若年妊娠の場合，予定外の望まない妊娠が多い上，妊婦自身の心理社会的成熟やセルフケア能力も未熟であるため，妊娠の受容が難しく，初診が遅れたり，妊婦健康診査を定期的に受けなかったりすることが多い．そのため異常の予防や早期発見ができず，合併症に発展していきやすい．性行動のパターンによっては，性行為感染症罹患の危険性や，パートナーが特定できないこともある．また，特に生殖器の発達が未熟な15歳以下の妊娠では身体的リスクも高くなるといわれている[8]．

若年出産をした母親の特徴としてほとんどが夫と離別しており，学歴が低く（中学卒業），仕事が不安定（無職・休職中）なことが指摘されている．また，養育環境に子ども虐待，親の離婚や死亡などの逆境的要素が含まれていることも多い．低学歴，無配偶，低所得が，生まれてくる子どもへ与える悪影響も指摘されている[9]．

3.3 看護

まず，妊娠を継続するかどうかの意思決定支援が必要な場合がある．妊娠継続の場合，安全な出産に向けて妊婦健康診査の受診を促し，妊婦自身のセルフケア能力を高め，母親役割を獲得していけるような働きかけが求められる．学業の中断，パートナーや家族との関係性の問題，経済的困窮など，様々な社会的問題が予想され，居住地区の担当保健師や関係機関との連絡を密に取りながら支援を調整していく必要がある．

パートナーや実母は妊婦にとってのキーパーソンではあるが，同時に虐待やDVの加害者の可能性もあり，安易な信頼はかえって危険な場合がある．妊婦の安全や心の安寧を第一に，家族関係を十分に把握した上で妊婦へのサポートを調整する必要がある．

また，望まない妊娠，生活能力に問題があるなどの理由で，人工妊娠中絶や出産後に養子縁組を選択する妊婦もいる．その場合，本人と子どもにとって最適な環境が整えられるよう，ソーシャルワーカーや乳児院などとの調整も重要となる．

4 不妊症を経た妊婦の看護

4.1 動向・背景

晩婚・晩産化の進行に伴い不妊で悩むカップルは増加しており，生殖補助医療技術の進歩もめざましい．厚生労働省による特定不妊治療（体外受精および顕微授精）支援事業の受給件数も年々上昇しており，平成27（2015）年の受給実績は168,368件となっている[10]．こうした中，生殖補助医療による出生数も増加しており（表I-7-2），平成26（2014）年度の総出生児に占める割合は4.71%となっている[10]．

4.2 特徴

身体的には，流早産に至ったり，多胎妊娠であったりする場合があり，帝王切開率も高い．児については，先天異常や，多胎妊娠による低出生体重児や早産児の出生のリスクが高い．

心理社会的特徴をみると，不妊治療によって妊娠した女性は，一般的に自然妊娠の場合と比べて不安が大きい．過去の治療失敗体験より妊娠を素直に喜べなかったり，流早産や生まれてくる子どもに対する不安が強かったり，妊娠するという目標を達成した後に無気力になったり，出産

表I-7-2 生殖補助医療による出生児数の推移

	2006	2007	2008	2009	2010	2011	2012	2013	2014
総出生児数（人）	1,092,674	1,089,818	1,091,156	1,070,035	1,071,304	1,050,806	1,037,231	1,029,816	1,003,539
生殖補助医療 出生児数（人）	19,587	19,595	21,704	26,680	28,945	32,426	37,953	42,554	47,322
生殖補助医療 出生児数の割合（%）	1.79	1.80	1.99	2.49	2.70	3.09	3.66	4.13	4.71

出典：文献10)

や育児のイメージがもてなかったりする場合がある．治療後妊娠であるがゆえに異常が起こるのではないかという自責の念を抱くこともある．また，超音波検査で胎囊を確認する前にホルモンの変動により妊娠の可能性が示唆されるため，化学的流産を体験しやすく，妊娠の受け入れに慎重になる傾向がある[11]．

4.3 看護

妊婦のこれまでの治療の努力を認めながら，自身のペースで妊娠を受容する過程を見守り，共感する姿勢が必要である．喜びと不安というアンビバレンスな気持ちを抱く妊婦を受け入れ，支持的に関わることが求められる．出産準備学級などでの他妊婦との交流も促しながら，出産準備や育児準備を通して妊婦とパートナーが徐々に母性意識・父性意識を高めていけるよう支援することも必要である．

母児の身体面については，妊婦健康診査での十分な関わりにより異常の早期発見に努めなければならない．また，新生児集中治療室（NICU）など関連部署との妊娠期からの情報交換や分娩準備が必要である．

また，不妊治療を受けていた病院では分娩取り扱いがない，経過中に高次医療機関に紹介・搬送されるなど，妊婦の医療環境が変化する可能性もある．医療従事者側での可能な情報交換・共有により妊婦をスムーズに受け入れ，妊婦の不安に添いながらケアを提供することが求められる[11]．

5 がんを抱えた妊婦の看護

5.1 動向・背景

生殖年齢（15〜49歳）における乳房・子宮・卵巣の癌罹患者数は（表I-7-3），子宮頸癌以外の癌においては年齢とともに罹患者数が増加している．子宮頸癌の罹患数ピークは40〜44歳となっている．乳癌については，25歳以上の各年齢群で子宮癌・卵巣癌と比べて罹患割合が最も高く[12]，食生活の欧米化や女性のライフスタイルの変化に伴って昨今増加がみられている．

妊娠初期には全妊婦に子宮頸部細胞診を行うため，この時に子宮頸癌が発見されることがある．異形成以上の病変（ベセスダシステムのASC-US以上）であれば進行度に応じて温存，または子宮頸部円錐切除術が行われ，治療優先のために妊娠継続が不可能になる場合もあり得る[13]．

また，昨今では，若年女性（adolescent and young adult：AYA）のがん患者が将来の妊孕性保存のために卵子や受精卵などを凍結保存しておく技術もある．そのため，若いころにがんを患っていた患者が何年もたってから生殖補助医療を経て妊娠に至る場合もある[14]（表I-7-4）．

I-7 スペシャルニーズを持つ妊婦の看護 **97**

表I-7-3　年齢別癌罹患数

	15〜19歳	20〜24歳	25〜29歳	30〜34歳	35〜39歳	40〜44歳	45〜49歳
全部位	334	649	1478	3295	6828	13182	17428
乳房	1 (0.3)	36 (5.5)	265 (17.9)	908 (27.6)	2536 (37.1)	6245 (47.4)	8630 (49.5)
子宮頸部	1 (0.3)	38 (5.9)	253 (17.1)	667 (20.2)	1080 (15.8)	1286 (9.8)	1094 (6.3)
子宮体部	1 (0.3)	11 (1.7)	53 (3.6)	201 (6.1)	396 (5.8)	771 (5.8)	1289 (7.4)
卵巣	50 (15.0)	75 (11.6)	101 (6.8)	182 (5.5)	315 (4.6)	673 (5.1)	931 (5.3)

注：（　）は年齢別の全部位罹患患数における各部位罹患数の割合（著者算出）
出典：国立がん研究センターがん情報サービス：がん登録・統計－地域がん登録全国合計によるがん罹患データ
（2014年），2014

表I-7-4　がん・生殖医療（oncofertility）

若年女性（adolescent and young adult：AYA）のがん患者が原疾患の治療のために抗がん剤投与を受けると，卵巣が永続的障害を残し妊孕性を失う．そのため，治療前に①卵子凍結，②受精卵凍結，③卵巣組織凍結が行われることがある．
どの方法を選択するかは，①がんの種類，②がんの進行の程度，③抗がん剤の種類，④化学療法の開始時期，⑤治療開始時の年齢，⑥配偶者の有無などによって決定される．

出典：文献14）

5.2　特徴

　がんを抱えた妊婦は，自分の生命か子どもの生命かという葛藤を伴う選択を迫られ，決断までの期間は短い．また，妊娠中のがん治療は可能ではあるが，化学療法の薬剤が限られていたり，放射線・ホルモン治療は行えなかったりするなど，制限が多い[15]．妊娠中の治療法としては，①妊娠中に手術や化学療法を行う，②治療せずに出産し，出産後に治療を始める，③帝王切開などで早めに出産し，出産後に治療を始める，④中絶しがん治療に専念する，などがあり[16]，パートナーおよび家族の思いも錯綜する中で，妊婦は難しい選択を求められる．

　妊娠継続の場合も早産やそれに伴う胎児への不安は尽きず，出産後も授乳方法の選択，治療の再開，治療に伴う妊孕性低下への懸念などを抱えることが多い．

5.3　看護

　妊婦が納得して妊娠継続や治療に関する意思決定ができるよう，適切な情報提供を行い，その解釈を助ける支援が必要である．また，パートナーや家族の不安や病状の理解状況も十分に把握し，妊婦の支えとなって妊娠継続や治療に立ち向かえるように寄り添っていく．

　妊娠の中断や早産児出生に対する備えは常時必要であり，NICUをはじめとする関連部署との緊密な連携が求められる．妊娠中は入院加療が多くなるが，がんの症状観察に努めつつ，通常の妊婦と同様に母児の経過を十分にアセスメントする必要がある．また，個別に出産や育児準備の相談にも応じながら，妊婦が母親となっていく過程に寄り添う看護を提供することが求められる．

引用文献
1）厚生労働省：養育支援訪問事業ガイドライン．https://www.mhlw.go.jp/bunya/kodomo/kosodate08/03.html

（2019 年 6 月 14 日アクセス）

2 ）Kitamura T, et al：Multicentre prospective study of perinatal depression in Japan：incidence and correlates of antenatal and postnatal depression. Arch Womens Ment Health 9 (3)：121-130, 2006.

3 ）日本産婦人科学会：2014 年周産期統計　周産期委員会報告，2016.

4 ）ACOG Practice Bulletin：Use of psychiatric medications during pregnancy and lactation. Obstetricians and Gynecology 111 (4)：1001-1020, 2008.

5 ）Takeda S, et al：Proposal of urgent measures to reduce maternal deaths. J Obstet Gynaecol Res 43：5-7, 2017.

6 ）森恵美：高年初産婦に特化した産後 1 か月までの子育て支援ガイドライン．p. 19, 先端研究助成基金助成金（最先端・次世代研究開発支援プログラム），平成 26 年 3 月，2014.

7 ）母子衛生研究会，厚生省児童家庭局母子保健課，厚生労働省雇用均等・児童家庭局母子保健課：母子保健の主なる統計—平成 30 年度刊行．p. 49, 母子保健事業団，2019.

8 ）森恵美他：系統看護学講座，専門分野 II，母性看護学 2，第 13 版．p. 394, 医学書院，2019.

9 ）阿部彩：絡み合うリスクと子どもへの影響—婚前妊娠，若年出産，離婚（第 3 章）．子育て世帯のウェルビーイング—母親と子どもを中心に，JILPT 資料シリーズ No. 146, pp. 45-57, 2015.

10）厚生労働省：不妊のこと，1 人で悩まないで—「不妊専門相談センター」の相談対応を中心とした取組に関する調査，pp. 1-2, 2018.

11）佐藤孝：不妊に悩む女性への看護—不妊の基本的な医学的知識と治療中の看護の実際．女性に寄り添う看護シリーズ，Vol. 2, pp. 84-88, メディカ出版，2010.

12）国立がん研究センターがん情報サービス：がん登録・統計—地域がん登録全国合計によるがん罹患データ（2014 年），2014.

13）医療情報科学研究所編：病気がみえる vol. 10　産科，第 4 版．メディックメディア，2018.

14）杉浦陽堂，鈴木直：妊孕性温存の現状（女性），小児・若年がんと妊娠（若年がん患者の妊孕性の保存）．http://www.j-sfp.org/ped/preserve.html.（2018 年 12 月 12 日アクセス）

15）高倉聡：妊娠と腫瘍—その相互に与える影響．産科と婦人科 68：555-561, 2001.

16）谷口一郎，岩里桂太郎，寺脇信二，他：妊娠に合併した乳癌の取扱い．日本乳癌検診学会誌 10 (1)：35-42, 2001.

II

分 娩 期

II-1

分娩期の看護に必要な知識

新しい命を迎える分娩期は，女性にとって様々な苦難があり，時には母子の命が脅かされる時期でもある．その期間を安全で快適に過ごせるように，分娩期の看護に必要な知識を学び，的確な判断をし，必要なケアを提供することが重要である．

1　分娩に関する用語の定義

1.1　分娩の定義

分娩とは，娩出物である胎児およびその付属物（胎盤，卵膜，臍帯，羊水）を母体から娩出し，妊娠が終了する過程である．一般的には出産ともいう．分娩は，児の状態，妊娠週数，分娩経過などで分類される．

1.2　分娩の分類

生まれてきた児の状態による分娩の分類では，生産と死産があり，妊娠期間に関わりなく，娩出された胎児が生命反応（心臓の拍動や呼吸などの生の徴候）を示す場合を生産，娩出された胎児に生命反応がない場合（死児）を死産とみなす．日本では，妊娠 12 週（妊娠 4 ヵ月）以降の死産は死産届を提出する必要があり，統計上においては，妊娠 12 週以降の死児を死産としている[1]．

妊娠の持続期間により分娩は，流産，早産，正期産，過期産に分類される（I-1 章表 I-1-1 を参照）．胎児数による分類では，一人の胎児を分娩する単胎分娩と二人以上の胎児を分娩する多胎分娩に分かれる．胎児の位置による分類では，児の先進部が頭囲である頭位分娩と胎児の先進部が臀部や膝や足などの骨盤位分娩に分かれる．

分娩経過による分娩の分類では，正常分娩と異常分娩に分かれる．正常分娩は，妊娠 37 週以降 42 週未満の正期産の間に，薬剤などを使用せず，自然な陣痛（分娩時の子宮収縮）が起こり，医療介入をせずに，経腟（腟を通過）により胎児を娩出する分娩である．異常分娩は，母体や胎児に何らかの問題が起こり，薬剤や器具を使用した医療介入を必要とする分娩のことである．

1.3　産婦の分類

分娩期を迎えた妊婦は，産婦と呼ばれる．妊娠 22 週以降の子どもを初めて産む産婦は初産婦，二人目以上の子どもを産む産婦は，経産婦と呼ばれ，二人子どもを産んだ経験がある産婦は 2 経

産，三人子どもを産んだ経験がある産婦は 3 経産と呼ぶ.

初産婦は，年齢により分類され，19 歳以下の初産婦は若年初産婦，35 歳以上の初産婦は高年初産婦と分類される.

2 分娩の 3 要素

分娩では，三つの重要な要素がある．その要素は，娩出力（power），産道（passage），娩出物（passenger）の 3P である．この要素のバランスにより，分娩進行が変化する.

2.1 娩出力

娩出力は，胎児を母体の外に押し出す力のことで，陣痛と腹圧からなる．陣痛は，自分の意思では調整できない不随意的に反復して起こる子宮筋の収縮である．陣痛は，子宮収縮の起こる陣痛発作（陣痛持続時間）と子宮収縮が休止する陣痛間欠を，周期的に繰り返す．陣痛発作の開始時期から次の陣痛発作までの時間（陣痛発作＋陣痛間欠）を陣痛周期という．多くの産婦は，陣痛発作時に腹部や腰部に痛みを感じる．子宮収縮は，子宮口の開大と胎児を下降させることにより，分娩を進行させる．陣痛が 10 分以内に 1 回または 1 時間に 6 回以上ある場合，陣痛発来と判断する[2].

a）陣痛の種類と特徴

分娩前の陣痛には妊娠陣痛があり，妊娠中に感じる軽い陣痛で，ブラクストン・ヒックス（Braxton-Hicks）の収縮と呼び，痛みを伴わないことが多い．妊娠陣痛では，妊娠後期に分娩開始の前に不規則であるが頻回に起きる前駆陣痛がある．この陣痛は，分娩が近づくと収縮力が強くなり，頻度が増える．それにより，子宮下部は伸展し，子宮頸管が熟化する．分娩時の陣痛（分娩陣痛）には，子宮頸管を展退（薄くさせる）させ，子宮口を開大していく開口期陣痛，腹圧とともに胎児を娩出させる娩出期陣痛，胎盤や卵膜などを娩出させる後産期陣痛がある．分娩が進行し，児頭が陰裂を通過する直前になると，児頭により軟産道が強く圧迫され，共圧陣痛という不随意的な腹圧が起こる．産後の陣痛には後陣痛があり，不規則な陣痛で，胎盤剝離面の血管を圧迫し，止血を行う．通常，後陣痛は初産婦よりも経産婦の方が強い.

陣痛の特徴として，反復性，不随意性，疼痛性がある．反復性とは，陣痛は持続的な子宮収縮ではなく，収縮と休止を交互に反復するということである．不随意性とは，陣痛発作が自分の意志によらないで起こり，主として子宮頸部神経節（フランケンホイゼル神経節）の支配を受けていることである．疼痛性は，陣痛発作時に分娩進行状態により，背部，腰部，下腹部などの各部位に痛みを伴うことである．子宮収縮による子宮壁内の神経の圧迫や伸展，子宮および周囲の腹膜の牽引により，疼痛は起こる．分娩が進行すると軟産道の圧迫や伸展による疼痛が加わり，子宮収縮による疼痛と軟産道の疼痛を総称して産痛とよぶ.

b）陣痛の測定

陣痛を測定することにより，胎児を母体外へ娩出させる力を判定することができる．陣痛測定では，陣痛発作時間，陣痛間欠時間，陣痛の強さ，陣痛の頻度（陣痛周期）を評価する．陣痛の測定方法には，触診法，外測法，内測法の 3 種類がある．触診法は，産婦の子宮がある腹部に直接手を当てて，子宮筋の収縮状態を観察する．外測法は，産婦の子宮底部の腹壁上に陣痛測定の

II-1 分娩期の看護に必要な知識 **103**

トランスジューサーを装着し，子宮の収縮曲線を記録し，観察する．トランスジューサーには，歪みゲージが組み込まれており，子宮収縮時，歪みゲージに歪みが加わると，抵抗値が変化する．この抵抗値の変化を陣痛として観察する．内測法は，破水（卵膜が破れて羊水が流出すること）後，腟から子宮内に内圧用測定センサーを直接挿入し，子宮内圧を測定する方法であるが，現在はほとんど使用されていない．

c）陣痛の周期的モデル

分娩陣痛は子宮収縮が起こる陣痛発作と子宮収縮が休止する陣痛間欠を周期的に繰り返す．陣痛発作は，進行期，極期，退行期に区分される．外側法による陣痛周期と発作持続時間では，子宮口の開大により違いがある（表II-1-1[3]）．

d）腹圧

腹圧は，産婦の随意的ないきみ（努責）により生じる腹腔内圧である．腹腔内圧は，腹壁筋と横隔膜筋が協調して収縮して起き，胎児を娩出させようとする．分娩が進行し胎児が軟産道を強く圧迫するようになると，陣痛発作に一致して反射的に腹圧が起こるようになる．先進部が陰門を通過する直前には，ほとんど不随意に腹圧が起こり，意識的には抑えることができなくなる．これを共圧陣痛とよぶ．腹圧が陣痛発作と協調的に働くと胎児の娩出を促進させる．

2.2 産道

産道は，胎児とその付属物（胎盤，臍帯，羊水）が通過する経路であり，骨盤からなる骨産道と軟部組織からなる軟産道に分けられる．

a）骨産道

骨産道は，胎児が通過する骨盤内腔であり，寛骨，仙骨，尾骨から構成される（図II-1-1）．胎児を娩出するには，骨盤の広さ（大きさ）と形が重要となる．寛骨，仙骨，尾骨がわずかに動くことにより，骨産道が広がり，胎児が娩出しやすくなる．骨盤の大きさは，女性の身長と関係し，低い身長の女性は骨盤も狭いことが予想される[4]．骨産道は，骨盤が狭い場合，産道抵抗が大きくなり，子宮収縮力が増強しやすい．骨産道は，骨盤入口部，骨盤濶部，骨盤峡部，骨盤出口部の四つに分けられる（図II-1-2）．骨盤入口部は横径が

表II-1-1　外測法による陣痛周期と発作持続時間

陣痛周期

子宮口	4-6 cm	7-8 cm	9-10 cm	第2期
平均	3分	2分30秒	2分	2分
過強	1分30秒以内	1分以内	1分以内	1分以内
微弱	6分30秒以上	6分	4分	初産4分 経産3分

発作持続時間

子宮口	4-8 cm	9 cm-第2期
平均	70秒	60秒
過強	2分以上	1分30秒以上
微弱	40秒	30秒

出典：文献3）

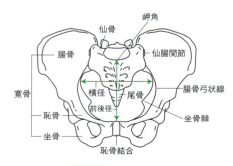

図II-1-1　骨盤の構造

出典：文献4）

長く，骨盤濶部は骨盤腔内で最も広く，斜径が長い．骨盤峡部は骨盤腔内で最も狭く，骨盤出口部は前後径が長くなる．骨盤入口部，骨盤濶部，骨盤峡部，骨盤出口部の前後径の中点を結ぶ想像線を骨盤軸といい，骨盤誘導線ともよばれる．胎児は，骨盤誘導線の方向に沿って娩出される．

b）軟産道

軟産道は，子宮下部（子宮峡部），子宮頸部，腟，外陰部までの軟部組織（図II-1-3）からなる通過管である．胎児が子宮から腟に下降するには，子宮頸部の熟化と子宮下部の伸展が必要となる．子宮頸部は子宮収縮による子宮内圧の上昇で開大しやすい状態となる．子宮頸管成熟度の評価法には，ビショップスコアがある（表II-1-2）．内診により，子宮口開大度，子宮頸管展退度，児頭の位置，子宮頸部の硬度，子宮口の位置の5項目を測定し，合計点で評価する．児頭の位置は児頭の先進部が坐骨棘間部にあるときをstation 0として，そこからどのくらい離れているかをcm単位で示す．ビショップスコアが9点以上は子宮頸管が成熟していると評価し，分娩開始も近いと判断される[5]．

2.3 娩出物

娩出物は，胎児とその付属物である胎盤，臍帯，羊水，卵膜からなる．胎児の大きさ，胎児の向きや姿勢は産道を通過するときの抵抗となることから，分娩進行の重要な要因である．

a）児頭の構造

児頭の頭蓋は，左右の前頭骨，左

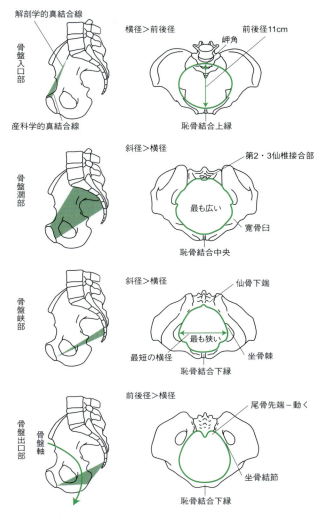

図II-1-2 骨産道（入口部・濶部・峡部・出口部の縦横径）
出典：文献4）

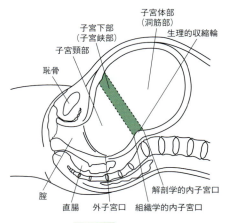

図II-1-3 軟産道
出典：文献6）に同じ，p. 25

II-1 分娩期の看護に必要な知識 | 105

表II-1-2　ビショップスコア

観察項目	点数 0	1	2	3
子宮口開大度 (cm)	0	1〜2	3〜4	5〜6
頸管展退度 (%)	0〜30	40〜50	60〜70	80〜
児頭の位置 (station)	−3	−2	−1〜0	+1
頸部の硬度	硬（鼻翼状）	中（口唇状）	軟（マシュマロ状）	―
子宮口の位置	後方	中央	前方	―

出典：文献5）

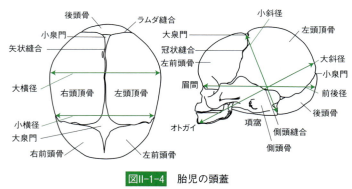

図II-1-4　胎児の頭蓋

出典：文献4）

右の頭頂骨，左右の側頭骨，後頭骨の四つに分かれる（図II-1-4）．児頭は化骨（骨形成）が未完成で，結合部位が膜で覆われている．この膜に覆われた縫合である泉門部分は，児頭の皮膚上から触知できる．

b）児頭の応形機能

児頭は，産道を通り抜ける時，抵抗を受けて縫合と泉門部分で少しずつ重なり合い（骨重積），母体の骨盤に合わせて形を変えることで，児頭の容積を小さくし，産道を通過しやすくしている．この機能を応形機能という．圧力のかかる仙骨側の頭頂骨は，反対側の頭頂骨の下に入りこみ，さらに後頭骨がその下に入りこむ．

c）子宮内の胎児の位置

子宮内の胎児の位置は，胎位，胎向，胎勢で表現される．胎位，胎向，胎勢の診断をするために，レオポルドの触診法を行う（I-3章表I-3-4を参照）．

胎位とは，胎児の縦軸と子宮の縦軸の位置関係をいう．両者の縦軸が一致するものを縦位，直角に交差するものを横位，斜めに交差するものを斜位といい，縦位には頭位と骨盤位がある．頭位は，胎児の頭が骨盤内に先進して，正常な胎位である．骨盤位は，逆子ともよばれ，臀部や足が骨盤内に先進して，異常な胎位を示す．

胎向とは，縦位では，胎児の背中が母体の左右，前後のどちらを向いているか，その向きのことである．縦位の場合，児背が母体の左側を向いている時を第1胎向，右側を向いている時を第2胎向という（表II-1-3）．横位では，児頭が母体の左側を向いている時を第1胎向，右側を向いている時を第2胎向という．縦位や横位に関係なく，児背または児頭が母体の前方（腹部）に向かうものを第1分類，後方（背部）に向かうものを第2分類という．

胎勢とは，子宮内での胎児の姿勢である．正常な場合，児は屈位をとり，児の脊柱は軽度な前屈姿勢で，児頭は前屈し，顎が胸部に近づく．児の脊柱が伸展し，児頭が後屈し，顎が胸部から離れた状態を反屈姿勢（反屈位）という．

d）児頭の位置による胎位の分類（図II-5-6）

後頭位は，小泉門が先進し，屈位を保っている正常な胎位である．頭頂位は，児頭の屈曲姿勢が十分でなく，矢状縫合を先進部として骨盤に進入する胎位である．前頭位は，大泉門が先進し，前後径を含む平面で骨盤に進入する胎位である．額位は，額部が先進し，大斜径を含む平面で進入する胎位である．顔位は顔面が先進し，反屈位の胎位である．

e）胎児の回旋

胎児は，骨盤の形に合わせて回旋しながら，産道を下降する．胎児は，産道内で3種類の回旋（第1回旋，第2回旋，第3回旋）を行い，児頭が陰門（外陰部）を通過後，第4回旋を行う（表II-1-4）．第1回旋とは，骨盤入口部に児頭が進入する時に，胎児が顎を胸壁に近づけ，屈

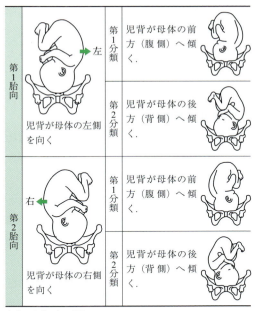

表II-1-3　胎向（頭位の場合）

出典：文献5）に同じ，p.195

表II-1-4　胎児の回旋

出典：文献5）に同じ，pp.206-207を改変

位をとる回旋である．この前屈の姿勢は，第3回旋をするまで持続する．第2回旋とは，児頭が骨盤潤部から骨盤峡部を通過するときに，胎児が90度回転しながら産道を下降する回旋である．第3回旋とは，骨盤出口部まで児頭が下降すると，児頭の項部（うなじ）が母体の恥骨結合下縁に固定され，そこを支点に児頭が反屈位へと伸展する回旋である．第4回旋とは，児頭娩出直後，胎児の肩甲が骨盤出口部を通過する際に90度回転し，胎児の顔面は母体の大腿内側を向く回旋である．

f）羊水の機能

分娩時，羊水は母体腹部への衝撃が直接胎児に加わらないようにする．子宮収縮時に胎児や臍帯が直接圧迫されないようにし，胎胞を形成し，子宮頸管の開大を促す．

g）破水

卵膜が破れて羊水が漏出した状態を破水という．陣痛が強くなると子宮内圧が上昇し，児頭が下降してくる．卵膜と児頭の間に羊水が貯留し，胎砲が形成される．卵膜が子宮内圧の圧力に耐えられなくなり，胎砲が破綻し，前羊水が腟に流出する．破水した時期により，適時破水とそれ以外の破水（前期破水，早期破水，遅滞破水）に分類される（表II-1-5）．破水後24時間以上経過した場合，遷延破水という．破水は卵膜が破綻した部位により，高位破水と低位破水に分類される．高位破水は，子宮口から離れた位置で破水し，子宮口には卵膜があるにもかかわらず，羊水が少量ずつ漏出する状態である．低位破水は，子宮口付近の卵膜が破綻した状態である．

h）産徴

表II-1-5 破水時期による分類

適時破水	子宮口全開大近くで起こる破水
前期破水	陣痛開始前に起こる破水
早期破水	陣痛開始後で子宮口全開大までに起こる破水
遅滞破水	子宮口全開大以降後も破水をしない

子宮口の開大に伴い，内子宮近くの卵膜が子宮壁から剝がれ，脱落膜血管が破綻する．そこからの少量の血液が頸管粘液栓と混ざり，腟から排出する．この血性粘液の帯下を産徴（おしるし）とよぶ．

3 分娩経過

3.1 分娩経過の時期の定義

分娩経過は，分娩第1期，分娩第2期，分娩第3期に区分される．分娩第1期は，分娩開始から子宮口全開大（子宮口が10 cm開大）までの時期（開口期）である．分娩第2期は，子宮口全開大から児の娩出までの時期（娩出期）である．分娩第3期は児の娩出から，胎盤娩出までの時期（後産期）である．胎盤娩出から2時間までを分娩第4期という．

3.2 分娩所要時間

分娩所要時間は，分娩開始から胎盤娩出までかかった時間である．分娩所要時間は，個人差が大きく，平均時間としては，初産婦の場合11〜15時間，経産婦では6〜8時間である[6]．初産婦は経産婦と比べると，子宮口，腟壁，会陰部が硬く，分娩に時間がかかる．初産婦で30時間，経産婦で15時間を経過しても分娩に至らない場合は，遷延分娩と定義する[7]．分娩第2期では，初産婦で2時間，経産婦で1時間を超えると遷延とみなす．ただし，硬膜外麻酔による和痛分娩では，分娩第2期が延長するため，初産婦で3時間，経産婦で2時間を判定基準とする．

108　第II篇　分娩期

3.3 分娩開始から胎盤剥離・娩出までの機序

a）陣痛発来の機序

陣痛発来の機序は，明確にされてはいない．物理的器械的原因説，化学的原因説，生物学的原因説，内分泌原因説などがある．物理的器械的原因説としては，子宮の過伸展による反射，胎動による子宮壁への刺激，胎児による子宮頸部神経節の圧迫などがある．化学的原因説としては，胎盤の血中における酸素の減少や炭酸ガスの増加による刺激がある．生物学的原因説としては，胎盤の老化後の代謝産物による刺激，胎盤の脱落膜の変性による刺激がある．内分泌原因説としては，妊娠後期にプロゲステロン作用が減少し，エストロゲン作用が増加すると子宮筋のオキシトシンやプロスタグランジン刺激に対する感受性が高まり，陣痛が発来するという説や，胎児由来のオキシトシンが脱落膜に作用し，プロスタグランジンの生成を刺激するという説がある．

b）軟産道の変化と胎児の産道通過機序

分娩が近づくと子宮頸部は次第に潤軟化し，展退，開大して分娩準備状態となる．分娩が開始し，胎児の先進部が下降すると，子宮頸部は上方から押し上げられ，短縮する（展退）．最終的には，薄い膜状にまでなる．胎児先進部の下降に伴い，子宮頸管は，展退と同時に開大をする．最終的には，胎児先進部の大きさ（約10 cm）まで開大する．子宮口が全開大した後に，陣痛に伴い，努責がかかり，胎児先進部は陰唇近くまで下降する．陣痛発作時に胎児先進部が陰裂の間に見え，陣痛間欠時には後退する状態（排臨）になるころには，共圧陣痛が起こる．排臨後，腹圧によりさらに胎児先進部が下降し，陣痛間欠時にも後退せず，見えた状態（発露）となる．頭位分娩の場合，発露後，児頭の項部が母体の恥骨結合下縁に固定され，そこを支点に児頭が反屈位へと伸展する回旋（第3回旋）がおこり，児頭が娩出される．

c）胎盤剥離と娩出機序

胎児娩出後，子宮筋層は収縮するが胎盤は収縮をしないため，両者にずれが生じ，脱落膜海綿層で断裂が起きる．脱落膜からの出血により，胎盤後血腫が形成され，血腫の増大により，胎盤の剥離が促進される．剥離した胎盤は，後陣痛により子宮下部に排出され，腹圧により，頸管と腟を通り，腟外に排出される．

胎盤の娩出様式には，シュルツ様式（胎児面剥離），ダンカン様式（母体面剥離），半母体面様式の3種類ある．シュルツ様式は胎盤中央部で剥離が生じ，胎盤後血腫を形成し，これが拡大して胎盤の辺縁まで剥離し，娩出時に胎盤の胎児面が先に娩出される様式である．全分娩の70〜80％を占める．ダンカン様式は，胎盤の剥離は辺縁で生じ，次第に中央部に及び，胎盤が母体面を先にして娩出される様式である．

d）胎盤剥離徴候

胎盤が子宮壁から剥離する際に，母体にみられる兆しで，アールフェルド徴候，キュストナー徴候，ストラスマン徴候，シュレーダー徴候がある．アールフェルド徴候は，胎盤の剥離と下降により，母体外にある臍帯が下降する徴候で，臍帯切断時に臍帯を挟んだ鉗子が，牽引をせず10〜15 cm下降する．キュストナー徴候は，恥骨結合の上縁の腹壁から子宮を圧迫し，母体外にある臍帯の動きを観察する．剥離していなければ，臍帯は腟内に戻る．ストラスマン徴候は，片手に臍帯を軽く緊張させて持ち，他の手で子宮底を軽くたたき，臍帯にその衝撃が伝わるかどうか確認をする．剥離していれば，臍帯に衝撃は伝わらない．シュレーダー徴候は，胎児娩出直後

の子宮底はほぼ臍高にあるが，胎盤が剝離すると右方に傾き，子宮体は細長く前後に扁平となり，恥骨結合上の子宮下部は膨らんで柔らかくなる．

分娩様式

4.1 経腟分娩
胎児およびその付属物が，産道を通って娩出される分娩をいう．吸引分娩も鉗子分娩も経腟分娩に含まれる．

4.2 吸引分娩
児頭先進部に吸引カップを 50～60 mmHg の陰圧で吸着させ，カップの柄を骨盤軸に沿って牽引することにより，胎児を娩出させる急速遂娩法である．吸引カップには，金属製のものとプラスチック製のものがある．吸引カップの装着部位は大泉門を避ける．牽引力が弱いため，何度も牽引の失敗を繰り返すと，母児にストレスを与える可能性があるため，20 分を超える場合や吸引回数が 5 回を超える場合は，帝王切開術に切り替える．

4.3 鉗子分娩
児頭を左右 2 葉からなる金属製の鉗子で挟み，胎児を娩出させる急速遂娩法である．児頭先進部の下降度により，低在鉗子，中在鉗子，高在鉗子を使い分ける．胎児の耳介を触れ，児の顔面の方向を確認し，鉗子を左葉から挿入する．

4.4 帝王切開術
局所麻酔または全身麻酔を行った後に子宮壁を外科的に切開し，胎児を娩出させる急速遂娩法である．帝王切開術の適応は，帝王切開の既往，分娩進行の停止，胎児機能不全，胎位や胎勢の異常などである．

引用文献
1）厚生労働省：人口動態調査．https://www.mhlw.go.jp/toukei/list/81-1b.html（2018 年 11 月 23 日アクセス）
2）日本産科婦人科学会／日本産婦人科医会編：産婦人科診療ガイドライン―産科編 2017．日本産科婦人科学会事務局，2017．
3）武谷雄二他編：正常新生児の管理．プリンシプル産科婦人科学，p. 265，メジカルビュー社，2014．
4）竹田省他編：分娩のしくみと介助法，メジカルビュー社，2016．
5）医療情報科学研究所編：病気がみえる　産科，第 2 版．p. 210，メディックメディア，2010．
6）町浦美智子編：助産師基礎教育テキスト　分娩期の診断とケア．p. 30，日本看護出版会，2017．
7）文献 3）に同じ，p. 263．

II-2

分娩経過に伴う産婦と胎児の変化

　分娩期は第1期から第3期，産後2時間までという短い期であるが，その中でも心身の変化が大きく母子ともに生命の危険にさらされる時期でもある．心身の変化をよく理解することは母子の安全とともに個々のニーズに沿ったケアにつながる．

1　産婦の身体的変化

1.1　体温

　代謝が亢進することから，若干体温は上昇する．ただし，0.3℃以上の上昇は異常徴候として感染の可能性も考慮し，その他の感染徴候がないか確認する．

1.2　循環

　心拍出量は，分娩に備え増加する．脈拍は陣痛発作時には若干増加するが，間欠時には平常となる．血圧は，分娩の進行に伴って上昇し，陣痛発作時には5〜10 mmHg 上昇するが，通常は収縮期血圧が 150 mmHg を超えることは少ない．

1.3　呼吸

　呼吸数は，分娩第1期には変化はないが，分娩第2期には増加する．呼吸数は陣痛と関係しており，陣痛発作時には呼吸数は減少し，特に分娩第2期に我慢できないいきみ（共圧陣痛）が生じてくると，その陣痛発作時には著しく呼吸数は減少する．

　緊張や不安の強い産婦では，呼吸数が増加し過換気症候群をおこすことがある．

1.4　泌尿器

　分娩が進行し胎児が下降してくると，児頭により膀胱・尿道が圧迫され排尿が困難となることがある．さらに娩出が近くなると，腟の下方が拡張してくるため，尿道括約筋の繊維が伸張される．その結果，膀胱後部の角度が変化し，発作時に意図せず排尿されることがある（図II-2-1）．

　分娩中，腎機能は上昇するため尿量は増加するが，分娩の進行に伴い発汗が著しくなり，陣痛のため水分補給が少なくなると，水分が消失し尿量は減少し濃縮尿となる．また一過性のタンパク尿がみられることがある．

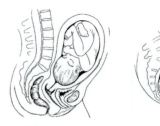

図II-2-1 児頭下降と膀胱・尿道の変化

出典：ブランディーヌ・カレージェルマン／田中美緒 監訳, 石井美和子 訳：女性の骨盤 妊娠・出産における身体的変化とエクササイズ. p. 18, メディカルプレス, 2006/2015

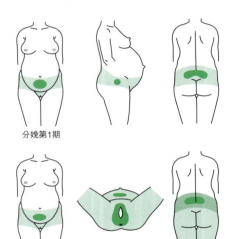

分娩第1期

分娩第1期後半と第2期前半

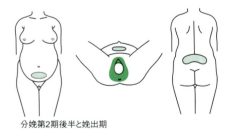

分娩第2期後半と娩出期

図II-2-2 分娩時期における産痛の分布 (Bonica)

濃さは産痛の程度を示す

1.5 消化器

分娩の進行に伴いオキシトシン値が高まると子宮収縮とともに，胃の平滑筋も収縮するため，嘔気や嘔吐が起こることがある．児頭の下降が進むと，直腸が圧迫されるため便意をもよおすとともに，陣痛発作時に便が排出されることもある．

1.6 血液

赤血球数は約 10 % 増加し，白血球数も 11,500〜15,000/mm^3 まで増加する．ヘモグロビン値や血液凝固能も上昇する．

1.7 代謝

筋収縮作用の結果アシドーシスに傾き，娩出期までしだいに増強する．血糖値は分娩時，特に遷延分娩等母体へのストレスがかかる分娩の場合は著しく低下する．

1.8 骨盤および骨盤底筋群

妊娠中からのプロゲステロンとヒト絨毛性ゴナドトロピンの作用により軟骨部分の吸水性が増し，出産時には関節の可動性が増大する．仙骨と腸骨の可動性と恥骨結合のわずかな滑りと離開によって，胎児は骨産道を通過していく．

1.9 産痛

分娩期は子宮収縮（陣痛）や胎児の下降，子宮口の開大に伴い，産婦のほとんどは痛みを感じ，その痛みの部位は分娩各期によって変化してくる（図II-2-2）．

産痛とは「分娩期に産婦が感じる疼痛の総称で，産痛は他の痛みとは異なり，子宮収縮に伴う周期性があり，また分娩開始から分娩終了まで，その様相が刻々と変化することから，一時期をとらえただけでは，その実態を把握できない」と定義されている．

産痛の感じ方は初産経産で異なる．分娩第1期は初産婦の産痛が最も強く，2回，3回と出産を経験するほどこの時期の産痛は弱く感じる．理由は，出産回数が増えるほど組織が伸展しやすくなること，経験により分娩進行をある程度予測できることで心理的に余裕をもてることがあげられる．第2期は逆に出産回数が多くなるほど産痛は強く感じる．これは短時間に急激な組織の伸展が生じるためと考えられる[1]．

分娩中は，脳内麻薬物質であるβエンドルフィン，ドーパミン，セロトニン，ノルアドレナリンが産痛の程度に影響する．このうちβエンドルフィンは鎮痛・麻痺作用があり精神の安定をもたらし，ノルアドレナリンは緊張をもたらす．βエンドルフィンの強い鎮痛作用により随意筋の

弛緩や時間認識の鈍化などが起こり，正常経過の産婦が分娩間近に陣痛間欠のわずかな時間眠ったり，時間のつながりが不明瞭な発言をしたりすることがある．

a) 産痛の神経支配

分娩第 1 期の産痛は子宮体部の収縮と頸管の伸展によって生じる．産婦は最初のうちは，下腹部の痛みを訴え，次第に腰部の痛みも訴えるようになる．子宮体部から交感神経を経て Th11〜Th12，さらに痛みが強くなると L1〜L2 に至る．頸管の開大，子宮下部及び腟の上部組織の牽引によって，痛みは副交感神経を経て S2〜S4 に至る．

分娩第 2 期の産痛は胎児先進部による骨盤底筋・腟・会陰の圧迫と伸展により陰部神経を経て S2〜S4 に至る（図 II-2-3）．

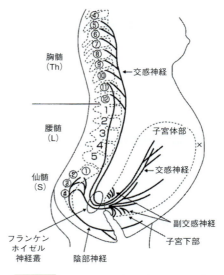

図II-2-3 産痛の神経支配（Hersherson）

2 産婦の心理

2.1 分娩第 1 期

分娩が始まると，いよいよ児に会えるという喜びや期待と同時に，無事に出産を乗り越えられるかという不安や陣痛に対する恐怖の感情が混在する．さらに入院という環境の変化で緊張を生じる産婦も多い．緊張するとオキシトシンに拮抗するノルアドレナリンが分泌されるため，間欠時にはリラックスできることが大切である．第 1 期の初めは陣痛間欠が長く発作も短いため，比較的余裕をもって過ごすことができる．徐々に間欠が短くなり発作が長くなってくると恐怖や緊張が強くなり，さらに痛みを強く感じ，その結果自己コントロールができなくなり不安が増強し取り乱すこともある．産痛は，不安や恐怖や緊張によって強く感じることがわかっている．恐怖―緊張―痛みの連鎖をリード理論（図 II-2-4）といい，その連鎖を断ち切ることが分娩のスムーズな進行につながる．

2.2 分娩第 2 期

さらに陣痛が強くなってくると，産婦は自己の身体に意識を集中させ寡黙になるが，周囲の言動もよく聞こえている．分娩の準備とともに，産婦はあと少しで児に会えるという期待と，痛みから解放される安堵感をもつ．萎えそうだった気持ちを持ち直す産婦も多い．

2.3 分娩第 3 期〜第 4 期（娩出後 2 時間）

無事児が生まれたことに安堵する．痛みからの解放感とやり遂げた達成感や幸福感を感じる．

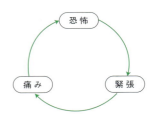

図II-2-4 恐怖-緊張-痛みの関連

II-2 分娩経過に伴う産婦と胎児の変化　113

3　胎児の身体的変化

3.1　胎児の心拍

　陣痛は胎児にとって大きなストレスとなる．子宮収縮に伴い児頭が圧迫される，子宮収縮により胎児血流が減少する，子宮収縮により臍帯が圧迫される等，様々なストレスによって胎児心拍は変動する（I-3 章図 I-3-1 参照）．

a）胎児心拍数基線（FHR (fetal heart rate) -baseline）

　心拍数は延髄で調整されており，延髄の心臓血管中枢が自律神経を介して調節している．10分間の区間の平均心拍数（5 の倍数で表現する）を示し，正常は 110〜160 bpm である．基線は一過性変動部分や基線細変動増加の部分は除外して判断する．

b）胎児心拍数基線細変動（FHR baseline variability）

　自律神経系（交感神経と副交感神経）の機能が抑制されていないかの指標となる．心拍数の細かい変動のことを示す．6〜25 bpm（中等度）の変動が正常範囲である．

c）一過性頻脈（acceleration）

　15 秒以上 2 分未満の 15 bpm 以上の心拍数の増加を示す．

d）一過性徐脈（deceleration）

　15 秒以上 2 分未満の心拍数の減少を示す．心拍数の減少が急速であるか緩やかであるかと，子宮収縮との関連によって以下の四つに分類される（図 II-2-5）．

①早発一過性徐脈（early deceleration）：子宮収縮に伴って，心拍数が緩やか（30 秒以上）に減少し，緩やかに回復する波形で，一過性徐脈の最下点が子宮収縮の最強点と概ね一致する．児頭圧迫で起こる．

②遅発一過性徐脈（late deceleration）：子宮収縮に伴って，心拍数が緩やか（30 秒以上）に減少し，緩やかに回復する波形で，一過性徐脈の最下点が子宮収縮の最強点より遅れる．胎児機能不全を予測する．

③変動一過性徐脈（variable deceleration）：15 bpm 以上の心拍数減少が急速に起こり，開始から回復まで 15 秒以上 2 分未満の波形で，その心拍数減少は直前の心拍数より算出される．子宮収縮に伴って発生する場合は一定の形をとらず，下降度，持続時間は子宮収縮ごとに変動することが多い．臍帯圧迫により起こる．

④遷延一過性徐脈（prolonged deceleration）：心拍数減少が 15 bpm 以上で，開始から回復まで 2 分以上 10 分未満の波形で，その心拍減少は直前の心拍数より算出される．10 分以上の心拍数減少の持続は基線の変化とみなす．

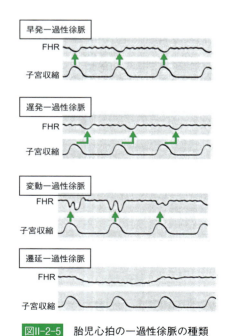

図II-2-5　胎児心拍の一過性徐脈の種類
出典：藤森敬也：病気がみえる vol. 10　産科．pp. 62-65，メディックメディア，2013

e）サイナソイダルパターン（sinusoidal pattern）

陣痛に関係なく，振幅 5〜15 bpm（最大でも 35 bpm 以下）の規則正しい正弦波形を示し，1 分間に 2〜6 サイクル繰り返し，一過性頻脈を伴わず 10 分以上持続する．

胎児貧血，胎児の低酸素状態が予測される．

3.2　児頭の応形機能

胎位が頭位の場合，胎児は産道の形状に合わせて児頭形態を変化させながら（応形機能）通過する．産道が狭く，通過に時間を要するほど変形の程度は強くなるが，通常は分娩後 1 週間以内には変形は消失する．後頭位分娩では，小斜径が短縮し，大斜径が骨盤軸方向に延長する（図 II-2-7）．

3.3　産瘤

産道通過時の圧迫により胎児先進部の皮膚にうっ血および浮腫という血液循環障害が生じることがある．産瘤は常に皮膚と帽状腱膜との間に生じ，縫合や泉門によって限局されず，これらをこえて生ずる．頭位の第 1 胎向では右頭頂骨の後部を中心に，第 2 胎向では左頭頂骨の後部を中心に生ずる（図 II-2-8）．産瘤は分娩後数時間で縮小しはじめ，24〜36 時間で完全に消失する．

引用文献
1）進純郎：分娩介助学，第 2 版．pp. 128-133, 医学書院，2014.

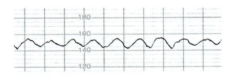

図II-2-6　胎児心拍　サイナソイダルパターン

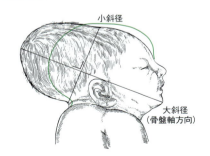

図II-2-7　分娩時の児頭の変形（後頭位の場合）

出典：荒木勤：最新産科学 正常編, 改訂第 22 版. pp. 253-256, 文光堂, 2008

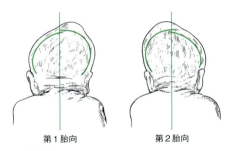

図II-2-8　後頭位における骨重積と産瘤

出典：図 II-2-7 に同じ

II-3

産婦と胎児のアセスメント

分娩期は産婦の心身の変化が激しく，また胎児にとってもストレスの大きい期であるため，母児の安全を最優先に，分娩第1期〜4期のどの時期においても，①安全に経過しているか，②安楽に経過しているか，③産婦は主体的に出産に臨めているか，をアセスメントすることが必要である．常に分娩の3要素と3要素に影響する心理社会的要因をあわせてアセスメントしていくことがポイントとなる．

1 産婦のアセスメント

1.1 分娩第1期

分娩が安全に経過しているかを判断するために必要な情報を表II-3-1にあげたが，産婦は分娩のどの時期に入院してくるかは個人差があり進行状況も個人差が大きいため，優先度を考えて

表II-3-1 分娩時に必要な情報

基礎情報	分娩進行状態と胎児の状態	分娩進行に関連する要因
・入院時の主訴：陣痛発来，破水，出血等 ・年齢 ・既往妊娠・分娩歴（○経妊○経産） 　経産婦の場合：前回の分娩情報 　（分娩所要時間，分娩様式，児体重等） ・分娩予定日（妊娠週数） ・今回の妊娠経過（異常の有無等） ・感染症に関する検査結果 ・血液型，貧血の有無 ・現病歴，アレルギー ・婚姻状況 ・職業 ・家族構成および生活環境 ・既往歴，家族歴 ・月経歴	・陣痛の状態：陣痛の有無，陣痛開始時間，陣痛周期（間欠と発作），発作の強さ等 ・産痛の状態：部位・程度，努責感等 ・内診所見（ビショップスコア） ・産徴や出血の有無 ・破水感の有無と破水時間，羊水流出状態と混濁の有無 ・バイタルサイン ・胎児推定体重 ・胎児心拍と胎動，胎児心拍数陣痛図所見 ・胎位胎向，児頭下降度（児心音聴取部位）	・体格（身長，体重，体重増加量） ・疲労感 ・食事および水分摂取状況 ・睡眠状況 ・排泄状況 ・バースプランの確認 　立会い出産，早期母子接触等の希望 ・母親学級受講の有無 ・出産に対する気持ち（表情，言動等） ・進行中の過ごし方，体位

第II篇　分娩期

情報を得ることが必要となる．また，分娩第 1 期は分娩期の中でも最も長く，産婦にとっても先が見えず苦痛を感じやすい時期でもある．この時期の過ごし方は分娩全体の経過に影響する．

a）娩出力

娩出力とは陣痛と腹圧であり，分娩進行に有効な娩出力かをアセスメントする．有効な陣痛かを判断するには子宮口の開大に見合った陣痛周期と発作の強さであるかという視点が重要である．

子宮内圧は臨床では測らないことがほとんどであるため，発作の強さは触診や分娩監視装置による外測で判断することが多い．

体格や年齢的な元々の体力はどうか，栄養・水分摂取の不足によるエネルギー不足や睡眠不足はないか，母体の循環（体位，冷え等）は保たれているか，環境は適切か，陣痛開始からの時間や緊張が続くことによる疲労はないかをアセスメントする．さらに，基本的ニーズは満たされているか，心理的側面からのアセスメントも娩出力に影響するため，重要となる．

産痛と子宮収縮はイコールではないことを念頭に置く．産痛が強いから分娩が進行しているとは限らない．また逆に，子宮口開大や児頭下降等で客観的に進行が見られないからと言って産痛が弱いと判断することはできない．図 II-2-4 で示したように恐怖や緊張はないか，胎児の回旋はどうか等，他の所見と併せてアセスメントすることが必要である．産婦の強度の不安は，痛みを強く感じさせるだけでなく，アドレナリン値をあげ，子宮の収縮を弱め（痛みは感じていても），子宮の血流を妨げることとなる（図 II-3-1）．

b）産道

産道は骨産道と軟産道をアセスメントする．骨産道は児頭と小骨盤との関係が重要となる．リスク（低身長等）がなくても，分娩が進行して児頭骨盤不均衡がわかる場合もあるので，陣痛と児頭下降度の関連は児頭の回旋も含めて慎重にアセスメントする．

軟産道は内診と外診からアセスメントする．内診によって得られる情報は多いが，内診は産婦にとっては苦痛や羞恥心を伴うということ，破水時には感染のリスクを伴うことから，必要最小限にとどめ，外診をしっかりと行うことで必要な情報を得る．

c）分娩の進行

分娩の進行状況は，外診と内診で 3 要素とそれらに影響しているプラス因子とマイナス因子からアセスメントすることとなる．分娩は個々人の体型，体力，心理的背景によりその進行もまちまちである．

（1）外診：非侵襲的な観察
・児心音の聴取部位：児心音が最も明瞭に聴取できるのは胎児の肩から背部の位置である（図 II-3-2）．ドプラで捉えられる音は児心音の他，臍帯音があ

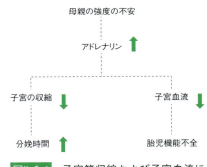

図II-3-1　子宮筋収縮および子宮血流に対するアドレナリンの影響

出典：クラウス，ケネル／竹内徹他訳：親と子のきずな．p. 41，医学書院，2001

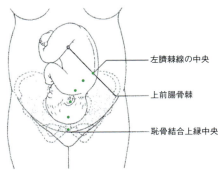

図II-3-2　分娩進行に伴う胎児心音最良聴取部位の移動

（第 1 胎向第 1 分類）

る．リズムは同じなので心拍数だけを聞くのであればどちらでも同じだが，胎児の位置や下降具合を推測するためには児心音の聴取部位を知ることが必要である．
- 産痛の部位（図II-2-2参照）や強度の変化
- 分泌物の変化：子宮口開大に伴い分泌量が増加し，粘稠性のある血性の分泌物へと変わってくる．ただし経産婦では分泌物がほとんどないこともある．
- 呼吸数の変化やいきみの出現
- 嘔気や嘔吐の有無：子宮口開大8cm〜全開大頃にみられることが多い．緊張や不安からくる嘔吐は全身の筋肉の硬直や産痛の増強をもたらすため，分娩が遷延する．
- 発汗：産婦が暑がり発汗するようになってきたら有効陣痛*であることが多い．発汗部位は顔から徐々に背部や腰部と下がってくる．腰部にまで発汗が見られるようになると分娩第1期〜子宮口全開大であると予測できる．
- 便意，努責，肛門抵抗：肛門に当てた手に抵抗感を感じたり，産婦が便意を訴えるようになると子宮口開大は8cm〜全開大に近いと予測することができる．全開大でも努責感がないと陣痛が弱いことも考えられる．

*有効陣痛：陣痛周期（間欠と発作）だけで判断するのではなく，そこに子宮頸管の変化（ビショップスコア）を伴う陣痛を指す．

(2) 内診所見の確認

内診所見と分娩開始からの時間をフリードマン曲線（図II-3-3）に照らし合わせてアセスメントし，分娩進行を予測する．フリードマン曲線とは，分娩開始後の子宮頸管開大および児頭下降度（station）と分娩経過時間の関係を図示したものである．

産婦は痛みや疲労から臥床していることが多くなるが，産婦の体位は産道（骨盤誘導線）に大きく影響する（表II-3-2）ため，産婦の心身の状況と併せて体位の視点からもアセスメントして

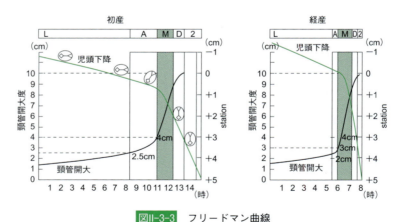

図II-3-3　フリードマン曲線

L：latent phase　潜伏期
A：acceleration phase　加速期
M：phase of maximum slope　最大傾斜期 ｝ active phase　活動期
D：deceleration phase　減速期
2：娩出期（2期）
児頭下降についてはMは急速下降期である．
出典：武谷雄二他編：プリンシプル産科婦人科学，第3版．p.264，メジカルビュー社，2017

| 表II-3-2 | 産婦の体位の特徴と利点・欠点 | | |

体位	特徴	利点	欠点
仰臥位／半座位	骨盤誘導線が上を向き胎児重力の方向と逆になる	・医療介入がしやすい ・腹圧が比較的かけやすい	・娩出力の効果が得られない ・臀部痛が強くなる ・仰臥位低血圧症候群に注意 ・胎児心音が悪化しやすい
四つん這い／膝胸位	腹筋が緩み骨盤誘導線の方向が胎児重力とは全く逆の方向に働くため陣痛が弱まり進行もゆっくりになる	・リラックスと産痛緩和 ・回旋異常が修正される ・母体動静脈の圧迫がない ・会陰裂傷の予防になる ・腰部のマッサージが行いやすい	・娩出時は児の落下に注意 ・胎児心拍数陣痛図を正確に得られにくい ・産婦の疲労が大きく，長時間はできない
側臥位	骨盤誘導線の方向と胎児重力の方向とは一致しない	・母体動静脈への圧迫もない ・股関節への負担が少ない ・会陰への負担も少ない ・腰部のマッサージが行いやすい	・胎児重力の効果は得られない ・腹圧をかけにくい ・児が大きい場合は娩出しにくいことがある
蹲踞位／座位スクワット	骨盤誘導線と胎児重力との方向がほぼ一致するため胎児下降は抵抗が少なく進む	・分娩進行がスムーズ ・会陰への負担も少ない ・母体動静脈への圧迫もない ・骨盤腔が広がる ・いきみやすい	・会陰が観察しにくい ・いきみやすいため腟壁や会陰裂傷に注意が必要 ・産婦の疲労が大きく，長時間はできない
立位	骨盤誘導線と胎児重力との方向は一致するため娩出力が大きくなる	・分娩進行を促進する	・児の重力が最大になるので娩出時は落下に注意 ・娩出後の出血が多くなる傾向がある

出典：太田操編：助産ケア臨床ノート．p. 37，医歯薬出版，2008，一部改変

いく．

　フリードマン曲線は進行の目安となるが，それに固執し過ぎず，上手に活用していくことが安全な分娩の遂行に役立つ．

1.2　分娩第2期

a）娩出力

　強い娩出力が必要となる．児頭の下降に伴い子宮頸部神経節が刺激され，反射的に努責がかかる共圧陣痛となる．児娩出に効果的に関係するのは腹筋であり，腹筋は息を吐き出すときにもっとも効果的に働く．産婦が陣痛発作時に大きな唸り声をあげることがあるが，これは腹筋を収縮させるので，陣痛促進につながることとなる[1]．陣痛発作時には児頭が下降してくるかで有効な娩出力が得られているかをアセスメントする．

b）産道

　腟や会陰部は胎児が通過するため伸展され，損傷しやすい状態となる．会陰組織の中央に位置する会陰腱中心には，児頭娩出の際に大きな張力がかかる．裂傷を避けるためには会陰が徐々に自然と広がるのを待つ．会陰腱中心の組織が蒼白（微小血管の血流遮断徴候）になると裂傷を生じやすくなる．分娩時の体位についても骨盤誘導線に適しているかアセスメントすることが必要である．

II-3　産婦と胎児のアセスメント　　119

c）分娩の進行

産婦自らの力が最大限必要となる時期である．母児が安全に分娩を終えられるためには産婦の健康状態のアセスメントが重要となってくる．バイタルサインとともに産婦の分娩への集中状況をアセスメントする．

1.3　分娩第3期

児娩出および胎盤娩出とともに子宮は急速に収縮することとなる．子宮底と硬さを確認し出血状態をアセスメントする．分娩による筋肉疲労や温かい羊水が流出することにより微熱や悪寒が一過性に生じることがある．その他の感染徴候やバイタルサインと併せて生理的なものか病的なものかをアセスメントする．

1.4　分娩第4期（娩出後2時間）

子宮復古（子宮底長，子宮の硬さ，悪露，後陣痛），外陰部の状態，母体の健康状態（バイタルサイン）をアセスメントする．観察は胎盤娩出後1時間，2時間と行うが，異常徴候が見られたときはそれ以上の頻回な観察が必要となる．分娩経過から，母体の体力やエネルギーの消耗具合や発汗による脱水傾向をきたしていないかをアセスメントする．また子宮復古や母体の回復の妨げになる因子（膀胱充満，外陰部の疼痛や脱肛痛等）はないかに注意をはらい，疼痛を訴える場合は血腫の可能性も視野に入れて観察する．

分娩を終えても褥婦は様々な痛みを体験することが多く，痛みの原因をつきとめ対処するとともに，痛みや出産に対する褥婦の思いをアセスメントすることが必要である．

2　胎児のアセスメント

分娩のどの時期にあっても，胎児心拍および胎児心拍数陣痛図（cardiotocogram：CTG）のパターンから胎児の状態をアセスメントすることは児の予後に影響する．

2.1　胎児心拍のアセスメントのタイミング

①分娩第1期：分娩監視装置を一定時間（20分以上）装着してCTGを記録する．

レベル1ならば（II-5章表II-5-4参照），次の分娩監視装置使用までの一定時間（6時間以内）は間欠的児心音聴取（15～90分ごと）にてアセスメントする．

レベル1以外で経過観察とならなかった場合や陣痛促進剤の使用中は連続モニタリングを行う[2]．

②分娩第2期：分娩監視装置による連続モニタリングを行う．間欠的児心音聴取の場合は，5分ごとに聴取する．間欠的児心音聴取は陣痛発作開始から発作後1分間経過するまでは聴取しアセスメントする．

2.2　胎児心拍のアセスメント方法

II-2章3.1小節胎児の心拍を参照し，CTGの読み方（図II-3-4）に沿ってアセスメントする．

①心拍数基線は正常範囲か．

②基線細変動は正常か．

③一過性頻脈はあるか．

④一過性徐脈はないか，あったとしたらその種類はどれか．

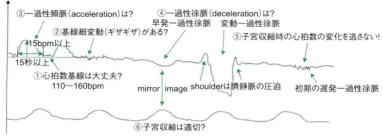

図II-3-4 胎児心拍数陣痛図の読み方
出典：藤森敬也：胎児心拍数モニタリング講座，改訂2版．メディカ出版，2012

⑤子宮収縮時〜後の心拍数の変化はないか．
⑥適切な子宮収縮であるか．

3　付属物のアセスメント

3.1　羊水

羊水量をAFI (amniotic fluid index) やMVP (maximum vertical pocket) で確認しておくことが必要である．羊水量が少ないと子宮収縮により臍帯圧迫を起こしやすく胎児心拍に一過性徐脈が生じやすくなる．破水した場合は，破水の時期（前期破水，早期破水，適時破水），羊水混濁の有無，羊水流出状況とともに胎児心拍を必ず確認する．子宮内感染や胎児への感染に注意する．

3.2　臍帯

妊娠期の超音波診断で臍帯付着部位，臍帯血流および臍帯巻絡の有無について確認しておくと，分娩進行中の胎児心拍と関連させてアセスメントしやすくなる．臍帯巻絡があると一過性徐脈を起こしやすい．

3.3　胎盤

妊娠40週を過ぎると胎盤は急激な老化がおこることがあるので，分娩時の妊娠週数を確認しておくことが必要である．また，胎盤付着部位が低位の場合は分娩第4期の出血の原因にもなるので，事前に確認しておくと産後の異常出血時のアセスメントに役立つ．

引用文献

1) 進純郎：分娩介助学，第2版．pp. 84-88，医学書院，2014．
2) 日本産科婦人科学会／日本産婦人科医会編：産婦人科診療ガイドライン—産科編2017．pp. 278-289，日本産科婦人科学会事務局，2017．

II-4

産婦のニーズとその看護

　正常な分娩経過を促進し，産婦が本来もっている産む力と，胎児がもっている生まれる力を最大限に発揮できる看護を分娩期には行う必要がある．看護職者は，産婦の希望するバースプランに沿って，産婦に寄り添い，五感を活用し，継続的に産婦・胎児の正常から逸脱した時の診断を行い，異常を早期に発見する．また，分娩各期の変化する産婦の基本的ニーズに基づき，安全で安楽な，個別性を重視した看護を提供する．

1 　分娩前の産婦のニーズとその看護

　分娩期の産婦のニーズの特徴は，母児の安全・安楽を保障することにある．

　母児ともに正常な経過を辿ることができるよう，正常からの逸脱を予防するために，分娩の三要素に着目して，分娩経過を適切に把握し，今後の経過を適切に予測することが重要である．一方，産婦自身の健康状態にも十分着目して，食事・排泄・清潔・睡眠等の状況を診断し安楽な分娩を目指すとともに，精神的状況を理解して不安の軽減に努め，産婦自身が自己の分娩を価値あるものと受け止め，前向きな姿勢で分娩に臨むことを支援することが必要である．

　また，分娩期は，分娩進行とともに診断が必要であり，その診断したことに適切に対応するケアを実施することが必要である．そのためには，看護職者は分娩期の特徴を踏まえた観察や情報収集を行い，情報収集，分析，統合，診断，ケア計画実践，評価という助産過程を展開することが重要である．

1.1　情報収集

　分娩期の診断では，分娩に臨む産婦の個別性及び妊娠経過の情報は分娩の進行や予測，胎児の状況判断において非常に重要な情報である．以下の a）～c）は分娩時の基礎情報である．

a）妊娠経過

・妊婦の特性：氏名，年齢，職業，初・経産別，分娩予定日，妊娠週数
・母体の状態：非妊時の体重，体重・子宮底等の増加の過程と数値，切迫流早産の既往や治療の有無，感染症の有無，合併症の有無
・胎児の状態：胎児の数，胎位，胎向，子宮底・腹部触診と超音波における発育状態・胎児奇

122　第II篇　分娩期

形，NST 等の所見

・胎児付属物の状態：羊水量・羊水の性状，胎盤の付着部位，臍帯巻絡・圧迫の有無，NST等の所見

b）妊娠中の健康状態

・身体的健康状態：既往疾患，妊娠合併症（妊娠高血圧症候群，妊娠貧血，妊娠糖尿病），妊娠の異常等の有無

・精神的・社会的健康状態：人間関係，キーパーソン，サポート体制，妊娠出産への思い

c）入院時

上記の妊娠経過と妊娠中の健康状態の基礎情報に加えて，入院時として以下の事項を収集する．基礎情報については，妊娠後期には既にまとめられ，分娩時の入院受け入れ部署（分娩室や産科棟）に引継ぎが行われていることが必要である（表 II-4-1）．または，妊娠経過や既往症，特記事項などが妊婦データベースとして記録にまとめられて，入院時に産婦の負担を最小限にするための工夫が必要である．

・主訴：陣痛の状態（開始時間，陣痛発作・間欠，強さ），破水の有無，出血の有無

・産婦の一般状態：バイタルサイン，体重増加，顔貌，表情，浮腫，静脈瘤，排泄状況

・産婦の産科的状態：子宮口の開大度，腹囲，子宮底長，腹部の形

・胎児の状態：数，胎位・胎向，下降部の位置，胎動，胎児心音（数，リズム，緊張），発育状態

以上の情報は，看護計画を立案する上で今後の状況を予測するため，経過の適切な診断を行うために非常に重要である．また，胎児の状態は，児の健康状態の診断に重要な情報である．

1.2 診断とケア

分娩期の診断においては，「陣痛開始」「分娩予測」が重要な診断である．入院の時点において，分娩進行状態について速やかに把握することが必要である．分娩経過に関する状況を適切に判断するためには，産婦自身からの陣痛開始時間や陣痛の程度についての情報と，看護職者が自らの知識や技術を活用して診察（視診，聴診，触診，計測値）した情報を統合して経過状態を診断していくことが重要である．また，「母体の状態」「胎児の状態」「胎児付属物の状態」は，状況の変化が著しい中で正確な診断を導くことが必要である．そのためには，入院時の情報収集において分娩経過に伴う産婦や胎児の健康状態が良好であることを確認する．そして，細やかな観察と適切な判断から異常の早期発見や異常の予防に努める．これらの情報が全て統合された状態においては，看護職者としての役割と責任において適切な「分娩予測」における児の出生時間，児体重，分娩経過の診断が可能となる．

また，産婦のケアに当たる看護職者は，産婦の健康生活に関する診断と診断に基づくケアや支援が大きな役割となる．産婦の生活状況は，基本的生活行動を診断する上での必要な情報である．また，産婦の言動，反応，説明に対する理解状況などは，産婦の精神・心理的側面の診断に必要な情報であり，産婦を支援する家族や産婦を取り巻く社会状況は，出産育児準備に関する診断に必要な情報となる．そのためには，産婦に関する情報収集を効果的，効率的に実施することが必要である．そして，情報収集したことを，短時間の中で知識や経験を活用して統合し，適切な診断を行い，安全安楽に繋がるようなケアの実践が必要である．分娩期においては，分娩経過にの

表II-4-1 情報収集用紙（28週から34週くらいに使用する）

　妊娠期間も後半に入り，大きくなってくるおなかや赤ちゃんの活発な動きを実感しているのではないでしょうか．これから出産までの間快適に過ごすことができ，あなたが思い描いているお産にできるだけ近づけるようにサポートしていきたいと思います．下記の項目に記入お願い致します．

1. 妊娠してからの現在の生活習慣についておたずねします．
　1）食事は誰が作っていますか．（　　　）
　1）食事の味付けはどのようなものが多いですか．（薄い　・　普通　・　濃い）
　2）1日に何回食事をしていますか．また何時頃に食事摂取していますか．
　　　（　　　）回／日・食事時間：朝（　　　）時・昼（　　　）時・夕（　　　）時
　3）食事について気を付けていることはありますか．
　4）好きな食べ物は何ですか．
　5）嫌いな食べ物は何ですか．
　7）たばこを吸いますか．はい（　　　）本／日・いいえ
　8）お酒を飲みますか．一回に飲む具体的な量とどの位の間隔で飲むのかお答え下さい．
　　　はい（　　　）回／週・いいえ
　　　ビール（　　　）本・日本酒（　　　）合・ワイン（　　　）杯・その他（　　　　　　）
　9）排泄習慣についておたずねします．
　　　排尿（　　　）／日　　排便（　　　）／日，便秘：　有　・　無
　10）睡眠時間についておたずねします．
　　　睡眠時間（　　　）時間
　11）熟睡感はありますか．
　　　（1）なし　　（2）少しある　　（3）ある
　12）休息はとれますか．
　　　（1）とれない　　（2）少しとれる　　（3）とれている
　13）運動習慣はありますか．
　　　（1）あり　　（具体的に：エアロビクス・水泳）　　（2）なし
　14）1日の生活リズムについてご記入下さい．

1	2	3	4	5	6	7	8	9	10	11	12	13	14	15	16	17	18	19	20	21	22	23	24

2. 妊娠してから生活の中で変化したこと，気を付けていること，仕事についてなど，あなたの妊娠中の生活についてお書き下さい．

3. 現在，どのような協力をパートナーにして頂いていますか．

4. 現在何か不安なことや困っていることがありますか．

5. お産後の手伝いについてお聞きします．
　1）誰が（　　　　　　　　　）
　2）いつまで（　　　　　　　　　）
　3）その間どこで過ごしますか．（　　　　　　　　　　　）
　4）一番相談できるのは誰ですか．該当するものに○を付けて下さい．
　　　パートナー・実母・その他（　　　　　　　　　）・なし
5. あなたが赤ちゃんを産むとき，したいことは何ですか．また，家族や助産師にして欲しいことは何ですか．会陰切開等お産の時の処置について思う事など，何でも素直にお書き下さい．
　パートナーの方も自分たちのお産について思っていることやしてあげたいこと，スタッフへの要望などをご自由にお書き下さい．
（本人）

（パートナー）

みとらわれるのではなく，産婦を全人的に捉えた診断と適切なケアのための幅広い情報収集が短時間で行われることが重要である．

2 分娩時の入院における産婦のニーズとその看護

2.1 基本的生活行動

a) 情報収集

- ・食事：食事摂取状況（入院前にいつ，どれぐらいの量を摂取したか），空腹感，口渇状況
- ・排泄：排便の状況（便秘や下痢の有無），排便に関する不快感（残便感等）の有無，排尿の状況，排尿に関する不快感（残尿感，膀胱充満感）の有無
- ・睡眠，休息：睡眠状況（入院前の睡眠時間，睡眠不足感の有無），疲労感の有無
- ・動作，運動：体動状況
- ・清潔：清潔保持に関する理解，身体の清潔保持状況（衣類，全身，手指，口腔内，陰部）

b) 食事のケア

看護職者は，産婦が食事摂取を入院前にいつ，どれぐらいの量を摂取したか否かを観察し，食思不振や空腹状態，口渇，嘔気，嘔吐などの症状が観察され支援が必要と診断した場合は，状況改善のためのケアを実施する．

まず，産婦の食事摂取量や食欲，飲水量を把握する．産婦が陣痛間欠時に食事摂取ができるように支援する．例えば，一口大のおにぎり，サンドイッチなど少量ずつでも摂取可能であるように食事内容を工夫する．分娩第 1 期後半になると，陣痛が頻回になるため，産婦の好みのゼリー・プリンなど食べやすい物を準備するように家族に協力を求めることも必要である．水分補給については冷蔵庫で冷やすこと，ストローの使用，飲水しやすい容器を工夫するなどがある．スポーツドリンクは塩分が多いので，妊娠高血圧症候群を合併している場合は飲みすぎに注意が必要である．産婦が排尿を気にして，水分摂取量が減少し，脱水状態になることを避けることが重要である．食事がとれなくなると，グルコースの供給が十分なされなくなり，子宮筋の収縮が弱くなり，続発性の微弱陣痛を招くことがある．また，グルコースの不足は，ケトン症を発症させる誘因となり，嘔吐や疲労を増強させる危険性がある．嘔気がある場合には，無理に食事摂取を促すことはせずに落ち着くことを待つ必要があり，嘔吐も持続するような場合には，医師に連絡・相談することも必要である．

c) 排泄のケア

分娩が進行すると産婦は一般的に排尿のセルフケアが困難になる．膀胱，直腸の充満は胎児の下降を妨げる．また，分娩時には便の漏出により清潔野を汚染することがある．そのため，排便の状況（便秘や下痢の有無），排便に関する不快感（残便感等）の有無，排尿の状況，排尿に関する不快感（残尿感，膀胱充満感）の有無を確認し排泄のケアを行う．

浣腸は，産婦にとっては分娩を進行する効果があるが，苦痛で不快な処置である．また，分娩が急速に進行し，墜落産になることもある．そのため，WHO ガイドライン[1]では，浣腸を慣例的に行うべきではないとしている．

看護職者は，産婦が排尿を我慢することなく行うことができるように，3 時間ごとに自然排尿

II-4 産婦のニーズとその看護　125

を促すことが必要である．分娩期には頻尿となる状況を説明し，心配のないことを説明することが必要である．しかし，分娩経過を確認しながら，トイレ歩行が困難な場合は，陣痛間欠時に清潔操作で導尿を実施する必要がある．

d) 睡眠，休息のケア

看護職者は，入院前の睡眠時間，産婦の分娩経過を観察し，睡眠不足や疲労感などの症状がある場合には支援が必要である．特に，初産婦は，分娩第1期が12時間を越えることが多く，十分な睡眠がとれない状態が続くことがある．また，入院時に睡眠不足感のある産婦は，陣痛周期が不規則になった場合は，産婦の体力が温存できるような体位の工夫とリラックスできるような部屋の工夫（照明，BGM，アロマオイルの活用，面会者の制限）などのケアを実施する．陣痛が規則的に強くなっていても，眠気を感じたら，眠っても良いこと，休息や睡眠をとることにより，疲労が回復し分娩が進行することを説明する．

e) 動作，運動のケア

分娩期では，産婦は安全な動作を行うことが必要であるため，看護職者は，産婦の動作が安全であるように支援を行う．特に，分娩台からの昇降においては転倒を防止することが必要であり，排泄時にも安全に行うことができるような声かけが必要である．また，分娩第1期の状態において，産婦が緊張して臥床しており体動不足の時には，適度に散歩や，足浴・シャワー浴を行うなどの気分転換を促すケアを実施する．産婦が腰痛を訴える場合には，腰部のホットパック・補助動作を含めた指導も効果的である．児頭下降を促すためのケアとして，歩行やアクティブ・チェア（後掲図II-4-1）の活用を促すことも効果的である．

f) 清潔のケア

産婦にとって衣類や全身，手指，口腔内，陰部の清潔保持は重要である．しかし，看護職者は，産婦が陣痛により清潔の必要性を理解しながらも自己管理できない状況にあることを理解してケアすることが必要である．破水していなければ，入浴・シャワーをすすめる．特に，破水後は感染防止に向け外陰部の清潔保持のためにナプキンを3時間ごとに交換するように促すケアを行うことが重要である．

また，看護職者は，産婦の衣服，口腔内，手指の清潔ケアにより，産婦が爽快な気分で出産に臨むことができるように支援する．嘔吐時は，含嗽などで口腔内の清潔保持に努め，気分を爽快にするためのケアを実施する．

2.2 精神・心理的生活行動

a) 情報収集

・情緒：表情，会話の状況（自己表現方法，視線，傾聴の有無等），動作，態度
・不安への対処行動：不安の表出の有無，キーパーソンの有無，不安への対処行動
・分娩の受容：分娩開始に対する自覚の有無，出産に対する喜び，胎児への声かけ

b) 情緒のケア

看護職者は，産婦の表情，言葉，態度を観察し，泣き叫ぶなどの感情失禁があり，精神的に混乱している状態の場合は精神的支援を行う．産婦は，陣痛による痛みに対して精神的動揺を表していることがあるため，陣痛との関係を観察する．そして，看護職者は，産婦の側に寄り沿い，分娩経過や産婦の訴えに対して丁寧に説明することや誠意を持って対応するなどのメンタルケア

を実施する．産婦の状況に応じて，産婦の家族の協力を得て，家族とともに産婦を支えることが必要である．

c) 不安への対処行動へのケア

看護職者は，産婦自身が抱える不安の内容を明確にして，不安を軽減するためのケアを実施する．分娩期の産婦の不安は，分娩経過に関するものと児の状態に関するものがほとんどである．看護職者は，産婦が不安を表出しやすいような環境を調整する．また，看護職者は，産婦の持つ不安の内容と程度をアセスメントして，メンタルケアを実施する．特に，産婦に対しては，産痛への対処不能の状況において支援することが必要であり，呼吸法や補助動作を説明して実施を促すことや現在の分娩経過について説明すること，今後の分娩予測について説明することが看護職者の役割である．

d) 分娩の受容のケア

看護職者は，産婦の分娩に臨む状態を観察して否定的言動がある場合は，受容のためのケアを実施する．看護職者が実施する分娩期における産婦への支援は，分娩経過を説明すること，胎児も出生のために頑張っていることなどを説明することである．看護職者は，分娩期の短時間の中で，産婦が分娩に対して主体的に取り組むことができるかを産婦の側において状況説明や激励することにより支援するものであり，看護職者の力量にも関わるケアである．

2.3 社会的生活行動

a) 情報収集

- パートナーとの関係：連絡先の熟知，パートナーに対する言動や表情，パートナーの対応
- 支援体制：キーパーソンの有無，協力体制（家族，親族，友人，知人，近隣者，職場），社会資源の活用の有無
- 産婦としての役割：入院時期の判断，必要物品の準備状況，出産への希望，分娩進行状況の理解，助言の受け入れ，医療処置やケアに関する受け入れ

2.4 出産育児行動

a) 情報収集

- リラクゼーション：呼吸法の理解と実践，補助動作の実践，体位の工夫，リラックス方法の取り入れ
- 児に対する愛着：誕生を待ち望む言動の有無

b) リラクゼーションへのケア

看護職者は，産婦自身が，陣痛や不安のために過緊張の状態になっている場合には，支援を実施する．産婦が陣痛の状態に合わせて呼吸法を行うことや弛緩法やマッサージ法を取り入れた補助動作を行うこと，体位の工夫や自分自身がリラックスできる方法を取り入れることができるように支援する．また，産婦に対して，リラックスの状態が，分娩進行を促進し，胎児への良い影響を与えるものであることを説明する．

c) 児に対する愛着へのケア

看護職者は，産婦が児に対して，みつめたり，語りかけたり，触れたり，あやしたりするような行動や，児の表情に対する反応を示さない場合には，支援を実施する．産婦に対して「児がかわいい」「児が母親に似ている」等の児の長所を強調した言葉かけを行い，産婦が児に対して素

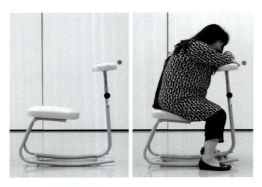

図II-4-1　アクティブ・チェア

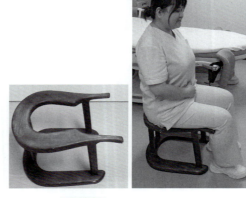

図II-4-2　バース・スツール

直な感情表現が行えるようなケアを実施する．また，産婦の児への愛着が形成できるように，産婦が児と落ち着いて面会できるような場の設定を行うことも重要である．

2.5　分娩時の産痛緩和

分娩時の産痛緩和には，1965年にメルザックとウォールによって痛みの学説としてのゲートコントロール説が提唱された[2]．その応用による意図的タッチ，産痛部位の圧迫・マッサージ・温罨法がある．産婦が産痛を感じている部位を確認しながら，陣痛発作時に，産婦の希望の強さで，圧迫やマッサージを行う．また，ホットパックによる腰部と下腹部の温罨法も効果的である．

陣痛が弱い時には，分娩進行を促しながら安楽を得る方法として，アクティブ・チェア（図II-4-1）やバース・スツール（図II-4-2）に腰をかけたり，くるぶしから3横指上の三陰交というツボの位置くらいまでバケツにお湯を入れ足浴を実施するという方法がある．

分娩第2期になっても，胎児心音に問題がなければ，産婦が産みたい姿勢で産むフリースタイル出産という方法がある．II-3章表II-3-2に分娩体位のそれぞれの利点・欠点をまとめてある．

3　分娩直後の産婦のニーズとその看護

分娩第3期終了から2時間の産婦の状態を診断する．この時期は，分娩期の中で最も出血に関する異常が生じる．「異常出血」と診断した場合に看護職者は，出血量を経時的に観察し，出血の原因を確認し，多量出血を防止するためのケアを適切に行うことが重要である．

看護職者は，分娩直後の状態において出血量が正常範囲を逸脱することが予測された場合には弛緩出血，頸管裂傷などの可能性を考慮して子宮収縮状態の観察や頸管状態の観察を行う．子宮収縮状態が良好となるための援助としては，子宮底マッサージや冷罨法を実施する．出血量の異常は，母体の生命にも関わることであるため，バイタルサインを密に観察して異常症状の早期発見に努めるとともに産婦の訴えをよく聞き苦痛や不安の軽減を図る．必要時は，医師の指示のもとで子宮収縮剤を使用することもある．

産婦自身が，分娩第1期や分娩第2期においては，児の状態を案ずる言動を表出しているか，分娩第3期においては，児の元気な誕生を喜ぶ言動を表出しているか診断する．看護職者は，産

婦が児に対して素直な感情表現が行えるよう言葉がけをする．また，看護職者は，産婦が母親になったことを労い，母親としての自覚を高めることができるようにねぎらいの言葉をかけながら継続したケアを実施する．

4 母子とその家族への支援

常盤[3]によると，出産体験には三つの臨床的意義がある．一つ目としては出産体験のネガティブな自己評価は，産褥早期のうつ傾向の予測要因である．二つ目としては，出産期は新たに母性意識が形成される危機的移行期であると捉えることができ，出産体験は産褥早期の母親意識の形成に強い影響を及ぼす．女性は，出産することによって直ちに生物学的に母親として認識されるが，心理社会的には出産後すぐに母親になるわけではない．出産直後の母親と父親の子どもに対するタッチング（子どもの身体を触る，なでる，抱っこするなどの身体接触）は，母親意識の形成を促進する．三つ目としては，出産体験は出産後に母親によって想起され，再構築がなされる．多くの母親は，お産の疲れがとれ，授乳やその他の育児を始める産後2〜3日頃に出産を想起しながら，出産体験を統合し，意味づけを行っている[4]．また，母親は出産後2〜4日の間に分娩に関わった看護職者に対して，自分自身の分娩経過に関する詳細な情報を求め，自らの体験を構築するニーズを持っている[5]．

出産体験の意味づけの援助モデルを図II-4-3に示した．第1に，身体的・心理的状態の観察として，身体的疲労の回復状態についてフィジカルアセスメントを行い，母親が自分の出産について話せる状態かどうか判断する．次に，出産体験をどのように評価しているのか，出産体験の自己評価を構成する3側面（産痛のコーピングスキル，医療スタッフの関わり，分娩経過）を中心に産後3日目位にアセスメントする．その際，「出産はどうでしたか？」というような問いかけに答えるときの母親の話し方，声のトーン，顔や目の表情を観察する．出産体験について母親が語り始めたら，母親の出産体験について意見したり，評価したりせず，母親の感情を受け止めるように傾聴する．時間をかけて語りの背景にある感情を受容するように傾聴し，相手が話し終わったとき，語りの中からキーワードを捉えて，母親の話したかった内容を要約・確認し，母親の否定的感情を受容する．そのような関わりを通して，出産に対する感情の明確化と意味内容の確認をし，共感的理解を示すことが重要である．

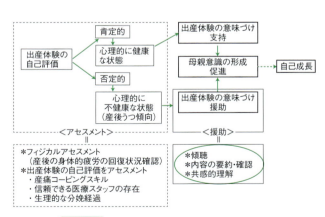

図II-4-3　出産体験の意味づけの援助モデル

出典：文献4）に同じ，p. 148

引用文献

1）World Health Organization：WHO recommendations intrapartum care for a positive childbirth experience, pp. 1-7,

2018.
2） R. メイザック，P. D. ウォール／中村嘉男監訳：痛みへ挑戦. p. 221, 誠信書房, 1986.
3） 村本淳子, 高橋真理, 常盤洋子：周産期ナーシング, 第2版. pp. 164-167, ヌーヴェルヒロカワ, 2010.
4） Rubin, R：Puerperal change. Nursing Outlook 9：754, 1961.
5） Affonso, D："Missing pieces" A study of postpartum feelings. Birth and family Journal 4：159-164, 1977.

II-5

分娩期の異常

　分娩期には様々な異常が起こりやすく，迅速な診断・適切な対処が必要とされる．近年高年妊娠の増加に伴い，異常分娩が増加しており，産婦・胎児それぞれに起こりやすい異常を理解することが求められる．

1　産婦に起こりやすい異常

1.1　児頭骨盤不均衡（cephalopelvic disproportion：CPD）

　産道には骨産道と軟産道があり，これらの異常は分娩の進行を妨げる．陣痛が発来しても分娩の進行を認めない場合や分娩が停止した場合には，児頭骨盤不均衡（骨産道の異常）や軟産道強靭（軟産道の異常）が考えられる．児頭骨盤不均衡は児頭と骨盤の間に大きさの不均衡が存在し，分娩進行が妨げられた状態で，児頭の回旋異常や陣痛異常（微弱陣痛，過強陣痛）を伴うことが多い．

a）定義

　児頭骨盤不均衡は児頭と骨盤の間に大きさの不均衡が存在するために分娩が停止し，母児に障害をきたすか，あるいは障害をきたすことが予想される場合をいう．

b）診断

（1）ザイツ（Seitz）法

　レオポルド触診法第4段にて，産婦の腹壁上より児頭前面と恥骨結合の位置を触診し，児頭が恥骨結合より高い時は児頭骨盤不均衡の可能性がある（図II-5-1）．

（2）骨盤X線計測法

　骨盤入口撮影法（マルチウス：Martius法）と骨盤側面撮影法（グスマン：Guthmann法）の2方向撮影法により評価する（表II-5-1）．骨盤入口撮影法は，妊婦を半座位で上方から撮影して骨盤入口を撮影し，骨盤形状（女性型，男性型，類人猿型，扁平型：図II-5-2）や

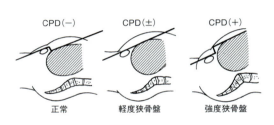

図II-5-1　ザイツ法

表II-5-1　骨盤X線計測法

	測定方法		評価できるもの
マルチウス法 (骨盤入口撮影法)		児頭　入口部縦径 　　　入口部横径	・骨重積の程度 ・骨盤入口部の横径, 縦径 (前後径) ・骨盤入口部の形状
グスマン法 (骨盤側面撮影法)		外結合線 児頭大横径* 産科学的真結合線 濶部縦径 峡部縦径 出口部縦径 *超音波検査で測定する	・骨産道の各段階における縦径 (前後径) ・仙骨と恥骨の形態 ・児頭の進入状況

出典：医療情報科学研究所編：病気がみえる vol. 10　産科, 第4版. p. 267, メディックメディア, 2018.

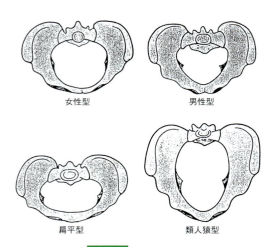

図II-5-2　骨盤の4型

女性型：正常の女性骨盤とされており，円形または横長の卵円形
男性型：恥骨側が狭く，三角型，ハート形
扁平型：横長の卵円形または扁平な円形
類人猿型：縦長の楕円形

表II-5-2　狭骨盤の分類 (日本産科婦人科学会)

	狭骨盤	比較的狭骨盤
外結合線	18.0 cm 未満	
産科学的真結合線	9.5 cm 未満	9.5〜10.5 cm 未満
入口部横径	10.5 cm 未満	10.5〜11.5 cm 未満

骨盤入口横径を計測する．骨盤側面撮影法により，産科学的真結合線を計測し狭骨盤の有無を確認する．

児頭骨盤不均衡は産科学的真結合線から児頭大横径を引いた値が1 cm 未満の時に疑う．狭骨盤は児頭骨盤不均衡の一因となり，低身長，発育障害，代謝性疾患，骨盤・脊柱疾患などが原因である．狭骨盤の定義を表II-5-2に示す．

分娩前の児頭骨盤不均衡の診断は非常に難しく，上記診断方法に加え，超音波検査による児頭大横径，児の推定体重，内診所見を参考に総合的に判断する．また，分娩時の診断では，胎児心拍数モニタリング所見，分娩進行などの臨床所見を参考に判断する．

c) 児頭骨盤不均衡のハイリスク妊婦

低身長 (150 cm 未満)，子宮底長≧35 cm，ザイツ法陽性，巨大児，胎位・胎勢異常，児頭浮動などを認める場合，児頭骨盤不均衡となりやすい．

d) 治療

児頭骨盤不均衡が明らかな場合には選択的帝王切開を行う．経腟分娩を試みる産婦では，分娩監視装置による児心音と陣痛の状態を厳

重に観察し，有効陣痛が得られても分娩進行が認められない場合や，胎児機能不全，切迫子宮破裂所見が認められる場合には直ちに帝王切開術に切り替える必要がある．

1.2 陣痛異常（微弱陣痛，過強陣痛）

子宮収縮（陣痛）の強さが弱すぎても強すぎても，円滑な分娩は妨げられてしまう．微弱陣痛とは，陣痛が微弱であるだけでなく，陣痛周期が長い，陣痛持続時間が短いなどの状況により分娩が遷延する状態をいう．過強陣痛とは，陣痛が強くなり過ぎた結果（陣痛の増強，陣痛周期の短縮，持続時間の延長），胎児へ負担がかかる状態をいう．子宮収縮剤の不適切な使用によるものが多い．

日本産科婦人科学会によると，陣痛の強さは本来子宮内圧によって表現され，定義上これを逸脱したものを微弱陣痛，および過強陣痛と診断する．しかしながら，子宮内圧測定は破水時のみ測定が可能であるため，臨床的には陣痛周期と陣痛発作持続時間により診断する．子宮内圧，陣痛周期，陣痛発作持続時間の一つ以上に異常を認める場合に，微弱陣痛または過強陣痛と診断する（II-1 章表 II-1-1）．

1.2.1 微弱陣痛

a）原因

微弱陣痛には分娩開始時より陣痛が微弱である原発性微弱陣痛と，正常に始まった陣痛が途中で微弱になる続発性微弱陣痛に分類される．

・原発性微弱陣痛の原因：子宮筋の過伸展（多胎妊娠，羊水過多），子宮筋の変化（子宮筋腫），子宮筋の器質的な異常（子宮奇形，頻回分娩），子宮機能異常（高年妊娠，若年妊娠）
・続発性微弱陣痛の原因：母体疲労・精神的要因，胎児の異常（巨大児，水頭症），産道の異常（児頭骨盤不均衡，軟産道強靭），胎位異常，無痛分娩など

原発性微弱陣痛は，多胎妊娠や巨大児，羊水過多などによる子宮筋の過伸展のほか，子宮筋腫なども原因と考えられている．一方，続発性微弱陣痛には，産道の異常や回旋異常などによる分娩進行障害によって疲労性に生じるものが多い．

b）治療・管理

原因検索を行い，明らかな児頭骨盤不均衡が疑われる場合や，胎児機能不全を合併する場合などには帝王切開や吸引・鉗子分娩を考慮する．その他の場合には，まずは待機して陣痛が回復するかをみる．看護ケアとして，休息をとらせ疲労回復に努め，経口水分摂取を促す．また，排泄を促すことで膀胱を空にしたり，乳頭刺激など，陣痛を促進するケアを行う．それでも改善しない場合には，子宮収縮薬（オキシトシン，プロスタグランジン）やメトロイリンテル（子宮内に水風船のような器具を挿入することで陣痛誘発・促進作用を持つ）を考慮する（図II-5-3）．

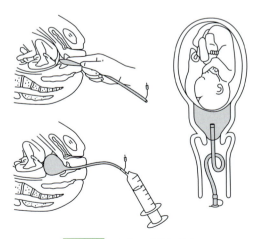

図II-5-3　メトロイリンテル

1.2.2　過強陣痛

a）原因

過強陣痛を来す原因の多くは子宮収縮薬の不適切な使用によるものだが，児頭骨盤不均衡，回旋異常，軟産道強靭などによって産道の抵抗が大きくなり過ぎた場合にも起こる．

b）症状，合併症

陣痛増強による疼痛のため苦悶様となる．過強陣痛が持続すると，切迫子宮破裂徴候として収縮輪の上昇を認める．過強陣痛の合併症として，子宮胎盤循環が悪化し，胎児心音異常を起こしたり，常位胎盤早期剥離や子宮破裂のリスクが上昇する．また，児娩出時に子宮頸管，腟，会陰に大きな裂傷を生じる危険性がある．

c）治療・管理

子宮収縮薬を使用している場合には，直ちに中止する．胎児心音異常や切迫子宮破裂と診断した場合には急速遂娩を考慮する．子宮口全開大後，児頭下降が十分な際には鉗子・吸引分娩も選択肢となるが，子宮口全開前や娩出までに時間がかかる場合，切迫子宮破裂が疑われる症例では帝王切開を選択する．

1.3　前期破水

分娩開始前に胎児および羊水を包んでいる卵膜の破綻をきたしたものを，前期破水（premature rupture of the membranes：PROM）という．前期破水の原因としては，主に感染であると考えられている．病原体が腟，子宮頸管へと侵入し，羊水腔内へ侵入，それによって母体の好中球やマクロファージなどが卵膜に誘導されて，絨毛膜羊膜炎（I-5 章 1.7.2 項，絨毛膜羊膜炎の項目も参照）をきたすことによりおこると考えられている．

a）診断

「破水感」が主な症状となるが，妊娠後期には，妊婦自身が尿失禁と勘違いしていることもあるので注意する．内診で腟鏡を使って観察し，腟内に黄色透明な羊水が流出して貯留してくる所見を認めれば，診断できる．少量であって視診だけでは診断が困難なときには，羊水がアルカリ性であることを利用して，BTB 試験紙が青変することなどを利用する．また，血液，精液成分に反応しない，羊水中の insulin-like growth factor binding protein-I（IGFBP-1）などの物質を検査するキットも使用されている．その他，超音波所見で羊水量を評価する方法もある．前期破水と診断した場合には，38℃以上の発熱や，100 回/分以上の頻脈，子宮の圧痛，腟分泌物や羊水の悪臭，母体白血球数 15,000/μL 以上などの所見をもとに，臨床的絨毛膜羊膜炎があるかどうかを判断する．なお，臨床的絨毛膜羊膜炎があると判断された場合には，妊娠週数などにもよるが，原則的には 24 時間以内に娩出する方針となる．娩出された胎盤は，病理組織学的検査により，組織学的絨毛膜羊膜炎の診断を行う．

b）周産期管理

原則として，入院管理を行う．上記のように，破水は，子宮内への病原体の侵入などにより，すでに胎内の環境が悪化していることを意味する．子宮収縮による胎児や臍帯の圧迫をクッションのように守る羊水が流出によって減少していることも，胎児にとっては不利な環境となる．児にまで感染・炎症が進展し，臍帯炎などにいたると，児の予後が悪くなることが知られている．他方，母体にとって原則的な治療は，感染源である子宮内の胎児や胎盤などを除去（娩出）する

こととなる．したがって，胎児が胎外生活に十分適応できるという妊娠週数であれば，娩出が望ましい．しかし一方で，妊娠週数が早い時期に娩出を決めると，早産児で出生することになり，例えば脳性麻痺や在宅酸素療法が必要な呼吸障害など，将来の社会生活に大きな影響を及ぼす後遺症のリスクがある．

　現状では，妊娠 26 週未満は，児の推定される体重や施設の対応能力にもよるが，早産児で娩出し治療を行っても予後不良のこともあり，一定の治療方針は定まっていない．児の予後や方針について，医師から説明の後，個々に治療方針を決定することが多く，妊産婦および家族の心のケアが重要となってくる．妊娠 27～34 週では，抗菌薬を投与し，児の成熟を待って妊娠の継続を選択することが多い．継続する場合には，臨床的絨毛膜羊膜炎がなく，胎児の状態が良好であること（超音波による胎児血流計測，羊水量測定，胎児心拍数モニタリングなどで評価）を確認する必要がある．羊水流出により羊水過少が長期的に持続すると，胎児の胸郭の発育が制限されることなどにより，出生後呼吸障害をきたす危険がある．しかし，現在のところ有効な治療はなく，人工羊水の注入も中・長期の予後改善につながる証明はされていない．児は出生後に，新生児集中治療室での管理が必要となってくるので，施設によっては母体搬送をおこなう必要がある．妊娠 34 週以降は，胎児肺も成熟してくるので，24 時間程度は自然に陣痛発来するのを待機する．その後は，陣痛が発来するのを待機するよりは，陣痛促進剤（オキシトシンなど）を使用して，陣痛を誘発し，早期に児を娩出する方針をとることが多い．

　早産で娩出する場合には，破水の有無にかかわらず，ステロイドを母体に投与する．ステロイド投与は，早産児のサーファクタント産生を促進して呼吸障害を減らすだけでなく，脳障害などの早産児特有の後遺症のリスクを減らすことがわかっている．娩出のタイミングの目安は，胎外生活が可能な時期を基準としているので，今後，新生児医療の進歩により，変更される可能性がある．

1.4　常位胎盤早期剥離

　正常位置に付着している胎盤が，妊娠中または分娩経過中の胎児娩出前に，子宮壁より剥離する現象を常位胎盤早期剥離（早剥）という．胎盤は，胎児にとってガス交換の場であり，胎児が生まれてくる前に剥離してしまうということは，胎児にとっては，呼吸できなくなることと同じであり，生命の危機にさらされてしまう．早剥は，現在，日本において，分娩に関連する脳性麻痺の主要な原因のひとつとなっている．また，胎盤が剥離するのは，胎盤が付着している子宮内膜である脱落膜が出血して血腫がつくられるためであり，母体も，急激に出血性ショックや播種性血管内凝固（DIC：disseminated intra vascular coagulation）症候群といった重篤な状態に陥る．母児ともに生命に関わる疾患であり，緊急な対応が必要である．

a）診断

　妊娠 30 週以降に突然，発症することが多い．性器出血や下腹痛が主な症状であるが，これらは切迫早産の症状とも共通しているため，診断が遅れてしまわないように注意する．典型的な所見として，「腹部板状硬」があり，触診で判断する．また，超音波検査で胎盤の辺縁や胎盤と子宮の間に，低輝度の血腫を認めることもある．血腫は見えないこともあるので，超音波検査で血腫が見えないからといって安心してはいけない．胎児心拍数モニタリングをすみやかに施行し，異常な胎児心拍パターンを示す場合（図 II-5-4）には，早剥を疑って行動する必要がある．診断

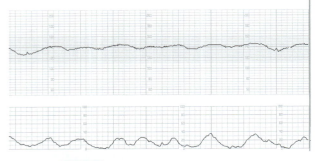

図II-5-4 異常な胎児心拍パターンの1例

基線細変動減少〜消失を示し，遅発性一過性徐脈を繰り返しており，高度な異常波形と診断される．さざ波のような子宮収縮も典型的な所見である．一刻も早く児の娩出が必要な危機的な状況である

に迷う場合でも緊急帝王切開術や輸血に必要な血液型検査や凝固機能検査を含めた採血検査などを実施し，緊急帝王切開術の準備を進める．児娩出時に血性羊水の存在や，胎盤娩出後に胎盤の母体面（子宮壁に付着している側）に血腫付着を認めることにより確定診断ができる．重症度は，胎盤の表面積に占める血腫付着の割合からも，推定できる．また，子宮表面に青紫色の斑状所見を認めることもある（クーバリエ徴候）．なお，原因として，交通事故などの腹部外傷がきっかけとなり，直後から数時間後に発症する場合もあるので，この場合にも，胎児心拍数モニタリングで経過観察を行う．

b）合併症

早剥では，血腫における凝固因子の消費，活性化組織トロンボプラスチン様物質の母体血中への流入により，DICを発症する．凝固機能検査により診断されるが，検査結果が出てから治療を開始していたのでは，手遅れとなってしまうことがある．臨床現場では，臨床症状などをスコア化してDICを診断する産科DICスコアもしばしば用いられている．これにより，検査結果を待たなくても，DICと判断し，早期に対応できる（表II-5-3）．

c）周産期管理

原則として，輸血製剤の準備と緊急帝王切開を行う．児が生存している場合には，可能な限り，児の救命および後遺症を回避するために，迅速な児の娩出を行う．児の蘇生を行う小児科に連絡し，母体の治療のために輸血製剤である濃厚赤血球液と新鮮凍結血漿を準備する．早剥では，DICに陥りやすく，凝固系の補充が重要であることに注意する．また，子宮からの出血がコントロールできない場合には，子宮摘出術が必要となることもある．

児の心拍が停止している場合（子宮内胎児死亡）には，経腟分娩を試みることもある．妊娠を早急に中断することが，母体DICの管理にも重要なため，経腟分娩を試みても，分娩進行中にDICが進行してくる場合には，帝王切開に切り替える必要がある．

妊娠週数が早い時期の発症が疑われる症例で，胎児心拍数モニタリングなどで，胎児の状態が良好である場合がある．この場合には，児が早産児で出生するデメリットも考慮し，慎重に児の状態を観察しながら，妊娠継続をはかることもある．

d）妊婦への教育

早剥は，妊婦健康診査で順調といわれていた妊婦にも突然発症しうる疾患であり，予測は困難である．自宅で発症した場合には，妊婦がはやく医療機関に受診することも，児の救命のために重要となってくる．そのためには，妊婦にも早剥の知識を伝えておく必要があり，母親学級などの保健指導をする際にパンフレットなどを渡し，教育が行われている．とくに，早剥の発症リスクが高い妊婦として，早剥の既往のある妊婦，35歳以上，体外受精による妊娠，妊娠高血圧症

| 表II-5-3 | 産科 DIC スコア表 | | | | | |

I. 基礎疾患	点数	II. 臨床症状	点数	III. 検査項目	点数
a. 常位胎盤早期剝離		a. 急性腎不全		○血清 FDP≧100 μg/mL	1
○子宮硬直, 児死亡	5	○無尿（≦5 mL/時）	4	○血小板数≦10×10^4/μL	1
○子宮硬直, 児生存	4	○乏尿（5～20 mL/時）	3	○フィブリノーゲン≦150	1
○超音波断層および CTG	4	b. 急性呼吸不全（羊水塞栓		mg/dL	
所見による早剝の診断		症を除く）		○プロトロンビン時間（PT）	1
b. 羊水塞栓症		○人工換気または時々の補	4	≧15 秒（≦50 %）または	
○急性肺性心	4	助呼吸		ヘパプラスチンテスト≦50	
○人工換気	3	○酸素放流のみ	1	%	
○補助呼吸	2	c. 心, 肝, 脳, 消化管など		○赤沈≦4 mm/15 分または	1
○酸素放流のみ	1	に重篤な障害がある時は		≦15 mm/時	
c. DIC 型後産期出血		それぞれ 4 点を加える		○出血時間≧5 分	1
○子宮から出血した血液ま	4	○心（ラ音または泡沫性の	4	○その他の凝固・線溶・キニ	1
たは採血血液が低凝固性		喀痰など）		ン系因子	
の場合		○肝（可視黄疸など）	4	（例：ATIII≦18 mg/dL ま	
○ 2,000 mL 以上の出血	3	○脳（意識障害および痙攣	4	たは≦60 %,	
（出血開始から 24 時間以		など）		プレカリクレイン, α_2-	
内）		○消化管（壊死性腸炎な	4	Pl, プラスミノゲン, そ	
○1,000 mL 以上 2,000 mL	1	ど）		の他の凝固因子≦50 %)	
未満の出血（出血開始か		d. 出血傾向			
ら 24 時間以内）		○肉眼的血尿およびメレ			
d. 子癇		ナ, 紫斑, 皮膚粘膜・歯			
○子癇発作	4	肉・注射部位などからの			
e. その他の基礎疾患	1	出血			
		e. ショック症状			
		○脈拍≧100/分	1		
		○血圧 ≦90 mmHg（収縮	1		
		期）または 40 % 以上の			
		低下			
		○冷汗	1		
		○蒼白	1		

［判定］
(i) 7 点以下：その時点で DIC とはいえない
(ii) 8 から 12 点：DIC に進展する可能性が高い
(iii) 13 点以上：DIC としてよい（ただし確認のためには，13 点中 2 点，またはそれ以上の検査成績スコアが含まれる必要がある）
出典：真木正博他，産婦人科治療 50（1），119，1985

候群や高血圧合併妊婦が知られている．喫煙はリスクを高めるので，禁煙を指導する．

1.5 子癇

a) 定義

　子癇は「妊娠 20 週以降に初めて痙攣発作を起こし，てんかんや二次性痙攣が否定されたもの」
と定義される．発症時期により，妊娠子癇，分娩子癇，産褥子癇に分類される．わが国での子癇
の発生頻度は約 2500 分娩に 1 例であり，妊娠子癇（19 %），分娩子癇（37 %），産褥子癇（44 %）
と報告されており[1]，分娩前後の入院中に起きる可能性が高い．

　子癇の主な病態は可逆性の血管性脳浮腫であり，意識障害を伴う痙攣発作を発症する．妊娠高
血圧症候群に合併することが多く，妊娠中，分娩中，産褥期いずれの時期にも発症する．子癇の
痙攣発作は，突発性，全身性であり，典型例では頭痛，視覚異常，悪心，嘔吐などの前駆症状を
伴い，突然失神し顔面蒼白となり，口元から痙攣発作が始まる（誘導期）．その後全身性の強直

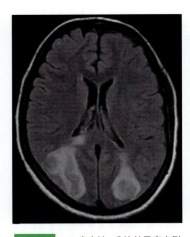

図II-5-5 25歳女性，分娩前子癇症例

MRIのFLAIR画像において，両側後頭葉の高信号域（浮腫），側脳室周囲の深部白質の高信号域（浮腫）を認める
出典：Junewar V, Verma R, Sankhwar PL, et al：Neuroimaging features and predictors of outcome in eclamptic encephalopathy: a prospective observational study. Am J Neuroradiol 35（9）：1728-1734, 2014

性痙攣（手足を固くして突っ張る痙攣）となり，呼吸は停止し（強直性痙攣期），間代性痙攣（手足をガクガクと曲げたり伸ばしたりする痙攣）に移行する（間代性痙攣期）．痙攣は治まると呼吸も回復し昏睡状態に移行し（昏睡期），徐々に覚醒する．妊娠高血圧症候群に上記の前駆症状を伴う場合には子癇発症の可能性を念頭に置いて対応する必要がある．

b）鑑別診断

子癇と同様に，妊娠中の痙攣発作を起こす疾患として脳血管障害（脳卒中）があるが，子癇と比較して症状は重篤で，母体死亡の約15％を占める．子癇と症状は似ているが，片麻痺などの局所神経症状がみられる場合や，治療にもかかわらず痙攣が持続する場合，昏睡が持続する場合には脳血管障害の可能性もありうる．臨床症状により子癇と脳血管障害との鑑別は困難であるため，頭部画像検査（CTまたはMRI）による診断が必要である．子癇に特徴的な頭部画像所見は主として後頭葉の一過性脳浮腫であり（図II-5-5），このような病態はposterior reversible encephalopathy syndrome（PRES）とよばれる．

以下の疾患と鑑別診断が必要である．

てんかん，脳卒中（出血性脳卒中，虚血性脳卒中），アンギオパチー，先天性脳障害，感染性脳症，外傷，脳腫瘍，肝不全，腎不全，代謝異常（低血糖，低Na血症，低K血症），薬剤性，血栓性素因（抗リン脂質抗体症候群），自己免疫異常（全身性エリテマトーデス，血栓性血小板減少性紫斑病），羊水塞栓症，精神疾患．

c）リスク因子

初産婦，若年妊娠（特に10歳代），子癇既往妊婦，妊娠高血圧症候群，HELLP症候群，妊娠タンパク尿，双胎妊娠，極端な体重増加妊婦がハイリスク妊婦である．

子癇の合併症は，HELLP症候群（11％），常位胎盤早期剝離（10％），神経障害（7％），誤嚥性肺炎（7％），DIC（6％），肺水腫（5％），腎不全（4％），心肺停止（4％），死亡（1％）と報告があり[2]，子癇発作時には母体救命のため迅速な対応が必要である．

d）治療・管理

妊産婦が痙攣を発症した場合には，確定診断がつくまでは子癇として治療を開始する．

- 母体救急処置（バイタルチェック，気道確保，酸素投与，静脈ルート確保，誤嚥防止，人員確保）を最優先とし，分娩前の場合には胎児心拍数の確認を行う．
- 抗痙攣治療を開始する．子癇発作時の抗痙攣薬の第1選択薬としてWHOは硫酸マグネシウム（$MgSO_4$）の使用を推奨している．難治性痙攣や痙攣重積時にはジアゼパム，フェニトイン，フェノバルビタール等の抗痙攣薬が必要となることもある．
- 厳重な血圧管理．痙攣発作時の血圧が160/110 mmHg以上の場合には降圧薬により140〜159/90〜109 mmHgまでの降圧を目安にする．緊急降圧薬としてニカルジピン（ペルジ

ピン），ヒドララジン（アプレゾリン）の使用が推奨される．また，180/120 mmHg 以上を認める場合には，脳心腎大血管などの急性臓器障害の進行が推測されるため「高血圧緊急症」と定義し，迅速な降圧と厳重な母体管理が必要とされる．

・脳卒中を含む他の疾患との鑑別を行う．子癇と脳卒中の鑑別は必ずしも容易ではないため，頭部画像診断（CT や MRI）を行う．

・児の評価および早期のターミネーション（妊娠の中断）．子癇発作後には胎児機能不全に陥りやすいので胎児の状態に十分留意し，母体の状態安定化後には適切な方法により児の早期娩出を図る．また常位胎盤早期剥離の合併もありうるため，胎児徐脈が遷延したり反復する場合には注意が必要である．

2 胎児に起こりやすい異常

2.1 胎児機能不全

胎児機能不全（non-reassuring fetal status：NRFS）とは，妊娠中あるいは分娩中に胎児の状態を評価する臨床検査において"正常ではない所見"が存在し，"胎児の健康に問題がある，あるいは将来問題が生じるかもしれない"と判断される，胎児の well-being が保証されない状況を指す．胎児 well-being の臨床的評価方法には，胎児心拍数波形の他に，biophysical profile score（BPS），胎児血流速度計測などがある．一方で，胎児 well-being の臨床的評価法は，一般的に偽陰性率は低いものの偽陽性率が高いこと，そもそも NRFS とは臨床医が「胎児の安全を確信していない」ことを意味し，必ずしも胎児の状態が悪いことを示しているわけではないことに注意を要する．

a）胎児心拍数陣痛図による胎児機能不全の診断

産婦人科診療ガイドライン産科編 2017 年版の「CQ411 胎児心拍数陣痛図の評価法とその対応は？」では，Answer で以下 6 項目が挙げられている[3]．

①胎児心拍数基線（FHR baseline）と基線細変動（baseline variability）が正常であり，一過性頻脈があり，かつ一過性徐脈がないとき，胎児 well-being は健常であると判断する．

②以下のいずれかが認められる場合，胎児 well-being は障害されているおそれがあると判断する．

・基線細変動の消失を伴った，繰り返す遅発一過性徐脈

・基線細変動の消失を伴った，繰り返す変動一過性徐脈

・基線細変動の消失を伴った，遷延一過性徐脈

・基線細変動の減少または消失を伴った高度徐脈

③基線細変動，心拍数基線，一過性徐脈の組み合わせに基づいた分娩時の胎児心拍数波形のレベル分類の 3〜5（異常波形軽度，中等度，高度）の場合，「胎児機能不全」と診断する．（表 II-5-4，表 II-5-5）

④分娩時の胎児心拍数波形のレベル分類 1〜5 の場合，表 II-5-6 を参考に対応（経過観察，監視の強化，保存的処置，急速遂娩準備，急速遂娩）する．

表II-5-4 胎児心拍数波形のレベル分類（周産期委員会，2010）

レベル表記	日本語表記
レベル 1	正常波形
レベル 2	亜正常波形
レベル 3	異常波形（軽度）
レベル 4	異常波形（中等度）
レベル 5	異常波形（高度）

II-5 分娩期の異常 **139**

表II-5-5 胎児心拍数波形の分類判定（周産期委員会，2010）

基線細変動	一過性徐脈／心拍数基線	なし	早発	変動		遅発		遷延	
				軽度	高度	軽度	高度	軽度	高度
正常	正常脈	1	2	2	3	3	3	3	4
	頻脈	2	2	3	3	3	4	3	4
	徐脈	3	3	4	4	4	4	4	4
	徐脈（＜80）	4	4		4	4	4		
減少	正常脈	2	3	3	4	3	3	4	5
	頻脈	3	3	4	4	4	5	4	5
	徐脈	4	4	4	5	5	5	5	5
	徐脈（＜80）	5	5		5	5	5		

基線細変動	一過性徐脈	なし	早発	変動		遅発		遷延	
				軽度	高度	軽度	高度	軽度	高度
消失	（心拍数基線にかかわらず）	4	5	5	5	5	5	5	5
増加		2	2	3	3	3	3	3	4
サイナソイダルパターン		4	4	4	4	5	5	5	5

表II-5-6 胎児心拍数分類に基づく対応と処置（主に32週以降症例に関して）

波形レベル	対応と処置	
	医師	助産師
1	A：経過観察	A：経過観察
2	A：経過観察 または B：監視の強化，保存的処置の施行および原因検索	B：連続監視，医師に報告する
3	B：監視の強化，保存的処置の施行および原因検索 または C：保存的処置の施行および原因検索，急速遂娩の準備	B：連続監視，医師に報告する または C：連続監視，医師に立ち会いを要請，急速遂娩の準備
4	C：保存的処置の施行および原因検索，急速遂娩の準備 または D：急速遂娩の実行，新生児蘇生の準備	C：連続監視，医師に立ち会いを要請，急速遂娩の準備 または D：急速遂娩の実行，新生児蘇生の準備
5	D：急速遂娩の実行，新生児蘇生の準備	D：急速遂娩の実行，新生児蘇生の準備

⑤分娩中にレベル3ないしレベル4が持続する場合（表II-5-6を参考に対応する場合），分娩進行速度と分娩進行度（子宮口開大ならびに児頭下降度で判断）も加味し，定期的に「経腟分娩続行の可否」について判断する．

⑥上記Answer⑤において，「経腟分娩困難」と判断した場合には早期に緊急帝王切開を行う．

このうち，③で記載されている通り，レベル分類の3〜5が胎児機能不全に相当する（表II-5-4，表II-5-5）．

近年，波形レベルや異常波形の持続時間と臍動脈血pHや重症の胎児酸血症の間に関連が報告

され，5段階評価法は産科医療従事者にとって共通の認識をもとに，標準化された治療を行うのに有用であるとの報告もされている．わが国では分類は5段階を用いているが，海外ではより簡便な3段階の分類が用いられているところもあり，分類や診断の正当性について今後も検討が必要である．

一方で，分娩中の胎児心拍数モニタリングは，脳性麻痺の予測や周産期死亡の減少に必ずしも貢献しないことも事実であり，分娩監視装置のみでの分娩監視には限界があることも知っておくことが重要である．また胎児機能不全と判断されたときの対応は，「対応と処置の実行に際しては，妊娠週数，母体合併症，胎児の異常，臍帯・胎盤・羊水の異常，分娩進行状況などの背景因子，経時的変化および施設の事情（緊急帝王切開の準備時間など）を考慮する」とされている．

b）原因

- 母体因子：低酸素症，低血圧，子癇，重症貧血
- 胎児因子：染色体異常，多胎妊娠，双胎間輸血症候群，血液型不適合妊娠，感染
- 臍帯因子：臍帯脱出，臍帯巻絡，臍帯真結節，臍帯断裂，臍帯付着部異常
- 胎盤因子：絨毛膜羊膜炎，妊娠高血圧症候群，常位胎盤早期剝離，前置胎盤，糖尿病合併妊娠，過期妊娠
- 子宮因子：過強陣痛，子宮破裂

c）処置

前述したように，表II-5-6を参考に対応する．その中の保存的処置として，体位変換，酸素投与（マスクで100％酸素を8〜10 L/分），輸液，陣痛促進薬注入速度の調整・停止などを行う．また内診や超音波検査を行い，直ちに帝王切開など急速遂娩の介入が必要かどうか評価する．

2.2　回旋異常

一般的に，第1回旋と第2回旋が円滑に進まない場合を回旋異常と称する．慣習的には，狭義では第1回旋の異常である反屈位と，第2回旋の異常である後方後頭位を示すものが多い．回旋異常は分娩遷延の原因となることが多い．そのため分娩が遷延している場合は，回旋異常の可能性も念頭において，適切な対応をすることが重要である．分娩が停止した場合は帝王切開術の適応である．また母体・胎児の合併症にも注意を要する（表II-5-7）．

a）特徴および診断と管理

第1回旋では，胎児はあごを胸に引き付けて屈位となり，小泉門が先進し，児頭周囲径は最も短い小斜径周囲となる．第1回旋が行われない場合，児頭は反屈位となる．先進部の箇所により，頭頂位，前頭位，額位，顔位がある（図II-5-6）．内診では，頭頂位では大泉門と小泉門の両方を触れる．前頭位は大泉門が先進している．鼻・口・眼窩などが触れたら顔位である．

第2回旋の異常には，先進部の小泉門が母体の後方（仙骨部）に向かって回る後方後頭位と，第2回旋を行わず，矢状縫合を骨盤の横径に一致させたまま下降する低在横定位，さらに矢状縫合を骨盤の縦径に一致させた状態で，典型的な第1・第2回旋を行わない高在縦定位がある．

表II-5-7　回旋異常の主な合併症

母体側	胎児側
微弱陣痛	胎児機能不全
遷延分娩・分娩停止	新生児仮死
深部腟壁裂傷	新生児分娩損傷
第3度・第4度会陰裂傷	新生児死亡
切迫子宮破裂・子宮破裂	
弛緩出血	

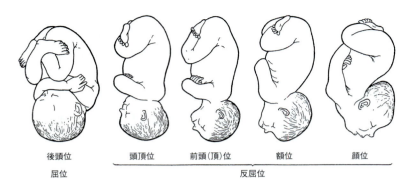

図II-5-6 胎勢
出典：後藤節子，森田せつ子他編：新版 テキスト母性看護II，名古屋大学出版会，2005

b) 処置

分娩が遷延した場合，その原因として内診などで回旋異常が考えられるときには，胎児機能不全がなく，経腟分娩が極めて困難な回旋異常ではなければ，経腟分娩の方針とする．その際に微弱陣痛があれば，適宜促進を図り，場合によっては回旋を促す体位変換も行う．しかし，それでも分娩が遷延する場合，介助分娩として吸引または鉗子分娩を検討するが，それらが困難と判断した場合は帝王切開術を行う．

2.3 巨大児，肩甲難産

日本産科婦人科学会では，奇形などの肉眼的異常はない，出生体重が4,000 g以上の児を巨大児と呼び，在胎週数は問わないと定義している．また胎児過剰発育という観点からは，発育曲線の標準値の90パーセンタイルを超える heavy-for-dates 児（または large-for-gestational age 児）も用いられている．

a) 原因

原因は母体因子と胎児因子に分けられる．母体因子としては，糖代謝異常，肥満，体格，過期産，経産婦，高齢，巨大児分娩既往などが挙げられる．母体糖代謝異常では，母体の高血糖による胎児高血糖が高インスリン血症を誘発し，胎児過剰発育をもたらすと考えられている．胎児因子として，男児，胎児水腫，過成長症候群（Beckwith-Wiedermann 症候群，Simpson-Golabi-Behemel 症候群，Sotos 症候群など）がある．

b) 診断と精査

巨大児の診断は，超音波検査と外診で行う．しかし，超音波検査による巨大児の診断は難しく，推定体重より実際の出生体重が大きかったという場合もある．また原因検索として，糖負荷試験などで糖代謝異常がないかを確認する．胎児因子については超音波検査で精査する．Beckwith-Wiedermann 症候群では，巨大児に加えて巨舌，腹壁欠損（臍帯ヘルニアなど）の特徴を認める．

c) 周産期管理（主に肩甲難産の対処方法）

最も巨大児で問題となるのは分娩時であり，特に肩甲難産の頻度が増加し，新生児仮死，損傷ならびに脳性麻痺のリスクが高い．肩甲難産時の対応として，以下のことを試みる．

・人員を確保する

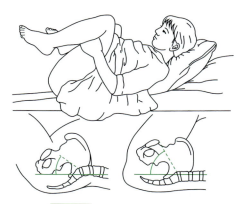

図II-5-7　マクロバーツの体位
出典：周産期医学 Vol. 46 増刊号，p. 312, 2016

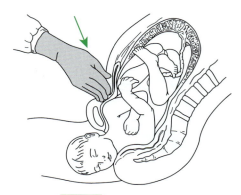

図II-5-8　恥骨上部圧迫法
出典：図II-5-7に同じ

- NICU連絡（新生児仮死のリスクがあるため）
- 会陰切開
- マクロバーツの体位，恥骨上部圧迫法の両者併用（図II-5-7，図II-5-8）
- 腟内操作：ルビン法，ウッズスクリュー法，リバースウッズスクリュー法
- 後在肩甲上肢解出術
- 四つん這い（ガスキン法）
- 児頭を腟内に戻して帝王切開（ザバネリ法）

吸引分娩や鉗子分娩は肩甲難産のリスク因子であり，分娩遷延や分娩停止となった場合は，帝王切開も考慮する．また母体の産道損傷や分娩時異常出血の頻度も増加する．

3　分娩直後に産婦に起こりやすい異常

3.1　産後の過多出血

産後の過多出血は全分娩の3〜5％程度に認める．産後の出血量が，経腟分娩では500 mL，帝王切開では1000 mLを超えた場合は，産後の過多出血およびこれに引き続く産科危機的出血（後述）を懸念し，原因検索および治療に当たる．一般的には初産や母体肥満のほか，分娩遷延，巨大児分娩，多胎妊娠，羊水過多などの子宮筋の過伸展，急激な分娩進行や器械分娩などの子宮筋の裂傷，癒着胎盤などによる胎盤遺残が原因となりやすい．WHOは産後の過多出血予防を目的にすべての妊婦で児娩出直後からオキシトシン点滴の実施を推奨している[4]．

3.1.1　弛緩出血

a）原因

出産後，通常は子宮が強く収縮して胎盤剥離面からの出血が減少し止血される．しかし，何らかの原因によって子宮の収縮が妨げられ出血が止まらない状態を弛緩出血という．原因としては，分娩遷延，巨大児分娩，多胎妊娠，羊水過多などによる子宮筋の過伸展および子宮筋の疲労などがある．

b) 診断

一般的には，児および胎盤の娩出後に母体経腹的な触診を実施し，子宮底の高さや子宮筋の硬度から診断する．

c) 治療

主な治療は子宮底マッサージ，双合圧迫および子宮収縮薬の投与（図II-5-9）．これら治療が奏効しない場合は子宮腔内タンポナーデ（ガーゼ充塡やBakriバルーン）や動脈塞栓術が考慮される（図II-5-10）．

3.1.2 軟産道の損傷

a) 原因

子宮頸管や会陰腟壁の高度な裂傷．経腟的な診察にて子宮頸管の側方にあたる時計の3時と9時の位置が好発部位である．急激な分娩進行や器械分娩などが原因となりやすい．

b) 診断

主には経腟的に視診および触診を行い，裂傷の有無や程度を診断する．腟壁ないし後腹膜に血腫形成が疑われる際は超音波や造影CT検査などの画像診断が必要となることもある．

c) 治療

基本的には損傷個所を直接的に縫合止血する（図II-5-11）．腟壁に大きな血腫形成を認める際などは保存的ないし動脈塞栓術が選択される場合もある．

3.1.3 子宮内反症

a) 原因

胎盤娩出後に子宮体部が裏返った（反転した）状態をいう．胎盤娩出後に母体が激痛を訴えた場合，または母体経腹的な触診にて子宮底を触れない場合などは積極的にこれを疑う．大量の出血を伴いショック状態に陥ることもある．

b) 診断

著しく子宮が反転している場合は経腟的な診察にて子宮内膜の露出が確認できる．反転の程度が軽度な場合は経腹超音波による診断が有用である．

c) 治療

ショック症状への対応と子宮の整復．輸液や輸血などを準備しつつ，用手的整復術を試みる（図II-5-12）．

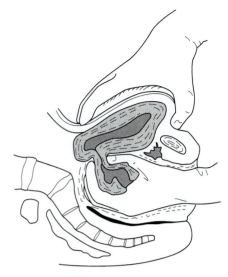

図II-5-9 双合圧迫法（Zweifel）
出典：図II-5-6に同じ

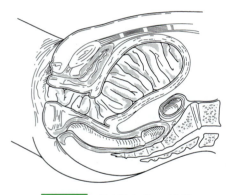

図II-5-10 子宮腔内ガーゼ充塡
出典：図II-5-6に同じ

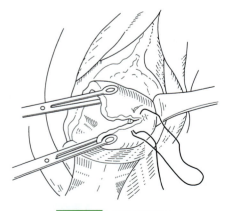

図II-5-11 頸管裂傷縫合
出典：図II-5-6に同じ

全身麻酔下に子宮弛緩剤を併用することで整復が得られやすくなる．場合によっては開腹による整復や子宮全摘術が必要となる．

3.1.4 前置胎盤

前置胎盤とは，胎盤が正常よりも低い部分の子宮壁に付着し内子宮口を覆う状態である．内子宮口にかかる程度により全・部分・辺縁に区分される．なお，内子宮口には達しないが，それとの距離が 2 cm 以内のものを低置胎盤という（図 II-5-13）．

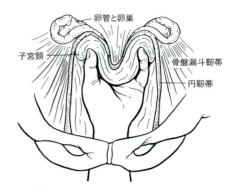

図II-5-12 子宮内反症の用手的整復術（Johnson）

出典：図 II-5-6 に同じ

a）原因

経産婦，子宮内容除去術の既往，子宮手術既往（帝王切開や子宮筋腫核出術など），喫煙者などでは前置胎盤の頻度が増加する．

b）診断

経腟超音波検査にて胎盤が内子宮口を覆う所見を認める．用手的な内診診察は性器出血を助長する危険が大きいため原則禁忌である．

c）治療

出産は必ず帝王切開が必要となる．妊娠経過中に突発的かつ無痛性の性器出血を伴う危険があり，出血が多量な場合は産科 DIC を併発し，母児に悪影響を与えるため適切な時期の分娩を心がける．

3.1.5 癒着胎盤

脱落膜の欠損により胎盤絨毛の一部が子宮筋に直接侵入し剝離が困難となったものである（図 II-5-14）．母体予後に大きな影響をおよぼす重要な合併症である．

a）原因

前置胎盤や帝王切開既往のあるものに合併しやすい．

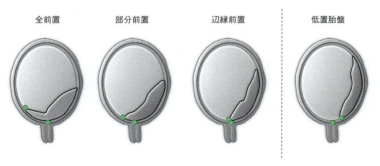

図II-5-13 前置胎盤の分類

II-5 分娩期の異常　145

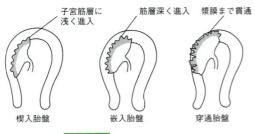

図II-5-14 癒着胎盤の分類
出典：図 II-5-6 に同じ

b) 診断

児が産まれた後も一向に胎盤が剥離されてこない時には癒着胎盤が疑われる．用手的な胎盤剥離処置を実施し，胎盤と子宮筋の直接侵入を確認することで診断される．症例によっては妊娠中に MRI 検査が実施され，診断が付けられることもある．

c) 治療

治療の主体は子宮全摘術である．近年では子宮動脈塞栓術などの併用による子宮温存治療も試みられることがある．

3.1.6 子宮破裂

a) 原因

子宮筋の断裂した状態で，自然ないし外傷に伴って発症することもあるが，多くは子宮手術（帝王切開の既往や子宮筋腫核出術の既往など）による筋層の部分的な脆弱化が原因である．

b) 診断

断裂が子宮漿膜面に及ぶものを全子宮破裂，漿膜は保たれるものを不全子宮破裂という．全子宮破裂では，腹腔内出血を伴う突然の激しい腹痛，胎児機能不全などを呈するため，超音波検査や胎児心拍数モニタリングにて胎児の健康状態を確認する．不全子宮破裂では典型的な症状はないため，診断は容易ではない．子宮手術既往を有する妊婦が腹痛を訴えた場合は，常に子宮破裂を念頭に厳重な監視を実施することが重要である．

c) 治療

ショック症状への対応と子宮断裂部位に対する対応．輸液や輸血などを準備しつつ，緊急で開腹術を実施．断裂部位の状態に応じて，子宮全摘術や断裂部の縫合修復術を行う．

3.2 脳卒中

母子保健統計によると妊産婦死亡率は 10 万分娩あたり 1980 年 19.5 人，2000 年 6.3 人，2010 年 4.1 人と着実に減少を続け，日本は国際的にみても妊産婦死亡率の最も低い国の一つである[5]．日本産婦人科医会と妊産婦死亡症例検討評価委員会による妊産婦死亡調査（2010〜2017 年）によると，妊産婦死亡 277 例の死亡原因は，産科危機的出血 23％，脳卒中（脳出血，脳梗塞）15％，羊水塞栓 13％，心・大血管疾患 10％，肺血栓塞栓症などの肺疾患 8％，感染症 7％であった[6]．年齢階級別の死因分析によると，脳卒中の割合は年齢とともに上昇し，40 歳以上の高齢妊婦では産科危機的出血を抜いて死因の第 1 位となっている．今後妊婦の高齢化が予想されるため，脳卒中対策の重要性はますます大きくなっている．

a) 疫学

妊産婦脳卒中発症率は 4.3〜210 例/10 万分娩，母体死亡率は脳卒中発症例の 9〜38％との報告がある．そのうち約 2/3 が出血性脳卒中で，残りの約 1/3 が虚血性脳卒中である．大野らによると，愛知県全分娩施設対象調査（AICHI DATA）では，2005〜2012 年の 8 年間で 203 例の子癇，51 例の妊産婦脳卒中が報告され，出血性脳卒中と虚血性脳卒中の死亡率はおのおの 21％，7％であった[1]．出血性脳卒中の原因として，脳動静脈奇形，脳動脈瘤，もやもや病など，虚血

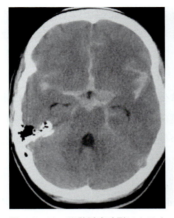 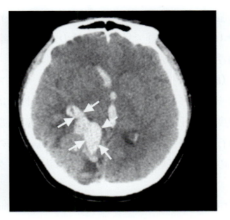

図 II-5-15A：脳動脈瘤破裂によるくも膜下出血

図 II-5-15B：脳動静脈奇形による脳出血

図II-5-15 脳出血

出典：図 II-5-15A：https://emedicine.medscape.com/article/1164341-overview
　　　図 II-5-15B：Gunusen I, Karaman S, Nemli S, and Firat V：Anesthetic management for cesarean delivery in a pregnant woman with polymyositis：A case report and review of literature. Cases J 2：9107, 2009

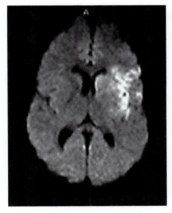 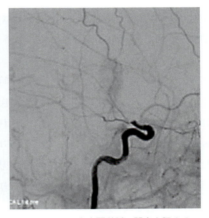

図 II-5-16A：頭部 MRI 拡散強調画像で左レンズ核，左側頭葉に高信号を認める

図 II-5-16B：左内頸動脈の閉塞を認める

図II-5-16 脳梗塞

出典：Bhogal P, Aguilar M, AlMatter M, et al：Mechanical Thrombectomy in Pregnancy：Report of 2 Cases and Review of the Literature. Interv Neurol 6 (1-2)：49-56, 2017

性脳卒中の原因として，血管疾患，血液凝固異常がある．

b）病態（脳出血）

　妊娠に伴い脳出血の発症リスクは上昇することが知られているが，その要因として脳循環動態の変化と血管内皮異常が関連している．正常妊娠の脳血流量は妊娠 12〜15 週にかけて一過性に増加したのち，その後徐々に減少し，36〜40 週で非妊時以下となり，分娩後 1 週間以内に非妊時に戻る．分娩時には，疼痛による血圧上昇や子宮収縮による循環血液量の増大に伴い，脳血流量は増大する一方，努責に伴う胸腔内圧の上昇の結果，脳血流量が減少する．このような分娩に

伴う急激な脳循環動態の変化が脳出血のリスクを上昇させる要因となっている．また，妊娠高血圧症候群やHELLP症候群では，全身性の血管内皮障害を認め，脳血管内皮障害による血管透過性亢進が脳浮腫や脳出血を起こす．

c）病態（脳梗塞）

脳梗塞は一般的に高齢者に多く，生殖年齢女性には少ない．妊娠中の発症は，出血性脳卒中の約半分の頻度で，妊娠初期，妊娠後期，産褥期に発症のピークを認めている．妊娠による凝固系の亢進，血行動態の変化，ホルモンの変化が脳梗塞の発症原因となるが，妊娠初期には急激なエストロゲンの上昇や妊娠悪阻による脱水が発症リスクを上昇させる．

d）症状

日本脳卒中データバンク2015（JSSRS：Japan Standard Stroke Registration Study）によると，出血性脳卒中の初発神経症状は，意識障害（約40％）が最多で，頭痛，嘔気，嘔吐の頻度が多く，痙攣は1〜2％である．虚血性脳卒中の初発神経症状は，片麻痺（50〜60％）が最多で，構音障害，失語，感覚障害の頻度が多く，痙攣は1％以下である[7]．脳卒中を疑う症状として，顔面非対称（Face），上下肢麻痺（Arm），言語障害（Speech）の三つを確認するように推奨されている（ACT FAST）．

e）診断

子癇と脳卒中の正確な鑑別は臨床症状のみでは困難であることが多く，頭部CTまたは頭部MRIによる画像診断が必要である（脳出血：図II-5-15，脳梗塞：図II-5-16）．

f）治療

急性期対応の原則は母体の生命を優先し，非妊時と同様に検査，治療を行う．脳出血の治療は，脳動静脈奇形，脳動脈瘤，もやもや病などの基礎疾患により管理・治療方針が異なる．脳梗塞の治療の主体は血栓溶解療法となる．最も有効とされるのは組織型プラスミノーゲンアクチベータ（recombinant tissue plasminogen activator：rt-PA）であり，発症から4.5時間以内の治療開始であれば有効性が確認されている．胎盤通過性がないため児への直接的な影響はないとされる．予後良好な子癇と比較し，脳卒中は母体死亡の危険性があり，脳神経外科，脳神経内科などと共同管理が可能な施設での対応が必要である．

3.3　産科危機的出血

産後の過多出血が持続し，ショック指数（＝1分間の母体脈拍数÷母体収縮期血圧）が1.5以上の場合，乏尿・末梢冷感・酸素飽和度の低下などのバイタルサイン異常がある場合，あるいは産科DICスコア（表II-5-3）8点以上のいずれかが認められた場合は「産科危機的出血」と診断される．現に母体生命に危険が生じている状態であり，高次施設への搬送，産科医師だけではなく他科と連携した集学的な治療が必要となる．近年は母体救命のシミュレーション教育が普及しており，日本母体救命システム普及協議会（J-CIMELS）が実施する講習会には日本看護協会も協賛しているため，積極的な講習会への参加が望まれる．

3.3.1　産科DIC（disseminated intravascular coagulation：播種性血管内凝固）

a）原因

産科的な基礎疾患を誘引として母体へ組織因子が流入すると，母体血管内で異常凝固が引き起こされる．その結果，血小板や凝固因子が過剰に消費されてしまい止血困難となった状態である

（表 II-5-8）．

b）診断

通常の DIC とは異なり，妊娠中は母体の凝固因子が増加しているため急速な転帰をとることが多い．そのため，臨床症状を中心とした産科特有の DIC スコアリングによる診断がなされる（本章1.4 節表 II-5-3）．

c）治療

基礎疾患の早期除去，輸血を含めた複数の治療方法を組み合わせた治療（集学的治療）を行う．

3.3.2 羊水塞栓症

a）原因

破水などをきっかけに比較的多量の羊水が母体血中に流入し，母体に突発的な呼吸循環不全，ショック，DIC などを引き起こす重篤な病態である．

b）診断

母体血中の胎便由来成分（亜鉛コプロポルフィリンとシアリル TN）を確認する．解剖を行った場合は病理学的に診断できることもある．

c）治療

輸血を含めた集学的治療を行う．適切な治療を行っても母体死亡率は高い．

表II-5-8　産科 DIC の基礎疾患
・常位胎盤早期剝離
・出血性ショック 　弛緩性出血，前置胎盤，子宮破裂，癒着胎盤， 　軟産道損傷（頸管裂傷・腟壁裂傷・傍結合織内 　出血など），子宮外妊娠，原因不明の出血など
・重症感染症 　敗血症性流産，絨毛膜羊膜炎，産褥熱，その他
・羊水塞栓症
・妊娠高血圧症
・死胎児症候群（特に妊娠中期）
・急性妊娠脂肪肝
・胞状奇胎
・その他

引用文献

1）Ohno Y et al：Results of a questionnaire survey on pregnancy-associated stroke from 2005 to 2012 in Aichi Prefecture, Japan. Hypertens Res Preg 2（1）：16-20, 2014.
2）Matter F et al：Eclampsia：risk factors for maternal morbidity. Am J Obstet Gynecol 182：307-312, 2000.
3）日本産科婦人科学会／日本産婦人科医会編：産婦人科診療ガイドライン―産科編 2017．日本産科婦人科学会事務局，2017.
4）WHO：WHO recommendations：uterotonics for the prevention of postpartum haemorrhage, 2018 update, 2018.
5）厚生労働省：人口動態調査．https://www.mhlw.go.jp/toukei/list/81-1a.html（2019 年 9 月 24 日アクセス）
6）妊産婦死亡症例検討評価委員会／日本産婦人科医会：母体安全への提言 2016，vol. 7，2018.
7）小林祥泰：脳卒中の病型別にみた初発神経症状の頻度．脳卒中データバンク 2015（小林祥泰編集），pp. 26-27，中山書店，2015.

II-6

分娩期に異常となった産婦の看護

　妊娠，出産は，基本的には正常で生理的なプロセスである．しかし，正常なプロセスをたどっていても異常に移行する可能性は常にあるといえる．分娩期を正常に経過するためにも，異常の徴候を早めに発見し，予防するとともに，異常に陥ったら速やかに対処することが母子の安全の確保には重要である．そのため本章では，分娩を中心にした異常への看護を学ぶ．

1 分娩前に異常となった産婦の看護

1.1 分娩誘発・促進を必要とする産婦の看護

　分娩誘発の方法には，卵膜用手剥離，メトロイリンテル（図 II-5-3）等を使用した器械的誘発，そして頸管熟化薬や子宮収縮薬の投与がある[1]．分娩促進では，子宮収縮薬（オキシトシン製剤）の使用が多い．それぞれの分娩誘発，促進は，どのような適応で，どの方法が用いられるのかを確認し，それに応じたリスク，薬品の副作用などをアセスメントし，対処していくことが重要である．

　分娩誘発・促進時はまず産婦とその家族に，医師よりインフォームドコンセントがとられる．インフォームドコンセントは，産科医療保障制度，再発防止委員会から提示されているように[2]，「治療の必要性や効果」，「治療の方法」，「副作用や有害事象」，「安全確保」について説明文書を用いて説明し，文書での同意が必須である（表 II-6-1）．医師の説明に同席し，産婦とその家族が十分に理解できていることを確認する．インフォームドコンセントがとられた後も継続的に産婦や家族の疑問や不安を傾聴し，説明内容を補うことも必要である．必要時は医師に連絡し，追加説明がされるように調整し，産婦が安心して処置が受けられるように配慮する．緊急時などでインフォームドコンセントが十分に実施できなかった場合は，その後に説明されるように調整し，産婦が理解，納得できるようにする．

　産婦人科診療ガイドラインでは[3]，41 mL 以上のメトロイリンテルによる誘発，子宮収縮薬での分娩誘発，促進では，分娩監視装置による連続モニタリングとなる（41 mL 未満のメトロイリンテル挿入中であっても陣痛が発来した場合は連続モニタリングを実施）．トイレ歩行時などの短時間の中断は認められるが，モニタリングに伴う長時間の体動制限を伴う．産婦の苦痛，不快感を軽

150　第 II 篇　分 娩 期

表II-6-1　分娩誘発・促進でのインフォームドコンセントでの項目と内容

説明項目	説明内容	例
治療の必要性や効果	現在の状態や分娩誘発・促進の必要性（適応） 期待される効果 実施しない場合に考えられる結果	微弱陣痛のため，薬剤による分娩促進が必要 有効陣痛により，分娩が進行する 遷延分娩，母体の疲労，胎児機能不全
治療の方法	処置等の種類とその具体的な方法 段階的に必要となる処置やその順序 考えられる代替方法	オキシトシンの経静脈投与 産婦人科診療ガイドライン*での投与管理 薬剤以外の陣痛促進（体位，つぼ療法など）
副作用や有害事象	起こる可能性のある副作用や有害事象 発生頻度	過強陣痛，胎児機能不全 頻度不明**
安全確保	安全確保のための方法やそれによる制限 （分娩監視装置の装着，点滴，食事制限など） 緊急時の対応	輸液ポンプを用いた投与管理（速度，増量法） 陣痛監視装置による継続モニタリング 薬剤投与の減少・中止，緊急帝王切開術

注：*日本産科婦人科学会／日本産婦人科医会：産婦人科診療ガイドライン―産科編 2017．pp. 311-312，日本産科婦人科学会事務局，2017
　　**富士製薬工業株式会社：オキシトシン注射液 5 単位® http://www.info.pmda.go.jp/downfiles/ph/PDF/670109_2414400A2083_1_06.pdf
出典：文献 2）より一部引用，追記

減できるように，枕やクッション，ギャッジアップによる安楽な体位の工夫，ナースコールを手元に置くなどの環境整備，食べやすい食事内容や配膳の工夫などの基本的生活行動の介助を行う．産婦の安楽を確保しつつ，母体と胎児の危険徴候を早期に発見するために，胎児心拍数や陣痛は正確に測定されなければならない．そのため分娩監視装置の装着法や管理手技の熟練，工夫が求められる．

　連続モニタリングによる胎児心拍数陣痛図は，胎児 well-being は健常か（心拍数基線と基線細変動が正常であり，一過性頻脈があり，一過性徐脈がない），胎児心拍数波形のレベル分類（表 II-5-4）でどのレベルにあたるのかを評価し（分娩第 1 期は約 15 分間隔，分娩第 2 期は約 5 分間隔），医師，助産師と連携をとりつつ経過観察し，監視の強化，急速遂娩の準備，実行，新生児蘇生の準備などの対応をする[4]．子宮収縮剤の投与中，子宮収縮回数が 10 分間に 5 回を超える子宮の頻収縮（tachysystole）や胎児機能不全（レベル 3〜5 の胎児心拍数波形の出現）があれば，過強陣痛などの異常の疑いで，薬剤の投与が減量もしくは中止を検討されるので，これらの徴候には特に留意する．

　メトロイリンテル（メトロ）は子宮腔内に挿入され，子宮頸管を拡張する刺激で陣痛を誘発する．上行性感染を予防するため，挿入は清潔操作で介助し，挿入後は感染徴候（バイタルサイン）に注意し，清潔なパッドをあてる．排泄後，セルフケアができない場合は，会陰部を清浄綿で清拭して保清する．挿入されているメトロの陰裂からの長さ，つまりメトロが圧出されるかを観察し，脱出の予兆や分娩進行をとらえる．脱出時は臍帯の下垂や脱出の危険があるため，胎児心拍の変化の有無に留意する．通常，破水するとメトロイリンテルは抜去するので，破水を見逃さないように腟分泌物の性状や流出感などの自覚症状を観察し，破水時は直ちに医師に報告する．産婦は圧迫感や違和感があるので，クッションや枕を利用して体位を工夫するなどの苦痛の緩和をはかる．

　また産婦人科診療ガイドラインでは[5]，子宮収縮薬（オキシトシン，プロスタグランジン $F_{2\alpha}$，プロスタグランジン E_2）の投与による分娩誘発，促進の際は，2 時間ごとに血圧と脈拍を測定する

II-6　分娩期に異常となった産婦の看護　**151**

とされている．これは薬剤の有害事象である高血圧と子宮破裂（早期の腹腔内出血）を検出するためである．通常，産婦の血圧，脈拍は，陣痛発作時に上昇する．これが生理的範囲のものか，また妊娠高血圧症など他の原因によるものなのかを見極めることも重要である．分娩経過に応じた身体的変化が生理的範囲内とされる血圧は140/90 mmHg未満であり，脈拍は陣痛発作時にわずかに増加するとされるので[6]，陣痛間欠時に測定し，評価する．

産婦は分娩誘発，促進という処置で，痛みが強くなることへの不安や恐怖を感じることが多い．分娩監視装置による観察だけでなく，産婦によりそい，産婦が感じる痛みを把握し，産痛緩和をはかることが大切である．子宮収縮剤の投与中は医師の指示に基づき，増量（静脈内投与）や再投与（内服中），減量および中止が要件に応じて確認，実施される[7]．その際は，陣痛や分娩進行状況を産婦と共有し，産婦が増量，再投与などの必要性を理解できるように説明する．また分娩誘発しても陣痛が発来せず，複数回の分娩誘発を経験するケースもある．産婦や家族の分娩に至らないという焦りや不安を丁寧に傾聴し，現状や分娩方針を医師から説明されるように調整し，産婦が出産に向き合えるようにすることが大切である．

1.2 急速遂娩が必要となった産婦の看護（吸引分娩，鉗子分娩，帝王切開術）

急速遂娩は，母体側の理由（母体合併症など），胎児側の理由（胎児機能不全），分娩進行上の理由（分娩停止など）で実施されるが，どれも母子の生命にかかわるため緊急性が高い．そのため，分娩方針が決定され次第，直ちに実施できるように，必要物品や手順，器械の操作方法などを日ごろから点検，確認し，備えておく．実施に際しては，新生児科や麻酔科，手術室など他部門と連携するため，急速遂娩の可能性がある産婦がいる場合は事前に，また分娩進行にあわせて情報を共有し，分娩方針決定時には的確，迅速に対応できるようにする．

急速遂娩が決定後も胎児が生存していれば可能な限り娩出まで，分娩監視装置による胎児心拍数モニタリングを行う．胎児心拍数パターンが悪化時は直ちに報告し，酸素投与などの必要な処置をあわせて実施する．急速遂娩では様々な医療処置が即時的に実施されるため，医師の指示や実施内容，さらに産婦や胎児の状態に関する正確な記録が重要である．

吸引分娩，鉗子分娩は，分娩第2期に実施される．産婦は陣痛や努責感の苦痛とともに，周囲の切迫した状況を感じ不安をもつこともある．現状と分娩方針を端的に説明し，産婦とその家族が納得して処置を受けられるようにする．吸引分娩，鉗子分娩の実施時は，分娩体位（載石位）など産婦の協力が必須であるため産婦によりそい，精神的安定をはかる．加えて吸引分娩では，原則として陣痛発作時に吸引されるため，努責が禁じられていなければ医師の指示にあわせて腹圧がかけられるように産婦をサポートし，分娩直後は医療者の介入があっても女性が主体的に出産したことを認め，労をねぎらう．

帝王切開術は適応とその緊急性で，分娩方針決定から手術までの時間は異なるが，産婦と家族が必要性を理解，同意したうえで，遅滞なく実施できるようにする．吸引，鉗子手技で児が娩出されない場合も緊急帝王切開となるので，陣痛や処置に伴う苦痛を軽減しつつ手術準備を進める．産婦や家族は，予想外の出来事に混乱することもあるため，心情を理解して丁寧に対応する．

吸引，鉗子分娩が実施された場合，母児双方への影響が予想される．例えば，母体の頸管裂傷や会陰裂傷，腟・外陰部血腫，児の産瘤や頭血腫などである．児娩出直後に認められるものもあるため，急速遂娩の影響，危険性を想定して母児を観察し，早期発見，対処できるようにする．

加えて急速遂娩となった出産に対して，女性自身がどのようにとらえているかを確認することも重要となる．予想外の出産体験であったとしても，出産を乗り越えたことを肯定的に認めるためには，バースレビューを実施し，産婦の気持ちを受けとめる支持的関わりがより大切である．

1.3 前期破水，早期破水をした産婦の看護

産婦人科診療ガイドライン[3]では，適時，非適時にかかわらず破水時は分娩監視装置を一定時間（20分以上）装着してモニタリングし，評価するとされている．羊水過少による臍帯圧所見（変動一過性徐脈，遷延性徐脈），胎児感染所見（頻脈，遅発一過性徐脈．基線細変動の消失）などの胎児機能不全には特に注意する．

胎児心拍数のモニタリングとともに，羊水の流出状況，色，におい，混濁の有無を観察し，母体の発熱や頻脈の有無，血液検査所見（白血球の増加，CRP の上昇）を確認しつつ感染の早期発見に努める．特に羊水の混濁は，淡緑色，鶯色，暗緑色という程度，および継時的な変化に注意する．感染予防のためにも産婦の外陰部は清潔に保ち，滅菌パッドは頻回に交換する．内診も感染予防の観点からは必要最低限にとどめ，必要時は清潔操作で実施されるようにする．破水後は，原則的に入浴できないので，清拭などにより保清する．

胎児先進部が未固定の場合，破水に伴って臍帯や胎児の四肢脱出の危険性もある．特に羊水流出が激しい場合は脱出を予防するために，産婦は側臥位やシムス位で安静にし，移動はストレッチャーを用いる．多量に羊水が流出した場合やもともと羊水が少ない産婦では，羊水腔減少に関連して臍帯圧迫による胎児機能不全や子宮壁への過剰刺激に伴う過強陣痛の可能性もあるので，羊水流出状況とともに陣痛の有無や程度，胎児心拍数波形を注意深くモニタリングする．

内子宮口に卵膜が確認される高位破水では羊水の流出が少なく，産婦が破水に気づかない場合もある．胎動に伴い分泌物が流れるかなどの流出状況を確認し，分泌物を BTB 試験法や破水診断キット（ロムチェック®，エムニケーター®など）でチェックし，羊水流出か，尿漏れ，腟分泌物かを区別し，破水を見逃さないようにする．高位破水は完全に破水している場合に比べて陣痛開始までの期間が長く[8]，感染のリスクも高まるので，感染徴候に留意し，感染を予防するケアを行う．

産婦人科診療ガイドラインでは[9]，妊娠 34 週未満の前期破水で感染徴候がなく，胎児の状態が安定していれば，床上安静で羊水流出の減少と再貯留を図りつつ，抗菌剤投与での待機が原則とされる．ただし前期破水後の待機的管理では，母児感染のリスクは上昇するので，感染徴候や分娩進行の有無に留意しつつ，安静が保てるように日常生活の援助を行う．早期期（妊娠 37 週未満）での破水では，正期産の胎児に比べてストレスへの耐性が低いので，胎児機能不全に留意する．胎児は未熟性に伴う迷走神経優位であるため，徐脈も出現しやすく，回復しにくい．胎児心拍数モニタリングで胎児機能不全の早期発見に努め，胎児機能不全が推測される場合は母体の体位変換（仰臥位から側臥位など）や酸素投与など胎児蘇生法を試みつつ，医師に報告する．母児の状況により急速遂娩になる場合もあるため，出生後の新生児蘇生の準備や NICU との事前調整も必要となる．

母体の発熱や悪臭を伴う羊水の混濁，母体や胎児の頻脈などの感染徴候が認められた場合は，子宮内感染が疑われる[10]．分娩期は胎児への影響が懸念されるので，分娩監視装置による胎児心拍数モニタリングを実施し，胎児 well-being を評価する．母体が発熱している場合，胎児心拍数

表II-6-2	絨毛膜羊膜炎の臨床的診断基準
母体の発熱あり （38.0℃以上）	①母体の頻脈（100/分以上），②子宮の圧痛，③腟分泌物・羊水の悪臭，④白血球数の増多（15,000/μL以上）のうち，1項目以上，認められる
母体の発熱なし （38.0℃未満）	上記4項目すべてを認める

出典：文献12)

基線（FHR baseline）は160 bpmを超える頻脈（tachycardia）を示すことが多い．分娩監視装置では母体心拍数を誤って感知する場合もあるので，装着時には産婦の脈拍を触知して胎児心拍数を鑑別し，注意深くモニタリングを行う．産婦人科診療ガイドラインでは，母体に38.0℃以上の発熱があれば胎児の酸素需要量が増加するので，胎児心拍数の連続モニタリングを行い，監視を強化する[3]．

　感染に関連して子宮収縮が増強する場合もあるので，陣痛の強さや持続時間などに留意する．前期破水では身体所見と血液検査所見から，臨床的絨毛膜羊膜炎の有無が確認される[11]．絨毛膜羊膜炎の臨床的診断基準（表II-6-2）で示されるこれらの所見[12]を継続的に観察し，変化に留意する．

　感染徴候のひとつである母体の発熱に伴い，産婦は発汗による汚染や不快感，倦怠感，脱水が懸念される．身体，特に外陰部を清潔に保ち，清拭や外陰部洗浄，更衣を随時行う．疲労も増強されがちであるため，できるだけ休息や食事がとれるように環境を整備し，水分を適量，摂取できるように援助する．

2　分娩直後に異常となった産婦の看護

2.1　子宮収縮不良の産婦の看護

　胎盤娩出直後の子宮収縮不良により中程度から多量の弛緩出血をきたすので，子宮収縮の促進と出血性ショックの予防，対応が必要となる．子宮収縮薬（オキシトシン，メチルエルゴメトリンなど）が投与され，輸液量も増加するので，末梢静脈路の管理が重要である．血管確保は，輸血に備え16Gまたは18Gの静脈留置針を用いた方がよい．血管確保されている場合でも2ルート以上の末梢血管を確保することもあるので，即時対応できるように物品等を準備して備え，輸液，輸血の介助を行う．

　出血量を測定し，全体出血量を常に把握しつつバイタルサイン（血圧，脈拍，体温，呼吸）を測定し，医師などのメンバー間に周知し，記録する．遅滞なく出血量が測定できない場合は，ショック指数（脈拍数／収縮期血圧）から出血量を推定する．ショック指数が1.0なら出血量は1,500 mL，1.5であれば2,500 mLとされるので，大量輸液や輸血できるように対応する．同時に出血性ショックの早期発見のため，意識状態や皮膚冷感，蒼白，冷汗などの有無を確認し，必要時，保温やショック体位をとるようにする．

　分娩後出血を予防するための子宮マッサージの有効性は，Cochrane Systematic Reviewでは結論づけられていない[13]．だが子宮収縮不良になった際の輪状マッサージは，子宮筋を刺激するものとして実施される．また膀胱充満によって子宮収縮は阻害されるので必要時，導尿やバルーンカテーテルの留置を行い，尿量を測定し，管理する．子宮弛緩が強く，出血が続く場合は双合子宮

154　第II篇　分娩期

圧迫法，子宮腔強タンポンなどの処置がされる．このような止血のための処置は，産婦が苦痛を感じることも多いため，産婦によりそい，処置内容を説明しつつ，体位やリラックスなどの心身のサポートを行い，苦痛の軽減をはかる．

弛緩出血での大出血では，低繊維素血症にともなう播種性血管内凝固（disseminated intravascular coagulation：DIC）症候群の発症の可能性もある．母体の予後は，DIC の早期発見，治療によって左右されるので，検査成績（血小板数，プロトロンビン時間，フィブリノーゲン，血清 FDP 値など）とともに全身の出血状況や血液の性状，母体のバイタルサイン，ショック症状の有無を継続的に観察する．止血できない場合は，外科的治療（子宮摘出）になる場合もあるため，治療の介助や術前準備しつつも産婦とその家族に十分に状況を説明し，理解できて処置が受けられるように配慮する．バルーンカテーテルの留置をし，膀胱充満を防ぎ子宮復古を促すこともある．

子宮収縮が良好となり，止血された後も再び子宮収縮不良になる可能性があるため，継続的に子宮収縮状態，悪露の性状と量を観察する．弛緩出血により貧血がある場合は，産後の離床や活動の拡大，母子同室，授乳などの配慮を行う．めまいや倦怠感，顔色不良などの貧血症状と血液検査所見（血中ヘモグロビン値 11 g/dL 以下）に留意し，必要時には日常生活の援助や食事の工夫をはかりつつ，産褥復古と体力の回復を促す．

産科危機的出血への対応フローチャートは，状況に応じた処置，観察ポイント，産科医，助産師，看護師などの役割が明示されている[14]．子宮収縮不良事例だけでなく，産科での出血に関するガイドラインとして広く用いられるので，事前にシミュレーションしておくことも重要である．

2.2　軟産道を損傷した産婦の看護

頸管裂傷，腟壁裂傷，会陰裂傷などの軟産道裂傷でも大量の出血をもたらす．出血に対する看護は，子宮収縮不良による弛緩出血と同様だが，出血の原因が子宮収縮不良なのか，軟産道裂傷なのかを鑑別することが重要である．子宮収縮を確認し，収縮良好ならば裂傷による出血が疑われる．また弛緩出血では静脈成分を多く含むため，暗赤色で凝血を含むことが多いが，軟産道裂傷では動脈成分を多く含む鮮紅色で持続的に流出する．

裂傷部位が確認されると縫合止血などの医療処置が実施されるので，出血量を測定しつつ処置の介助，輸液，輸血の管理，バイタルサインのチェックなどの全身管理を行う．縫合後，ガーゼ充填による圧迫止血，ペンローズドレーンの留置の場合もあるので，挿入状況（ガーゼ枚数等），除去時間などの継続処置も医師に確認し，記録する．

会陰，腟，頸管裂傷の縫合処置後は，創部と創痛の観察が重要である．会陰部では腫脹や発赤，紫色の有無，出血状況を継続的に観察する．特に血腫が形成されていないかを会陰部の観察や拍動痛の有無からもとらえ，早期発見する．創部痛には鎮痛剤が処方される場合もあり，薬効により血腫形成や創部感染などを示す症状である痛みが自覚されにくい場合もあるため，創部の変化を継続的に観察，触診し，血腫形成の有無を確認し，変化を認めた場合は早急に対応する．創部痛などにより，排泄に影響を及ぼす場合もあるため，分娩後の排尿，排便状況を確認し，必要時には導尿や緩下剤の使用なども考慮する．創部痛は，異常徴候のひとつとして重要な観察ポイントではあるが，正常範囲内の創部痛を軽減するためには，鎮痛剤の使用以外に，洗浄や清拭などで清潔を保持し，治癒を促進することも重要である．

分娩時に子宮体部や子宮下部におこる子宮破裂では，破裂すると激痛や激しいショック状態に

なる．しかし不全子宮破裂では，無症状の場合もあるため，子宮内から持続的に外出血がある場合は，子宮破裂の可能性にも注意する．子宮破裂は開腹手術が必要となるため，準備や手術室への移送には迅速性が求められる．産科チームメンバー間で，さらに関係各部門と連携し，必要な処置や検査が早急に実施できるようにする．子宮破裂は，速やかに診断されれば母体の予後は良いが，児の死亡率は90％とされるので[15]，胎児を失った場合には産婦と家族に対する精神的ケアが重要である．

2.3 感染徴候を示した産婦の看護

子宮内感染は，母体の全身性感染症を起こす可能性があり，産褥感染症に罹患する割合も高いとされる[16]．そのため母体のバイタルサイン，子宮収縮や圧痛の有無，悪露の性状と量を継続的に観察する．分娩直後は，筋肉動作，体液損失，興奮などによって体温が軽度上昇するが，24時間以内には平熱になる．37.5℃以上は，軽度の感染を示しているものとされるので[17]，体温の変動には留意する．また外陰部洗浄を定期的に行い，清潔なパッドを使用し保清する．腟内洗浄や抗菌剤が投与される場合もあるので，確実に実施するとともに，褥婦に現状と処置について説明し，不安などを傾聴する．加えて疲労や体力の回復が図れるように環境を整備することも必要となる．

引用文献

1) 日本産科婦人科学会／日本産婦人科医会編：産婦人科診療ガイドライン―産科編2017．pp. 290-291，日本産科婦人科学会事務局，2017．
2) 公益財団法人日本医療機能評価機構　産科医療保障制度　再発防止委員会：産科医療関係者の皆様へ　分娩誘発・促進時のインフォームドコンセントについて．http://www.sanka-hp.jcqhc.or.jp/documents/prevention/theme/pdf/Saihatsu_IC_sankairyoukankeisya.pdf（2018年8月24日アクセス）
3) 文献1）に同じ，pp. 278-282．
4) 文献1）に同じ，pp. 283-289．
5) 文献1）に同じ，pp. 309-310．
6) 日本助産診断・実践研究会：マタニティ診断ガイドブック，第5版．pp. 96-97，医学書院，2015．
7) 文献1）に同じ，pp. 311-312．
8) 北川眞理子・内山和美編集：今日の助産　マタニティサイクルの助産診断・実践過程，改訂第3版．p. 522，南江堂，2015．
9) 文献1）に同じ，pp. 158-162．
10) 荒木勤：最新産科学　異常編，改訂第22版．p. 350，文光堂，2012．
11) 文献8）に同じ，p. 1042．
12) Lencki SG, Maciulla MB, Eglinton GS : Maternal and umbilical cord serum interleukin levels in preterm labor with clinical chorioamnionitis. American Journal of Obstetrics and Gynecology, 170 : 1345-1351, 1994.
13) Hofmeyr GJ, Abdel-Aleem H, Abdel-Aleem MA : Uterine massage for preventing postpartum haemorrhage. https://www.cochranelibrary.com/cdsr/doi/10.1002/14651858.CD006431.pub3/full#CD006431-abs-0001（2018年8月17日アクセス）
14) 日本産婦人科学会，日本産婦人科医会，日本周産期・新生児学会，日本麻酔学会，日本輸血・細胞治療学会：産科危機的出血への対応指針2017．http://www.jaog.or.jp/all/letter_161222.pdf（2018年8月30日アクセス）
15) 文献10）に同じ，p. 350．
16) 文献8）に同じ，p. 536．
17) 文献6）に同じ，p. 144．

II-7

スペシャルニーズを持つ産婦の看護

出産は健康な女性のライフイベントである．しかし，妊娠以前から持っていた，あるいは妊娠後に発生した個別の条件によって，分娩期に特別な配慮が必要になることも多い．このようなスペシャルニーズを持つ産婦や家族に寄り添い，異常ではないことを確認しながらその女性の健康な部分を引き出すケアを提供することが看護職者の役割である．

1 精神疾患を持つ産婦の看護

精神・神経疾患を合併している妊婦は，あらかじめ精神症状の評価を行い，精神科の介入がどの程度必要かによって妊娠中に出産場所を選択することが望ましい．精神症状が明らかで中等度（表II-7-1）以上の症状がみられる場合には，精神科専門医による治療が可能で産科の対応も可能な施設へ転院を検討する．近年，初回受診で分娩に至る「未受診妊婦」を含む「特定妊婦」が増加している．特定妊婦には，分娩までの情報が限られるうえに複雑な社会的背景を持ち，本人や

表II-7-1 精神疾患の重症度

重症度	精神科治療	説明
A．治癒	不要	過去に精神疾患の既往はあるが，治癒している．仕事や家庭生活に支障なく日常生活が送れる．
B．寛解	通院（維持療法）	服薬やカウンセリングなど治療継続中だが，症状は軽快しており，日常生活への影響は少ない．
C．軽症	通院継続	不安や抑うつなどの症状があり，ときに仕事を休むなど日常生活にやや影響が出ているが，家庭内ではほぼ自律した生活を送っている．
D．中等症	通院継続	病気のために日常生活がかなり制限され，働くことや家事が十分行えない．頻繁に家族の援助を必要とする．
E．重症	入院（解放病棟）	希死念慮や幻覚・妄想などの精神症状により入院治療が必要だが，病院では大部屋で落ち着いて療養できる．
F．最重症	入院（閉鎖病棟）	現実判断力がかなり損なわれており，病的体験に左右された興奮や自傷行為が認められる状態．安全確保のため閉鎖的環境での入院が必要．

出典：文献2），表2-53より改変

表II-7-2	妊産褥婦に合併することの多い精神・神経疾患とその症状

主症状	疾患名
不安	パニック障害，強迫性障害，社交不安障害（対人恐怖症），適応障害（反応性うつ状態など）
うつ状態，躁・興奮状態	うつ病，双極性障害
気分変動，騒動制御不良，対人関係のトラブル，自傷行為	情緒不安定性（境界性）パーソナリティ障害
妄想・幻覚，思考・行動のまとまりのなさ	統合失調症，妄想性障害
飲食習慣の問題，薬物の摂取	過食症，拒食症，アルコール依存症，覚せい剤依存症
意識消失（減損）やけいれん発作	てんかん

出典：文献2），表2-50より改変

家族に精神疾患既往者を持つ者が少なくないため，分娩時の対応だけで終わらず，地域行政機関との情報共有が推奨されている[1]．精神薬の継続的な内服が必要な場合には，分娩直後の早期皮膚接触から母乳育児支援が始まるため，産後の育児を誰が主体で行うか栄養法を含めて協議しておくことが重要である．

1.1　観察

精神・神経疾患に伴う症状は表II-7-2に示すとおりである．しかし，分娩時の産婦は，息づかいが荒くなる，唸る，泣く，周囲の人の対応に敏感に反応して声を荒げる，壁を叩く，身体を揺らす・同じ動作を繰り返す，など，産痛への自然な対応として普段と異なる行動を表出することがしばしばある．したがって，早い時点で病的な感情失禁や自傷行為と判断せず，分娩進行状況と併せた観察を行って，医療者間で共有することが望ましい．

一方で，分娩とは直接の関係がない内科疾患（全身性エリテマトーデス，バセドウ病など）に精神症状が伴う場合もあるため，基礎疾患との関係がないかどうかに注意する[2]．また，母体経由で移行している向精神薬の影響で，分娩後の新生児に活気が乏しい（floppy baby）状況が観察されることがある．

1.2　ケア

向精神薬を服用している産婦は，分娩前までの不安は強いが，実際に分娩が進行してくると自然に対応できる例が多く，一般的な産婦と同様に共感的・支持的な寄り添うケアを行う．分娩後には，妊娠中の状況に関わらず母子の頑張りを十分に労う．また，産婦に強い拒否的感情がなければ「赤ちゃんはお母さんが大好きよ」と，新生児が母親を本能的に求めていることを示し，早期皮膚接触が行えるように支援する．産科のみならず精神・神経科医師，新生児科医師，臨床心理士，社会福祉士（MSW）との連携のもとで情報共有し，退院後の適切な育児支援につながるように地域連携体制をとって対応する．

2　GBS感染症の産婦の看護

B群溶血性連鎖球菌（*Streptococcus agalactiae*；group B Streptococcus：GBS）保菌妊婦からの垂直感染により，新生児に新生児早発型GBS感染症が起きる．わが国での発症率は0.1～0.2/1000出生で，欧米に比較して低いとされている．しかし，その63％が出生当日に発症するという緊急

表II-7-3	GBS 保菌者への抗菌薬投与使用方法（日本赤十字社医療センター）
タイミング	薬品
初回	アンピシリン（ビクシリン 2 g）を生理食塩水 100 mL で溶解して点滴投与．30 分程度で終了を目安とし，初回のアレルギー反応に注意する．終了後は次回投与のためにヘパリンで静脈ルートを残す．
6 時間毎	アンピシリン（ビクシリン 1 g）を生理食塩水 100 mL で溶解して点滴投与．終了後は次回投与のためにヘパリンで静脈ルートを残す．

性，そのうち 20％に死亡・後遺症残存があるという重篤性を考慮し，発症児を減少させるために母体へ治療が行われる．具体的には妊娠 35～37 週時に正しい方法で採取した検体から GBS 保菌を確認し，分娩開始時に母体へ抗菌薬（ペニシリン）を用いる（表 II-7-3）[3, 4]．抗菌薬の血中濃度を 6 時間程度保つことが必要であるため，分娩経過が遷延すると複数回の投与が必要になる場合もある．一方で，これは経腟分娩を前提とした感染予防策であるため，予定帝王切開の児には予防的治療の必要はない．

2.1 観察

a）母体

抗菌薬アンピシリンの点滴使用を行う．副作用として，ショックと血管痛の 2 点に注意する．点滴開始直後はショック症状（冷汗，血圧低下等）がないか，よく観察する．

アンピシリンは 500 mg 以上の投与で血管痛を起こすことがある．100 mL の溶解液を 1 時間程度かけて点滴する．一般的に，点滴開始後 10 分程度で痛みがなければその後に痛みが出現することはほとんどない．

b）新生児

GBS 保菌産婦から児への伝播率は約 50％とされているが，このうち新生児早発型 GBS 感染症の発症に至る頻度は 1～2％とされている．リスク因子（表 II-7-4）のある新生児は，適宜モニタリングを行い，バイタルサインの変化や神経症状（ペダルこぎ運動，凝視など）の早期発見に努める．

2.2 ケア・処置

a）母体

ショック・アナフィラキシーの発生は予知できないので，産婦へは次の措置をとる．

・事前の問診時に抗菌薬のアレルギー歴を確認する．

・点滴開始後にバイタルサイン測定を行い，ショック症状を察知したら抗菌薬入りの点滴はただちに生理食塩水に切り替える．気道確保，酸素投与を行い，スタッフを確保して，医師へ報告する．

b）新生児

リスク因子のある新生児は観察頻度を増やす．バイタルサインに少しでも異常がみられる場合には，出生後は保育器収容するなど施設の状況によって観察や報告の基準を決め，要観察の体制がとれるようにする．

表II-7-4	GBS 保菌が確認された母親から出生した児のリスク因子

妊娠 37 週未満の早産児
前期破水，破水後 18 時間以降の分娩
絨毛膜羊膜炎
分娩時に母親が 38 ℃以上の発熱
GBS 細菌尿
持続的胎児頻脈
前児が GBS 感染症
多胎妊娠

3 　妊娠高血圧症候群を合併した産婦の看護

　妊娠高血圧症候群（hypertensive disorders of pregnancy：HDP）は全妊婦の 5～10 ％ にみられるとされている．四つの病型（妊娠性高血圧腎症，妊娠高血圧，加重型妊娠高血圧腎症，高血圧合併妊娠）のいずれにおいても，分娩中の関連疾患として注意が必要なものは子癇である[5]．必ずしも妊娠中にリスクが予測されていた産婦に子癇が発症するとは限らないため，あらゆる時期で慎重に観察を行い，異常時は医師へ速やかに報告を行い，集中ケアを含めた治療へとつなぐ必要がある．

3.1 　観察

　子癇については，血圧が正常範囲であった産婦でも発症する例があり，すべての産婦について血圧の変化に留意する．血管性脳浮腫が子癇発作を引き起こすため，とくに，特徴的な症状や主訴（表 II-7-5）に注意する．とくに，脳卒中との鑑別は，麻痺の有無，瞳孔の有無であるが，分娩進行時のホルモン変化でも悪心・嘔吐の症状が現れる．分娩進行の査定を前提とし，バイタルサインの変化や他の症状の有無と合わせてアセスメントする．

3.2 　ケア

　日本妊娠高血圧学会の管理ガイドライン[6]では，妊娠高血圧症候群の決定的な予知法はないとされている．とくに子癇はどの時期でも起きえることを念頭に置き，すぐに対応できるように備品や薬品などを日常的に点検し，医療スタッフの緊急コール体制を整えておくことが必要である．

　妊婦健診時の経過のみならず，分娩での入院時にも，既往歴，家族歴，妊娠分娩歴，生活習慣などを，担当するすべてのスタッフが確認する．

　子癇発作時の初期対応では，可及的速やかに対応（表 II-7-6）する．現在のガイドラインでは痙攣重積中のバイトブロックは必ずしも求められていない[7]．子癇による間代性痙攣は母体の全身が激しく硬直したまま，のけぞっ

表II-7-5　子癇の前駆症状と産婦の主訴表現例

前駆症状	産婦の表現（例）
頭痛・頭重感	頭が痛いです・頭全体が重いです
心窩部痛	胃が痛い・みぞおちを押さえている
悪心・嘔吐	気持ち悪い・吐きそうです
不穏	なんだか変です・私，どうなっちゃうんだろう
眼華閃発	まぶしい・目がチカチカする
視力減退・復視	文字が読めない・人の顔にピントが合わない
筋緊張の昂進	話がしにくいです・舌がひきつる

表II-7-6　子癇（痙攣）発症時の対処

1. 母体救急処置（バイタルチェック，気道確保と酸素投与，静脈ルート確保，胎児心拍数の確認（分娩前の場合））を行う．
2. 子癇とみなしての治療を開始する．
3. 抗痙攣薬を用いて痙攣を抑制する．
4. 痙攣再発予防目的で硫酸マグネシウムを持続投与する．
5. 収縮期血圧 160～170 mmHg，あるいは拡張期血圧 110～119 mmHg が確認された場合，降圧薬による降圧治療を行う．
6. 収縮期血圧 180 mmHg 以上，あるいは拡張期血圧 120 mmHg の場合は「高血圧緊急症」と診断し，速やかに降圧治療を開始する．
7. 血液検査（血算，ALT，AST，LDH，FDP，あるいは D ダイマー，アンチトロンビン活性を含む），動脈血ガス分析を行う．
8. 脳卒中を含む他疾患との鑑別を行う．
9. 脳卒中が疑われる場合は頭部 CT，MRI 検査を行う．
10. 母体状態の安定化後に，胎児 well-being に留意し児の早期娩出をはかる．
11. 脳卒中を認める場合は脳神経外科，脳神経内科などとの共同管理を行う．

たまま四肢を激しく痙攣させる動きが数十秒続き，医療者も分娩台等からの転落を防止するのが精一杯である．痙攣発作中は呼吸停止し泡沫状の唾液が多量にみられるため，できるだけ速やかに口腔吸引と酸素吸入を行い，確実な気道確保を急ぐ．また，胎児心拍数モニタリングも同時に行う．

発作中には抗痙攣剤の投与のための血管確保は困難であり，あらかじめ確保が行われていた場合も，ルートが引きちぎれることなどないよう，安全確保に十分注意する．

子癇の予防に直結するケアはないが，産婦が緊張せず，プライバシーを確保できる静かな環境を意図的に作っていくことが勧められる．これは，分娩進行を助長する環境整備という観点からも，重要なケアのひとつといえる．特に，分娩中に立ち会う家族は重要な環境要因でもあるため，家族を含めて適切な状況説明とケアへの参画を促すことで，産婦や家族と良好な関係構築に努めることも看護職者にとって重要なケアと認識したい．

4 緊急帝王切開術を受けることとなった産婦の看護

帝王切開分娩には，①選択的帝王切開，②選択的帝王切開を予定していたが，その前に破水や陣痛の発来によって予定を繰り上げて行う臨時帝王切開，③緊急帝王切開の三つに大別できる（表II-7-7）．ここで扱う緊急帝王切開術とは③であるが，②にあたるケースでも，産婦や家族にとっては「突然決まった帝王切開」であり，医学的診断と関係なく緊急性を認識していることが少なくない．帝王切開後に「出産の充足感」「手術への適応」「産み方への受容」について，産婦がどのように捉えるかによって産後の心理状態や，次子の妊娠出産の方針にも影響がある[8]ため，看護にあたっては，産婦や家族がどのように捉えているかも留意し，体験の語りを尊重するなかに情報を追加し，必要であれば退院までに医師の面談も予定し，緊急帝王切開に準じて対応する必要がある．

初産の高年齢化をはじめとしたハイリスク妊産婦の増加により，施設によっては帝王切開率が50％近いところもある．看護職者は，すべての産婦に緊急帝王切開の可能性があると受け止めて対応することが求められる[9]．

本節では，母性看護領域に携わる看護職者が術前から術後まで継続的にケアを行う状況として，腰椎麻酔，硬膜外麻酔など，覚醒（awake）状態で行われる帝王切開を想定して記す．

表II-7-7　緊急度ごとの帝王切開の適応

選択的帝王切開	臨時帝王切開	緊急帝王切開
既往帝王切開 子宮・付属器の手術既往 前置胎盤 児頭骨盤不均衡 多胎／巨大児／胎児発育不全 骨盤位 胎児奇形（髄膜瘤，臍帯ヘルニアなど）	選択的帝王切開予定者の前期破水，陣痛発来など 妊娠高血圧症候群の増悪 分娩停止	子癇を含む妊娠高血圧症候群の急性増悪 前置胎盤による持続性の出血 常位胎盤早期剝離 切迫子宮破裂 胎児機能不全 母体の救命事例*

注：*死戦期帝王切開と呼ばれる
出典：文献8）p45 表をもとに改変

II-7　スペシャルニーズを持つ産婦の看護　**161**

4.1　観察

主な手術適応が母体の場合と新生児の場合で観察のポイントが異なるが，いずれも胎児の健康状態を確認するため，産科医による執刀直前まで継続して胎児心拍数モニタリングを行う必要がある．

他施設から母体搬送になったケースなどでは，インフォームドコンセントに複数の施設・複数科の医療者が関わり，母体・胎児に関して別の見解から急な意思決定を求められることが多い．加えて，術前オリエンテーションが不十分なまま手術に臨まざるを得ない場合もある．心理面は十分な共感的態度で受け止めることで，観察をケアへ変換することができる．

a）術前

（1）身体面

一般状態：バイタルサイン，冷感や震戦の有無，術前までの補液・輸血量，尿量のバランスを観察するとともに，12誘導の心電図，胸部レントゲン撮影による評価を行う．

（2）心理面

表情（緊張・恐怖・仮面様など），発言（家族／医療者別に・興奮している・抑制的・その他）を観察する．

b）術中

（1）身体面

一般状態：バイタルサイン，腰椎麻酔直後の変化（血圧低下・嘔気），術中出血量・尿量と補液・輸血量のバランス，産婦の顔色・意識・発言の様子を観察し，麻酔による合併症（脊椎・硬膜外麻酔時は下肢の可動状況）の有無，適応となった疾患の症状（妊娠高血圧症候群であれば血圧変動，頭痛や吐気などの主訴）の有無を確認する．

（2）心理面

児出生時の反応（喜び・戸惑い・不安の表現の有無・家族との会話の様子）を観察する．

c）術後

（1）身体面

母体の適応：バイタルサイン（発熱：吸収熱か，感染の可能性か），麻酔からくる合併症（頭痛，呼吸困難）の有無，水分出納（補液・輸血量／性器出血（色・性状）），子宮硬度，創出血（ドレッシング材への出血痕の色・拡大状況），下肢の視診・触診（麻酔後の可動状況・腫脹／痛み，深部静脈血栓症（DVT）予防），手術適応となった疾患に二次的に発生する症状（常位胎盤早期剥離であれば，DICによる出血傾向や腹腔内出血の可能性など），疼痛（創部痛か後陣痛か）

新生児の適応：NCPR（新生児蘇生法）の観察項目に準じる．新生児の成熟度，娩出直後の筋トーヌス，呼吸状態，呼吸開始時間等，アプガースコア採点よりも出生直後は蘇生に関わる項目を優先する．

（2）心理面

語り（怖かった・赤ちゃんを見てほっとした・周囲への感謝など）や，それを共有するパートナーや家族の存在，表情や行動はどうかを観察する．

4.2　ケア

手術が決定した経緯を理解し，術前準備から術後まで観察を行いながら，必要な身体的ケアを

行うことで産婦に寄り添うことが心理的なケアにもつながる.

a）術前

静脈確保，補液の開始，手術室入室から具体的に行われること（手術台での脱衣，麻酔方法，体位の取り方，手術野の消毒）を説明しながら手を貸す.

b）術中

母体：手術の手順，現在の状況を解説して産婦に伝える. 寒さへの対応，嘔気への対応（ガーグルベースンの用意）を行う.

母子：母子の状況に問題がなければ，できるだけ手術台の上からタッチングや早期皮膚接触ができるように処置手順を調整する.

新生児：新生児科医とともに NCPR のアルゴリズム[10]に沿って対応する. 問題がなければ，気道確保，保温のうえ母体の近くにいられるようにする.

家族：緊急場面では家族へもできるだけ速やかに母子の状態説明を行う必要がある. 通常の分娩同様に手術室でもパートナーの立ち会いを許可する施設が出てきているが，緊急時こそ産婦の安心感につながる配慮を行う.

c）術後

創痛緩和：鎮痛方法（硬膜外麻酔か，経静脈か）によって適切な対応を選択する.

早期離床：フットポンプの励行（DVT 予防），尿留置カテーテルの抜去（翌日としている施設が多い）から初回歩行時は肺塞栓症の好発時期であり要注意とする.

創傷ケア：産婦が初回シャワー時に閉鎖式ドレッシングを剝がすことが傷の初回観察になることが多い. シャワー後にともに確認してセルフケア（観察と洗浄）を促す. また，緊急帝王切開では縦切開が選択されることもある. 肥厚性瘢痕への対処などについても情報提供する.

バースレビュー：緊急帝王切開によって児へ負担をかけたという自責感や，自然分娩できなかったという不達成感を持つ産婦は少なからず存在する. 緊急手術への意思決定に納得し，経過を受け入れられることを指標に，自らの出産体験をとらえ直すことができるように支援したい. 聞き手が誘導することなしに，本人の体験を傾聴する機会を作る.

エジンバラ産後うつ病質問票（EPDS，I-5 章表 I-5-6）の適切な使用と医療チームでの共有：医療者間での情報共有のみならず，退院後の地域連携を具体的に行う.

引用文献

1）日本周産期メンタルヘルス学会：周産期メンタルヘルスコンセンサスガイド 2017 初版，SQ16「特定妊婦」への対応は？. http://pmhguideline.com/consensus_guide/cq16.pdf（2019 年 1 月 1 日アクセス）

2）福田倫明：精神・神経疾患（うつ病，パニック障害，統合失調症，てんかん）. ナースの産科学（杉本充弘監修），pp. 243-248，中外医学社，2013.

3）安藤一道：GBS 感染症. 文献 2）に同じ，pp. 262-264.

4）日本産科婦人科学会／日本産婦人科医会編：CQ603 正期産新生児の早発型 B 型溶血性レンサ球菌（GBS）感染症を予防するためには？. 産婦人科診療ガイドライン―産科編 2017，pp. 341-344，日本産科婦人科学会事務局，2017.

5）渡辺員支：妊娠高血圧症候群（HDP）の定義・分類改訂の経緯と新基準. 日本周産期・新生児医学会雑誌 54（3）：769-777，2018.

6）日本妊娠高血圧学会：妊娠高血圧症候群の診療指針 2015―best practice guide, p. 48. https://minds4.jcqhc.or.jp/minds/hypertension_pregnancy/hypertension_in_pregnancy.pdf（2019 年 11 月 20 日アクセス）

7）文献 4）に同じ．CQ309-3 妊産褥婦が痙攣を起こしたときの対応は？．pp. 199-204.

8）吉本明子，兒玉慎平，中尾優子：帝王切開における出産体験のとらえ方尺度の検討．日本助産学会誌 31（1）：34-43，2017.

9）竹内正人：緊急帝王切開．助産師だからこそ知っておきたい術前・術後の管理とケアの実践　帝王切開のすべて．ペリネイタルケア 2013　新春増刊：44-47，2013.

10）日本周産期・新生児医学会：2015 年版 NCPR アルゴリズム．https://www.ncpr.jp/guideline_update/pdf/2015algorithm.pdf（2019 年 9 月 24 日アクセス）

III

新生児期

III-1

新生児期の看護に必要な知識

新生児は在胎週数，出生体重，体格などによりさまざまに分類され，呼称されている．本章では，新生児の看護を行うにあたり必要な基本的な用語の使い分け方や，特有の解剖などを学ぶ．

1 新生児の定義と分類[1]

1.1 時期による分類（図III-1-1）

a）新生児期

出生時より27生日（生後4週まで）を新生児期（neonatal period）と呼び，この期間にある児を新生児と呼ぶ．生後日数は出生当日を日齢0とし，満日数で表記する．新生児期は，出生当日から日齢6まで（生後1週間以内）の早期新生児期（early neonatal period）と，それ以降の日齢7から日齢27までの後期新生児期（late neonatal period）に分けられる．これらは世界保健機構（WHO）により定義されている．

b）胎児期

胎児期（fetal period）は，在胎9週0日から出生までの期間を表している．在胎週数は，原則的に最終月経の開始日を0週0日として計算されている．最終月経が定かでない場合や月経周期が一定しない場合などでは，妊娠初期に超音波検査にて在胎週数の修正がされる．

c）周産期

周産期（perinatal period）は，在胎22週0日より出生後7日未満（日齢6まで）と，疾病及び関連保健問題の国際統計分類（ICD-10）によって定義されている．臨床的には出生前（prenatal）と出生後（postnatal）の二つの時期に分けられる．この時期は，母体と胎児をあつかう産婦人科と，新生児をあつかう小児科による総合的な医療体制として，周産期医療といわれている．

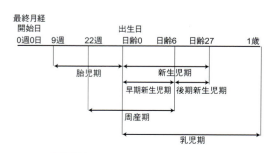

図III-1-1　時期による新生児の分類

d）乳児期

乳児期（infantile period）は，「乳を飲んでいる時期」の意味であるが，哺乳している期間は個人差があるため，出生後1歳前後までの期間を表すことが多い．児童福祉法や母子保健法では，1歳未満を表している．

1.2 出生体重による分類（図III-1-2）

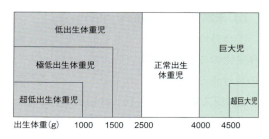

図III-1-2 出生体重による新生児の分類

出典：文献1）

体重の表記には，原則として「以上」と「未満」を用いる．

a）低出生体重児（low birth weight infant：LBWI）

出生体重が2500 g未満の児を示す．2500 gは低出生体重に含まれない．

b）極低出生体重児（very low birth weight infant：VLBWI）

出生体重が1500 g未満の児を示す．以前は極小未熟児と呼ばれた．1500 gを境にして，母体外環境への適応やその管理，さらに予後が大きく異なることから，1500 g以上の比較的大きな低出生体重児とは区別される．

c）超低出生体重児（extremely low birth weight infant：ELBWI）

出生体重が1000 g未満の児を示す．以前は超未熟児と呼ばれた．極低出生体重児のなかでもとりわけ呼吸・循環・代謝などが特殊であり，その管理や予後も異なることから区別されている．

d）超巨大児（exceptionally large baby）

出生体重が4500 g以上の児を示す．仮死や分娩外傷などの頻度が高くなることから，区別されている．また臨床では，出生体重4000 g以上の児を巨大児（high birth weight infant）と呼んでいる．

1.3 在胎週数による分類

a）正期産児（term infant）（表I-1-1参照）

在胎37週0日から41週6日（42週未満）までに出生した児のことである．

b）早（期）産児（preterm infant）

在胎36週6日（37週未満）までに出生した児のことである．日本では在胎21週6日までは流産である．そのため，在胎22週0日から36週6日までに出生した児を指している．こうした成育限界の基準となる週数は，諸外国により異なっている．

このうち在胎34週0日から36週6日までに出生した児を，late preterm infantと呼ぶこともある．また在胎28週未満の児を，超早産児と呼ぶこともある．

c）過期産児（post-term infant）

在胎42週を超えて出生した児のことである．

1.4 成熟度による分類

a）成熟児（mature infant）

子宮外の生活に適応できるだけの十分な呼吸・循環・代謝などの成熟徴候を備えている新生児のことである．

b）未熟児（premature infant）

子宮外の生活に適応できる徴候を十分に備えていない新生児のことである．かつては，低出生体重児のことを未熟児と呼んでいた．現在では「成熟していない新生児」の意味として，成熟児の反対語として使用されているが，正式な医学用語ではない．

c）ジスマチュア児（dysmature infant）

胎児発育不全（FGR）を認めた新生児のなかで，胎盤機能不全にともなって，子宮内で栄養不良状態のあった新生児のこと．「からだ全体がやせている」といった胎内栄養不全型の症状を示している．

1.5　体格による分類

出生したときの新生児の体格評価には，2010 年に在胎期間別出生時体格値が新しく公表されて，日本人の標準値として用いられている．在胎週数と日の身体計測値から，出生した時点における標準偏差スコアやパーセンタイル値を求めることができる（図 I-3-5 参照）．

a）light-for-dates（LFD）児

在胎週数に比べて出生体重が軽い新生児のこと．一般には，出生体重だけが標準値の 10 パーセンタイル未満で，身長は 10 パーセンタイル以上の新生児を表す．同義語として，light-for-gestational age 児がある．

b）small-for-gestational age（SGA）児

在胎週数に比べて，身長と体重がともに標準値の 10 パーセンタイル未満の新生児のこと．およそ 10 ％の SGA 児は，その後 3 歳までに身長が正常範囲に追い付くことができない．「SGA 性低身長症」といわれ，3 歳以降で成長ホルモン補充療法を必要とすることもあることから，最近では出生時より区別されることも多い．

c）appropriate-for-dates（AFD）児

出生体重が，標準値の 10 パーセンタイル以上で 90 パーセンタイル未満の間にある新生児のこと．在胎週数相当の体格である．

d）heavy-for-dates（HFD）児

在胎週数に比べて，体重が標準値の 90 パーセンタイル以上の新生児のこと．肉付きがよく，肥満体にみえる．

2　新生児の解剖

新生児では，解剖学的に小児や成人と異なる部分をいくつか認める．身体を診察して所見を得ていくうえで，解剖学的な新生児特有のことがらをいくつか確認する．

2.1　新生児の姿勢

新生児は上肢がアルファベットの W の型を，下肢はアルファベットの M の型をとり，左右対称である（図 III-1-3）．この姿勢が良肢位（生活上もっとも支障がない楽な姿勢）である．このことは，新生児では屈曲する（関節を曲げる）筋肉が，伸展する（関節を伸ばす）筋肉よりも優位に働いているからである．成人や小児が，一般には仰臥位で上下肢を伸展させて睡眠することとは対照的である．

2.2 大泉門と小泉門 （図 II-1-4 参照）

大泉門は頭蓋骨前方に認める．左右の前頭骨と頭頂骨の間にある，骨の形成が未完成な部分で，冠状縫合と矢状縫合によって形成される．脳の窓ともいわれ，新生児の診察では必ず触診にて確認する．膨隆している時には脳圧亢進を疑い，陥凹している時には脱水を疑う．出生時は必ず開存しており，正常では長径が 1～3 cm ほどである．通常は生後 4 ヵ月から自然閉鎖が始まり，1 歳半～2 歳時には閉鎖する．それ以前に閉鎖している場合は早期閉鎖という病的な状態であり，頭蓋骨早期癒合症などの可能性がある．

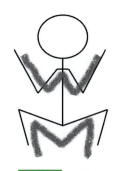

図III-1-3 新生児の姿勢

小泉門は頭蓋骨後方に認める．左右の頭頂骨と後頭骨の間にある骨の形成が未完成な部分で，ラムダ縫合と矢状縫合によって形成される．大泉門よりも小さく開存が不明瞭なことも多く，生後 4 ヵ月頃には自然閉鎖する．

2.3 股関節

先天性股関節脱臼を早期に発見する必要から，新生児期に診察で確認しておく．診察方法は，股関節と膝関節をともに屈曲させたまま，膝を摑んだ状態で股関節を開く．脱臼しているときはクリック音を認める．同時に両側大腿の皮膚のしわ，膝の高さ，脚の長さに左右差を認めないことを確認する．

2.4 外陰部

男児では，陰茎は包皮でおおわれる仮性包茎の状態がほとんどである．陰囊内に睾丸が触れることを触診で確認する．睾丸は当初は腹腔内にあり，妊娠中期から徐々に鼠径管を通って腹腔外に移動し，妊娠後期には陰囊内に下降する．この陰囊内への睾丸の下降がまだ終了していない状態は停留睾丸や停留精巣といわれ，片側性や両側性に新生児の 5％ ほどで認められる．また陰囊内に水がたまることで，陰囊が腫脹し左右差を認めることもある．陰囊水腫といわれ，1 歳までに自然治癒する．

女児では腟から白色のおりもの（新生児帯下）や少量の血液（新生児月経）を認めることがある．いずれも母親から移行したホルモンによる一時的なものであり，様子観察することで自然に消失する．

2.5 性別判定

性別の判定には，外性器を確認して肉眼的に決定されることがほとんどである．ただし陰核を陰茎と見間違えたり，大陰唇を陰囊と見間違えたりする特殊な場合がある．性分化異常といわれる疾患で，専門医の診察によって性別を判定する．

3　新生児の生理

胎児は出生した時点から新生児になる．それは，単に呼び方が変わるだけでない．臍帯や胎盤を通じて，解剖学的にも機能的にも母体に依存していた子宮内環境を終えることである．そして引き続いて，自分の力で呼吸し，血液を循環させ，栄養を取り入れて老廃物を排泄することを行う．母親から自立した個体に変わることである．この過程は子宮外適応現象といわれ，生理的に

新生児の内部では大きな変化が起きている.

　大きな変化として，臍帯や胎盤の消失と肺呼吸の開始がある．ただ単に胎盤や臍帯がなくなるだけではなく，胎盤循環から新生児循環に大きく変化する．また単に肺に空気が入るだけではなく，酸素を取り入れて二酸化炭素を排泄するといった血液ガス交換を行わないと，呼吸は確立しない.

　III-2 章では，この解剖学的そして生理学的な子宮外生活への適応過程を，順番に確認していく.

引用文献
　1）新生児医療連絡会編：NICU マニュアル，第 5 版．pp. 26-28，金原出版，2014.

III-2

新生児の特徴

「胎児がどのようにして新生児へ変わるのか？」．本章ではこの解剖学的そして生理的な子宮外生活への適応過程について，病的な状態やその後の発育も含めて，基本的な知識を順番に整理する．また，母体薬物の影響や分娩損傷を学習する．

1　子宮外生活への適応

1.1　呼吸

　肺は呼吸を行う臓器である．新生児の肺胞に空気が入ることで酸素を体内に取り入れ，二酸化炭素を体外に排出する血液ガス交換の役割を担っている．一方で，胎児肺には空気がなく呼吸をしていない．血液ガス交換は，胎盤を介して母体が行っている．出生時の産声はこの呼吸の開始であり，新生児が母体から独立して子宮外生活に適応するための第 1 歩である．

a) 肺サーファクタント

　肺や肺胞の解剖学的な構造は，在胎 22〜24 週頃には完成する．肺胞には出生後にガス交換を行う I 型肺胞上皮細胞と，出生前から肺サーファクタント産生などを行う II 型肺胞上皮細胞とが並んでいる．胎児期には肺胞に空気はなく，肺水といわれる液体で肺胞内は満たされている．この肺水には肺を膨らませるために必要な肺サーファクタントが含まれ，在胎 34 週頃には十分な量が産生されている．この肺サーファクタントがあることで生まれてから空気を吸った時に肺の表面張力が低下し，肺胞が縮んで虚脱してしまうことを防いでいる（図 I-2-10 参照）．予定日が近くなると，肺胞にある II 型肺胞上皮細胞から 1 日に 170 mL ほどの肺水が産生され，羊水腔中に放出される．羊水腔では，1 日に 800〜1200 mL ほど産生される胎児尿と混ざり合って羊水となる．胎児全体をこの羊水で覆うことで，保温や重力から胎児を守っている．

b) 胎児ヘモグロビン（HbF）

　胎児は低酸素に強い状態にある．胎児は肺で呼吸をしていない．胎児の酸素取り込みには，胎盤からの限られた酸素を効率利用するために，胎児ヘモグロビン（HbF）が利用されている．この HbF は成人ヘモグロビン（HbA）よりも酸素と結びつく力が強い．このおかげで，同じ酸素分圧であれば HbF のほうが HbA よりもより多くの酸素と結びつくため，胎児の酸素飽和度は高く

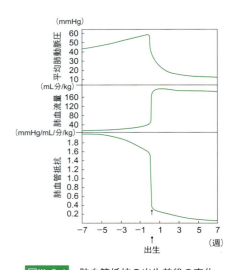

図III-2-1 肺血管抵抗の出生前後の変化
出典：Rudolph AM：Congenital diseases of the heart.
p. 31, Year Book Medical Publishers, 1974

なり，逆に母体は酸素を多く放して酸素飽和度は低くなる．胎盤循環では母体はHbAにより酸素を多く離し，胎児はHbFにより酸素を効率よく受け取ることができる．実際に胎児の血中酸素分圧は，酸素分圧の高い臍静脈でも35〜40 Torr，酸素分圧が低い臍動脈では25 Torrである．健康な新生児や成人の酸素分圧が80〜100 Torrであることからも，非常に低いことがわかる．

c）産声（第一啼泣）

産声である第一啼泣は，初めての呼吸である．産道を通過するときに胎児の胸郭は圧迫され，肺胞や気道内の肺水はこの圧迫により外に絞り出される（スクイーズ現象）．出生するとこの圧迫がとれ，皮膚が外気に触れる刺激や臍帯血の血流が減少することによって，新生児は産声を上げる．胸郭が広がることで気道内は水から空気に置きかわって，肺水は肺胞周囲の毛細血管やリンパ管から吸収される．さらに産声が続くことで体内に酸素をより多く取り込み，酸素濃度は上昇する．この酸素は，非常に強い血管拡張作用を持つ．そのためこの酸素濃度の上昇で肺血管が広がり，肺血管抵抗（肺への血液の流れにくさ）は低下する．結果として，肺への血流が急激に増加する（図III-2-1）[1]．

肺呼吸が確立するには，この肺血管の拡張と肺胞の肺水の吸収が必要である．この段階がうまくいかない場合は，病気として問題が生じる．肺血管の拡張が上手にできない場合には新生児遷延性肺高血圧症（persistent pulmonary hypertension of the newborn：PPHN）といわれる重篤な呼吸循環不全となる（III-5章2.3小節）．また肺水の吸収が遅くなる場合には，新生児一過性多呼吸（transient tachypnea of the newborn：TTN）といわれる呼吸不全をおこす（III-5章2.1小節）．

帝王切開術で出生した児は産道を通らないため，胸郭のスクイーズ現象が生じない．したがって，肺胞内が肺水で充満した状態から呼吸を開始することになり，肺水の吸収遅延が起こりやすい．そのため，TTNを来しやすい．

1.2 循環

出生後の新生児では，以下のように胎児循環から新生児循環へ変化し適応する（表III-2-1，図III-2-2）[1]．

a）胎盤循環の消失

臍帯を切断することで，まず臍動静脈を介した胎盤循環が消失する．臍動脈は血流を失い，臍動脈索という痕跡に変化する．

b）肺血流の増加

呼吸の開始により血液中の酸素分圧が上昇する．酸素は強力な肺血管拡張作用を持つため，胎児期には収縮してほとんど流れていなかった肺血管が拡張し，肺血流が増加する．こうして，生理的な肺高血圧が消失する．

表III-2-1 胎児循環と新生児循環

	胎児循環	新生児循環
胎盤循環	あり	なし
肺への血流 （肺高血圧）	ほとんど流れない 生理的肺高血圧	流れる 肺高血圧は消失
卵円孔 （左房圧↑で閉鎖）	あり	なし （6ヵ月頃までに閉鎖）
動脈管 （酸素分圧↑で閉鎖）	あり （胎児期閉鎖は×）	なし （数日で自然閉鎖）
静脈管 （肝臓一次代謝あり）	あり 50 %	なし 100 %
動脈血	臍静脈と静脈管に流れる それ以外は混合血	全身の動脈に流れる

c）卵円孔の閉鎖

肺血流の増加により左房に戻る血流が増加し，左心房と右心房の圧較差が消失することで卵円孔が閉鎖する．正常な新生児では，この卵円孔の閉鎖は生まれて数分以内に認められる．その後は遅くとも生後6ヵ月までに孔は完全に閉鎖して，卵円窩というくぼみとなる．

d）動脈管（ボタロー管）の閉鎖

出生後に血液中の酸素分圧が上昇すると，動脈管は収縮する．その後，出生数日以内に解剖学的に閉鎖して動脈管索という痕跡となる．

e）静脈管（アランチウス管）の閉鎖

静脈管も数日以内に閉鎖する．これにより肝臓を通らない門脈からの血流は消失する．消化管から門脈を経た血流は，全て肝臓での一次代謝を受けてから全身に流れる．

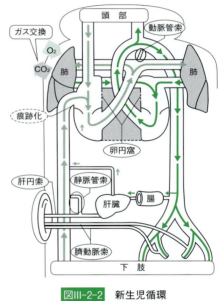

図III-2-2 新生児循環

出典：文献1）

健常な正期産児における心拍数は，120～160回/分と成人よりも高値である．幼児，学童，成人と発育する過程で，心拍数は低下する．一般に血圧は，1回拍出量×心拍数×全身血管抵抗で決まる．体格が小さい新生児ほど1回拍出量が少ないため，血圧を維持するために心拍数を上げて血圧を保っている．正期産児の正常血圧は収縮期60～80 mmHg，拡張期30～40 mmHg程度である．

1.3 体温

体温は腋窩温などの皮膚温と，直腸温や食道温，口腔内温などの深部体温に分けられる．同じ皮膚温でも末梢循環が悪いと手足が冷たくなり，体幹部の皮膚温と温度差が生じる．一般には，皮膚温で36.5～37.5℃，1日の変動幅は0.5℃以内に維持されるように管理する．

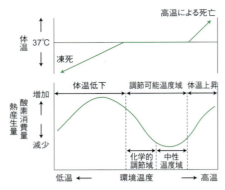

図III-2-3 環境温度の酸素消費量と体温に対する影響
出典：文献2)

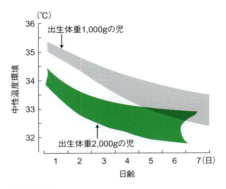

図III-2-4 中性温度環境の出生体重と日齢による変化（室温27℃）
出典：文献2)

a）中性温度環境（neural thermal environment）[2]

　新生児も体温調節中枢を持つが，体重に比べて体表面積が大きく皮下脂肪も薄いことなどの理由から，環境温度による影響を受けやすい．余計な酸素の消費や二酸化炭素の排出にはより多くのエネルギーを必要とするため，新生児には望ましくない．至適な温度とは酸素消費量や二酸化炭素排泄量が最も少ない温度環境であり，中性温度環境といわれる（図III-2-3）．中性温度環境は，出生体重により異なり，低出生体重児の方が高く，日齢とともに低下する（図III-2-4）．そのため，低出生体重児の管理では，出生時には保育器内温度を高めに設定し，日齢とともに徐々に下げていく必要がある．胎児体温は母体体温の影響を受け通常0.3～0.5℃高いが，出生後は胎外環境に適応するために生理的に体温が下降する．中性温度環境を外れても，新生児は努力をして体温を正常域に保とうとする．しかし，新生児は成人や小児に比べて許容できる体温調節可能域は狭く，低体温にも高体温にも弱い．そのため出生後に十分に羊水を拭わないと，気化熱により体温は自力では回復できないほど下降してしまう．分娩室の温度やラジアントウォーマーでの加温を調整し，対応する必要がある．新生児蘇生法（NCPR）においては2015年のガイドライン改定から，新生児室やNICU（新生児集中治療室）入室時に新生児の体温が36.5～37.5℃となるよう出生直後にも体温に注意した管理がはじまっている[3]．

b）新生児における熱産生と熱喪失[4]

　ヒトでは生きていく代謝過程で発生する基礎代謝熱による熱産生がある．また筋肉による随意的（たとえば運動など），あるいは不随意的（たとえば悪寒など）による熱産生もある．新生児では，褐色脂肪（brown fat）を利用した筋肉の震えを伴わない熱産生（non-shivering thermogenesis）が中心である．この褐色脂肪組織は，新生児の肩・脊柱・腎周囲に多く分布している（図III-2-5）．寒冷によりノルアドレナリンが分泌され褐色脂肪組織の血流が増加すると，脂質をグリコーゲンに変化させる代謝が活発となる．このときに褐色脂肪組織から熱が産生される．

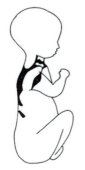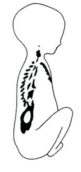

図III-2-5 褐色脂肪組織の新生児における分布

肩・脊柱・腎のまわりに多く分布している
出典：文献4)，p. 163

一方で熱の喪失の多くは，体表から失われる．皮膚が未熟で対表面積が大きい新生児では，「輻射」による熱喪失が大きい．体と保育器の壁との間における熱のやり取りや，冷たい外気窓の近くに赤ちゃんを寝かせるなど，接触していなくても新生児は熱を失う．そのほかに冷たいオムツや肌着との接触による「伝導」，出生後に羊水を拭わないことによる「蒸散」，エアコンなど気体の流れによる「対流」などがあり，いずれも熱喪失の原因となる．

c）病的な体温変化

　重症な感染症や脱水による発熱など，体温の上昇や低下は病気のサインにもなりうる．一般には，直腸温で 38.0 ℃以上は病的な発熱として扱われることが多い．肌着や環境温度の調整にもかかわらず体温が持続して高いときには，全身状態や他のバイタルサインなどと合わせて，背景にある病気を常に疑う必要がある．

1.4 免疫

　ヒトの免疫は白血球の一部であるリンパ球が主である．液性免疫といわれる免疫グロブリンと，細胞性免疫といわれる T 細胞がある．免疫グロブリンには IgG，IgA，IgM，IgE，IgD など様々なタイプがあり，これらはリンパ球の一種である B 細胞が産生する抗体である．母親から新生児に与えられる免疫としては，この免疫グロブリンが重要である．このうち主に胎盤からの IgG，そして母乳からの IgA によって，脆弱な新生児は外からの病原体の侵入から保護されている（図III-2-6，7）[4,5]．

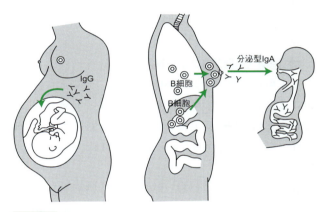

図III-2-6　胎盤からの IgG と母乳からの分泌型 IgA による感染防御

出典：文献 5 ）

a）IgG（免疫グロブリン G）

　ヒト免疫グロブリンの 70～75 ％を占め，人の血中においては最も多く含まれる抗体である．分子量が大きくないため，ヒト免疫グロブリンのなかで唯一胎盤を通過することができる．もともと母体の血液中には，妊娠前からたとえば水痘，麻疹，風疹などを始め以前にかかったことのあるさまざまな感染症に対する IgG 抗体や，かつて受けた予防接種による終生免疫としての IgG 抗体が流れている．この IgG 抗体は，胎盤が形成される妊娠 12～15 週頃から

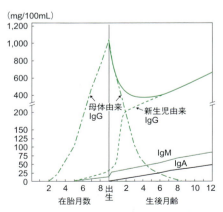

図III-2-7　免疫グロブリン血中濃度の出生前後の変化

出典：文献 4 ），p.334

胎盤を通じて胎児への移行が始まる．妊娠期間とともに IgG の移行量は増え，満期産では胎児血液中で 800〜1000 mg/dL 濃度になる．早産児では移行期間が短いために IgG 移行量は時に 2〜3 分の 1 と非常に少なく，正期産児に比べてより感染症に弱い状態で出生することとなる．胎児自らの IgG 産生能力（能動免疫という）は非常に低く，出生をきっかけに産生が始まるため，新生児はほとんど母体から移行した抗体（受動免疫という）に依存している．

予防接種による発熱を除いて，生後 6ヵ月頃になると感冒や突発性発疹などによって初めて発熱する乳児は数多い．これは母体から胎盤を通じてもらった抗体が次第に減り，同時に自らの B 細胞で抗体産生する能力も十分ではない時期であり，IgG 値が最も低くなるためである．

b）IgA（免疫グロブリン A）

ヒト免疫グロブリンの 10〜15 ％ を占め，母乳を介して新生児に与えられる．それは，母乳には母体の B 細胞が産生する分泌型 IgA が多く含まれているからである．母乳を摂取することにより，新生児の口腔内や消化管粘膜にこの IgA 抗体が分布し，病原体の侵入に対して新生児を守っている．母乳中にはこの IgA だけでなく好中球やラクトフェリンなどの免疫物質も含まれている．そのため母乳の摂取は，消化管粘膜を免疫物質でコーティングする状態で intestinal painting（腸管のペイント）ともいわれる．

c）IgM（免疫グロブリン M）

ヒト免疫グロブリンの 10 ％ を占め，感染症に伴って初期に上昇する免疫グロブリンである．IgM は分子量が大きく胎盤は通過しない．IgM 自体に新生児を感染から守る作用は少ない．一方で新生児の出生時血液検査による IgM 上昇は，出生前の絨毛膜羊膜炎や臍帯炎などの子宮内感染症の存在を意味するため，臨床上では大切な情報となる．

1.5　消化吸収

新生児は生理的に食道と胃の結合部（噴門部）にある括約筋が弱い．そのためミルクを少量口から吐く溢乳が起きやすい．母乳では哺乳瓶を用いた授乳に比べて空気を飲みやすく呑気となりやすいが，ゲップを促すことで溢乳と同様の機序で空気が排泄される．

a）吸啜

口に何かが触れると吸啜（sucking）する現象は，吸啜反射といわれる原始反射の一種である．胎児期でも指などが口に触れると吸啜が誘発され，同様に出生後もおしゃぶりをする．これは栄養とは関係ない吸啜（non-nutritive sucking）といわれる．母乳を吸啜するときは，栄養を伴う吸啜（nutritive sucking）といわれる．舌で乳首や乳房を口蓋に押し付けて後方から前方にしごき出す圧出運動と，口腔内を陰圧にして吸い出す吸引運動の二つからなり，続く嚥下を伴う．

b）嚥下

胎児は在胎 16 週頃からすでに羊水を嚥下（swallowing）し，飲み込んでいる．出生後には嚥下反射として，吸啜に続いて喉頭蓋を閉じて気管を塞ぎ，食道にのみ母乳を送り込む複雑な反射として観察される．この嚥下反射の確立は 32〜34 週頃といわれ，この週数を超えない早産児では，経口での栄養摂取は困難である．

c）蠕動運動と消化吸収

胃や腸の蠕動運動は，胎児期から認められる．出生後の胃内容の排泄は，母乳よりも人工乳のほうが，成熟児よりも未熟児のほうが，出生後日齢が浅いほうが，そして腹臥位よりも仰臥位の

ほうがいずれも遅くなる．出生後に腸を用いた栄養摂取が始まるが，こうした栄養の消化吸収の大部分は小腸で行われ，膵液，腸液，胆汁の作用によって消化分解され吸収される．栄養素によって吸収される部位は異なる．3大栄養素のうち，主なエネルギー源である糖質は，消化酵素により大腸に到達するまでにほぼ消化吸収が完了する．またタンパク質の消化吸収では，母乳では小腸末端に到達する前に，ほぼ完全にアミノ酸に分解される．人工栄養では一部のタンパク質は消化されずに排泄される．そして脂肪の消化には，新生児の唾液中のリパーゼが主に作用する．また母乳では，母乳中のリパーゼの作用により人工栄養よりも有利に消化される．

d）排泄

胎児期には腸内に60〜200gの胎便を持っている．胎便は，産毛や胎脂・皮膚成分，腸の上皮細胞など消化管成分などからなる．出生後24時間以内に排泄されるが，暗緑色の無臭無菌の泥様便である．その後の便性は生後2〜3日に黄緑色の移行便となり，4〜5日には，黄色の乳便と変化する．出生前にジストレスにより胎児肛門括約筋が弛緩すると，羊水中に胎便を排泄してしまい羊水は混濁する．混濁した羊水を気管内に誤嚥すると，胎便吸引症候群を引き起こす（III-5章2.2小節）．

母乳栄養児と人工栄養児の便は異なる（表III-2-2）．一般に母乳便は軟膏状で軟らかく，酸性臭を伴い便回数も多く，ビフィズス菌が多い．このビフィズス菌は腸内環境を酸性に保つことで，消化管からの病原体の侵入を防いでいる．そのため特に未熟な超早産児では，感染予防のためにビフィズス菌を積極的に新生児の腸管に投与して，母乳に近い腸内細菌叢にすることがある．一方人工乳では便は硬く有形で，においも便臭で酸性臭はなく，回数も少なく大腸菌が多い．

1.6　代謝

胎児の肝臓は，代謝を行う臓器として機能していない．胎児では代謝物は胎盤で代謝され，あるいは胎盤から母体に運ばれて母体肝臓が代謝を行う．肝臓酵素のチトクローム P450（CYP といわれる）や，排泄するときに必要なグルクロン酸抱合酵素（UGT）も胎児の肝臓にはほとんどなく，出生後から急激に発現して自ら代謝を開始する．また糖は胎児期には胎盤を介した母体からの糖供給が行われ，重要なエネルギー源として肝臓に蓄積される．

a）ビリルビン代謝と黄疸

新生児では赤血球の寿命が85〜90日と成人の120日に比べて短く，赤血球の代謝が盛んである．古くなった赤血球は，肝臓のクッパー細胞で壊されヘモグロビンとなり，ビリルビンとヘム（鉄）ができる．ヘムは鉄として骨髄で再利用されるが，ビリルビンは血中に放出され，全身に

表III-2-2　母乳と人工乳の便性

	母乳栄養児	人工栄養児
色	卵黄色．便を放置すると便中のビリルビンが酸化しビリベルジンとなるため，緑色便となる	淡黄色
硬さ	軟膏状で柔らかい	硬くて有形
臭い	弱い酸臭	便臭
反応	酸性（pH5〜6）	弱アルカリ性（pH7〜8）
量・回数	1〜3g．乳汁100gに対して2〜5回/日	6〜8g．乳汁100gに対して1〜3回/日
細菌	ビフィズス菌	大腸菌

分布する．皮膚に分布したビリルビンが，黄疸として肉眼的に観察される．実際には全身にビリルビンが分布しており，腸管や肺，心臓など外表から見えない部分にもビリルビンは蓄積している．黄疸の改善とともに蓄積されたビリルビンは臓器外に排泄されるが，脳だけはいったん蓄積したビリルビンが血液脳関門のために脳外に排泄されにくく，核黄疸として障害を来すことがある．

ビリルビン代謝は，CYP活性の低い肝臓でしか行われない．そのため，血中のビリルビン値が高くなる黄疸（＝高ビリルビン血症）は，胎盤での代謝や排泄がなくなった生後3～7日以内に急激に起きる．またビリルビンは肝臓でUGTを用いた抱合ののちに，腸管内に排泄される．そのため黄疸の治療では，消化管運動が活発であるほどビリルビン排泄が促進されるため，経腸栄養の促進や浣腸などによる排便誘発を積極的に行っている．

母乳性黄疸は生理的黄疸の一つとして，母乳栄養中に生後2週間を経ても続く肉眼的な黄疸として多く観察される．母乳に含まれるプレグナンジオールにより，新生児でのグルクロン酸抱合が阻害され，ビリルビン代謝が緩徐になるためである．黄疸を理由に母乳を中止する必要はない．

b）糖代謝と血糖値

胎児期には胎盤を介した母体からの糖供給が行われ，出生後は授乳により供給される．過剰な糖はグリコーゲン（糖原）として肝臓に貯蔵され，不足時にはこのグリコーゲンを分解する糖原分解やアミノ酸などから糖を作る糖新生を行い，恒常性が維持されている．低血糖は中枢神経後遺症を起こす可能性があるため，新生児管理においては血糖値に留意する必要がある．

新生児の血糖値測定では，一般には血糖値50 mg/dL未満を低血糖と定義することが多く，50 mg/dL以上になるように管理することが多い．出生後は呼吸や循環の適応，寒冷刺激やストレスなどにより多くのエネルギーを必要とし，同時に母体からの糖供給が途絶える．そのため健常な正期産児では，生後1～2時間で30 mg/dLまで低下することがあるが，通常は一時的で，症状もなく，出生後の正常な適応であると考えられている（図III-2-8）[6]．胎盤を介して母体から供給される胎児血糖は母体血糖値の70～80％といわれる．生後1～2時間で低血糖になると，血糖値を下げるホルモンであるインスリンの分泌が抑えられ，血糖値を上げるホルモンであるグルカゴンの分泌が誘導される．この反応により，生後3時間をすぎると血糖値は上昇し安定する．

インスリンは胎盤を通過しない．そのため，重症な妊娠糖尿病の際に食事療法に引き続いてインスリンが積極的に使用される．胎児や新生児も自らのインスリンを調節し，血糖値を自らコントロールしている．妊娠糖尿病では母体高血糖が持続するため胎児血糖も長期間高値となり，そのため胎児期にインスリン分泌が亢進した状態となる．出生後に母体からの糖供給が突然途絶えることで血糖値は低下するが，高インスリン状態がしばらく持続するため，新生児低血糖になりやすい．

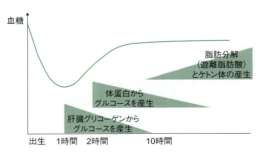

図III-2-8　出生後の血糖値の推移と生理的対応
出典：文献6）

2 新生児の発育

発育は，成長（growth）と発達（development）に分けられる．成長は身長や体重など，身体が量として増加する過程である．発達は運動発達や精神発達など，身体が機能を獲得していく過程である．新生児も含め，小児は常に発育している．

2.1 成長

a）生理的な体重減少

新生児は，生後数日の間に3～10％前後の体重減少が起こる．胎児のうちは正常と考えられた多量の間質液は，胎外生活では過剰となり不要となるため，排泄されなければいけない．そのため，こうした間質液が排尿や排便，不感蒸泄により喪失されるために生じる生理的な現象であり，低出生体重児にも認められる．WHO/UNICEF（世界保健機関／ユニセフ）では出生体重の10％までと定義され，15％を超えるときは危険とされるが，超低出生体重児では15％を超えることもある．通常は生後2～3日目に最低値となりその後上昇し，出生後2週間以内に出生体重を超える．

b）生理的な体重増加

生理的体重減少の後，体重増加に転じる．体重1kgあたり100～120kcalの栄養が供給されると，1日あたり約30gの体重増加を認める．その後の1日あたりの体重増加は，1～3ヵ月で25～30g，3～6ヵ月で20～25g，6～9ヵ月で10～20g，9～12ヵ月で7～10gと徐々に増加率は緩やかになる（図III-2-9）．4ヵ月で出生時のおよそ2倍，1年で出生時のおよそ3倍まで体重は増加することとなる．

c）身長や頭囲の推移

身長は体重よりも一定速度で増加し，1歳で出生時の50％増となる．その後は思春期まで年齢とともに増加する．

頭囲は，胎児から新生児にかけて身長に対する割合が大きく，新生児期では4頭身である（図III-2-10）．その後は急激に増大し，1歳までにおよそ10cm増加し，成人頭囲の80％まで成長する．特に4ヵ月までの増加は著明である．

2.2 発達

a）脳の易障害性と可塑性

新生児の脳が発達していく段階は，一般的には中枢から末梢へ，頭部から尾部へ，そして粗

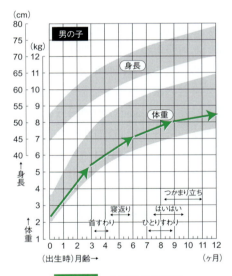

図III-2-9　生理的体重増加

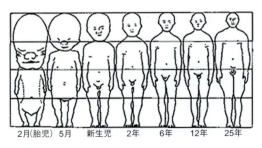

図III-2-10　各年齢における頭部と体幹のプロポーション

出典：文献4），p.28

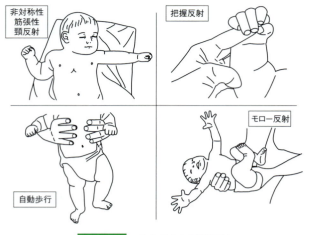

図III-2-11　さまざまな原始反射

大運動から微細運動へと進展する．この進展において脳内では，シナプスといわれる神経細胞どうしのネットワークが時間を経て徐々に形成されている．新生児の脳は，胎児ジストレスや新生児仮死によって虚血や低還流，低酸素がおこり，障害を受けやすい．しかし同時に新生児の脳は発達途上であるため，障害を受けたから必ず後遺症が起きるとは限らない．障害を受けた部分を他の神経細胞がカバーする可塑性を持っているからである．

b）原始反射

　原始反射（primitive reflex）は，脳幹や脊髄に反射中枢をもつ，胎児期から乳児期にかけてみられる反射である．原始反射は，大脳機能の発達とともに抑制され，見られなくなり，生後3〜4ヵ月から消失しはじめ，6〜7ヵ月には完全に消失する．

　原始反射が備わっている理由であるが，新生児の大脳皮質は未熟なため，自発運動が難しい．そのため，児の意思に関係なくおこる反射により，乳首を探して吸い付くこと（吸啜反射）ができ，養育者の指を児の掌に置くと指を屈曲させることで（把握反射），養育者との愛着形成を促すことに役立つ．原始反射の出方を調べることで，中枢神経系の発達や成熟度の評価をすることができる．原始反射が存在すべき時期に反射がみられない，反射に左右差がある，消失すべき時期に存在するなどの場合は，異常を疑う（図III-2-11）．

（1）哺乳反射（探索反射，捕捉反射，吸啜反射）

　哺乳反射といわれる反射には，探索反射，捕捉反射，吸啜反射の三つがあり，哺乳時に効果的に利用される．探索反射は頬にものが触れるとその方に首を向ける反射で，乳首が頬に当たると首を向けて口を開けば咥えられる体制をとる．捕捉反射は，唇にものが触れると口を開く反射で，乳首が触れると自動的に口を開く．吸啜反射は，咥えたのちにそれを吸う運動を繰り返す反射である．

（2）モロー反射

　音や振動などの刺激により誘発される．両手と両足を同時に広げて，四肢で抱きかかえるような姿勢をとる．生後4ヵ月頃には消失する．

（3）把握反射

　新生児の手掌や足底を指などで触れて軽く圧迫すると，手指や足趾が屈曲して握り返そうとする反射である．

（4）非対称性緊張性頸反射

　非対称性緊張性頸反射は，首を一方に向けると，向けた方の手足を伸展し，同時に反対側の手足を屈曲させる姿勢をとる．いわゆる「フェンシングの姿勢」をとる反射である．

（5）自動歩行

自動歩行は歩行反射ともいわれる．両腋を支えて立位をとらせた時，足底が床に触れると反対側の足が屈曲伸展するもので，交互に行うと歩行運動のように見える．

(6) 側彎反射

児を腹臥位で持ち上げ脊柱の外側を上から下へこすると，刺激した側の背筋が収縮して反対側に凸となる側屈の姿勢をとる．ガラント反射や背反射ともいう．

c）感覚器官の発達

(1) 視覚

新生児は対光反射，光刺激に対する瞬き（瞬目反応）などが確認でき，30週以降の早産児でも認められる．視力は0.02ほどと考えられ，視野も比較的広いと考えられている．生後1～1.5ヵ月頃から固視（ものをじっと見つめる）が，生後2ヵ月頃に追視（ものを目で追う）が可能となり視線も合うようになる．同時にこの頃から視覚で相手を認識することで，あやし笑い（social smile）ができるようになる．その後は生後2～6ヵ月で両眼視（左右の網膜に映った二つの像を一つに併せて視る）が可能となり，立体感や遠近感を獲得する．そして，生後8ヵ月頃までに成人に近い視覚を獲得する．新生児集中治療室（NICU）では，保育器カバーや照明の調節などにより，過剰な光刺激を防ぎ，さらに昼夜の区別を行うケアも実践されている．

(2) 聴覚

在胎26週頃から音刺激に対して，モロー反射などで反応する．出生直後から母親の声によく反応することから，音の聞きとりは新生児期から可能と推測されている．また音で正しい方向を知るのは5～6ヵ月頃とされる．NICUでは保育器の開閉音（85 dB），モニター音（55 dB），医療スタッフの会話（60 dB）などの騒音が多く，音に配慮したケアが実践されつつある．

(3) 味覚

新生児期には砂糖水と蒸留水を区別でき，またたとえば「母乳を好み人工乳を嫌がる」など，飲みわけも可能である．これの能力を利用して，NICUではブドウ糖を含ませた綿棒などを吸わせて，新生児の痛みを和らげることもある．

(4) 皮膚感覚

触覚や痛覚，温度感覚などは出生時から認め，早産児でも確認される．そのため，新生児蘇生法では，足底を軽くたたいたり背中をなで上げたりすることで皮膚刺激を行い，自発呼吸を促している．またNICUでは，母親によるカンガルーケアやタッチケアなどによって，積極的に新生児の触覚や温度感覚刺激を促している．また採血などの痛みを伴う処置では，新生児の触覚を利用したホールディングにより包み込むことで痛みが軽減することから，日常のケアで実践されている．

(5) ディベロップメンタルケア

NICUは通常の養育環境とは異なる特殊な空間で，たとえば超低出生体重児は数ヵ月から時に半年以上の長期間にわたって入院を要することも多い．そのためこうした新生児は，入院しながら月日を重ねて，NICU内で発達を深めていく．そのため，外的ストレスを最小限にした環境を提供し，より自然な発達を促すケアがさまざまな場面で取り入れられており，ディベロップメンタルケア（developmental care）といわれている．

3 妊娠・分娩経過の異常による影響

3.1 妊娠中の薬物（新生児薬物離脱症候群）

母体がうつ病やパニック障害などといった精神疾患やてんかんなどの基礎疾患を合併し，その治療のために精神科系薬剤や抗てんかん薬などを使用しながら妊娠・出産・育児を行うケースが増えている．新生児薬物離脱症候群とは，胎盤を通して胎児移行していたこうした薬物が原因で，新生児にさまざまな非特異的な症状を来す症候群である（表III-2-3）[7]．症状は出生後48時間以内から認められ，1～2週間で自然に軽快することが多い．この症候群そのものによる直接的な合併症はない．そのため，妊娠中も出産時も必要な薬物療法は継続することが望ましい．同時に医療従事者は，妊娠中に服用している薬剤をしっかり把握し，出生後に表のような症状を新生児に認めた時には，合併症をもつ産婦を支える必要がある．

表III-2-3 新生児薬物離脱症候群の症状

症状と所見	
・中枢神経系 　傾眠 　筋緊張低下 　筋緊張の増加 　不安興奮状態* 　安静時の振戦 　興奮時の振戦 　易刺激性** 　けいれん 　無呼吸発作	・消化器系 　下痢 　嘔吐 　哺乳不良 ・自律神経系 　多呼吸 　多汗 　発熱 ・その他***

注：*：睡眠障害，哺乳後の啼泣，なき続けること
　　**：モロー反射の増強を含む
　　***：その他の症状として，頻回の欠伸，表皮剥離（鼻，膝，踵）および徐脈などに注意

出典：文献7）

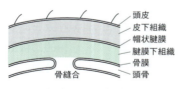

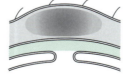

a. 正常の頭部断面：新生児の頭骨は互いに癒合しておらず，すきま（骨縫合）が空いている．

b. 産瘤：皮下組織の浮腫．内腔はなく，境界は不鮮明．

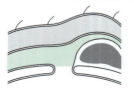

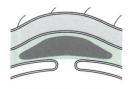

c. 頭血腫：内腔あり．骨縫合をこえない．

d. 帽状腱膜下出血：内腔あり．骨縫合をこえて広がる．

図III-2-12 頭部軟部組織の分娩損傷

出典：文献8）

3.2 産瘤・頭血腫・帽状腱膜下出血

いずれも正常な頭位経腟分娩をはじめ，吸引分娩や鉗子分娩における外力でも生じる．分娩中に自然にあるいは人工的な操作によって発生した器械的要因による障害で，分娩損傷といわれる（図III-2-12）[8]．

a）産瘤

産瘤は，頭皮と帽状腱膜の間に血液や組織液がたまる「皮下出血」もしくは「皮下の浮腫性腫脹」である．先進部に一つ認め，骨縫合を超えて広がり，出生当日が著明となることが多く，数日間で自然吸収される．

b）頭血腫

頭血腫は，骨膜と頭蓋骨の間に血液がたまる「骨膜下出血」である．側頭骨に多いが，複数の部位に認めることもある．骨縫合を超えることはなく，周囲との境界は明瞭で波動性を伴い，生後数日してから明らかになる．血腫により黄疸が遷延することがあり，自然吸収され消退するには1～3ヵ月かかる．

c）帽状腱膜下出血

帽状腱膜下出血では，帽状腱膜と骨

膜の間に血液がたまる．生後数時間から1日のうちに急激に出血が進む重篤な状態である．帽状腱膜下の結合組織が断裂することによる血腫で，骨縫合を超えて広がり，ときに眼瞼や耳介にも皮下出血が拡大し出血量も多い．そのため，出血に伴うショックや播種性血管内凝固（DIC），さらには出血した血液にともなう重症黄疸を併発することが多い．

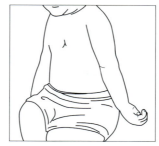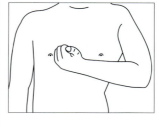

図III-2-13　エルブ麻痺（左）とクルンプケ麻痺（右）

3.3　分娩麻痺

エルブ麻痺とクルンプケ麻痺は骨盤位分娩で，顔面神経麻痺は鉗子分娩で起きることが多い．エルブ麻痺とクルンプケ麻痺ともに巨大児などによる肩甲難産で，分娩時に腕神経叢が過伸展されることにより起きる（図III-2-13）．腕神経叢は腕に伸びる神経の束で脊髄とつながっている．腕神経叢は五つの神経根からできている．

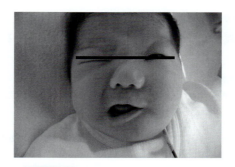

図III-2-14　顔面神経麻痺（左側が患側）

a）エルブ麻痺

エルブ（Erb）麻痺は上腕型麻痺といわれ，腕神経叢の第5頸神経根（C5）と第6頸神経根（C6），ときに第7頸神経根（C7）が損傷を受けたときに起きる．肩関節を外旋・外転すること，肘関節を屈曲することが困難となる．

エルブ麻痺の多くで自然回復が見込まれるが，出生直後に麻痺が回復するかどうかを判断することは困難である．重症例では，経過観察ののちに機能回復が望めない場合もある．

b）クルンプケ麻痺

クルンプケ（Klumpke）麻痺は前腕型麻痺といわれ，第8頸神経根（C8）と第1胸神経根（Th1）が損傷を受けたときに起きる．手関節および手指が動かなくなり，把握反射が消失する．

ほとんどが軽症であり，1週間ほどで自然回復することが多い．まれには，麻痺が回復せずに上肢運動の機能障害を残す重症例も認める．

c）顔面神経麻痺

顔面神経麻痺は，鉗子による顔面神経の圧迫により起きる（図III-2-14）．顔面神経は表情を作る運動神経であり，損傷を受けた顔面神経の支配する領域が麻痺するため，表情が左右非対称になる．下顎領域の損傷では啼泣時に口角が下がってしまいミルクをこぼしやすいが，損傷が頬骨領域まで広がると，加えて鼻のしわ（鼻唇溝）ができない．損傷が側頭部領域まで広がると，下顎や頬骨領域の症状に加えて，啼泣時に額にしわが寄らない，眼瞼が麻痺により閉眼できないなど広範囲の症状をきたす．数日で回復することが多いが，圧迫による損傷が大きいと回復が望めないこともある．

3.4 骨折

鎖骨骨折は頭位経腟分娩時の肩甲難産で，上腕骨骨折は骨盤位分娩で起きることが多い．鎖骨骨折は分娩中の骨折のなかで最多である．多くは骨の一部に亀裂が入り若木がしなるように曲がる若木骨折で，完全には折れていない．骨折部位を引っぱらない，圧迫しないなど安静に保つことで1〜2週間後には化骨形成し，やがて癒合する．

上腕骨骨折や大腿骨骨折はまれであるが，牽引を必要とする場合もある．

3.5 筋性斜頸

頸部と鎖骨および肋骨をつないでいる胸鎖乳突筋の損傷により生じる．骨盤位分娩に多い．同じ方向ばかりを向き，同時に生後2週間頃に胸鎖乳突筋に1〜2 cmほどの硬い腫瘤を触れることで気づかれることが多い．向きにくい方を向くように授乳や声かけを工夫するなどの保存的療法で，1歳までには腫瘤が消失し，斜頸は回復することが多い．腫瘤部のマッサージは行わない．

引用文献

1）医療情報科学研究所編：病気が見える vol. 10 産科，第4版．pp. 89-29，メディックメディア，2018.
2）武谷雄二，上妻志郎，藤井知行，他監修：プリンシプル産科婦人科学 2 産科編，第3版．p. 742，メジカルビュー社，2014.
3）細野茂春監修：日本版救急蘇生ガイドライン 2015 に基づく新生児蘇生法テキスト，第3版，メジカルビュー社，2016.
4）仁志田博司：新生児学入門，第4版．医学書院，2012.
5）増田敦子編：身体のしくみとはたらき―楽しく学ぶ解剖生理．サイオ出版，2015.
6）日本成育新生児医学会編：新生児学テキスト．p. 467，メディカ出版，2018.
7）厚生労働省：重篤副作用疾患別対応マニュアル，新生児薬物離脱症候群．平成22年3月．http://www.mhlw.go.jp/topics/2006/11/dl/tp1122-1j17.pdf（2018年12月15日アクセス）
8）奈良間美保，丸光惠，西野郁子，他：系統看護学講座 専門分野 II 小児看護学 2．p. 20，医学書院，2015.

III-3

新生児のアセスメント

　出生後24時間以内は，新生児は安定した胎内生活から子宮外生活への急激な変化に適応する時期であり，呼吸・循環機能は容易に破綻しやすい．そのため，生理的な適応が順調に進んでいるか見極める必要がある．看護職者は，新生児の既往歴でもある母体の情報も得ながら，新生児のフィジカルアセスメントを行い，順調な適応ができているか評価することが重要である．

1 新生児のフィジカルアセスメント

1.1 アプガースコア

　アプガースコア（Apgar Score）は，出生直後の児の健康状態を評価するスコアで，周産期領域では最もよく使われている．5項目を0～2点で評価し，総得点は0～10点となる（表III-3-1）．日本では，出生後1分値と5分値のアプガースコアを評価し[1]，アプガースコア総得点が0～3点を重度仮死（第II度新生児仮死），4～6点を軽度仮死（第I度新生児仮死），7～10点を正常と判定している．また，早期母子接触を行う基準として，新生児が胎外生活に適応していることを示すアプガースコア値が8点以上の点数がないと実施できないと判断されている[2]．アプガースコアを正しく評価することにより，蘇生に対する反応性の評価は可能であるが，蘇生手技を中断して評価はすべきではない[1]．また，アプガースコア1分値を評価するまでに，蘇生は開始されるべきである[3]．

　1分値のアプガースコアは出生時の状態を反映し，5分値のアプガースコアは，児の予後とよ

表III-3-1　アプガースコア

観察項目 ＼ 点数	0点	1点	2点
皮膚色	青色，全身チアノーゼ	末梢チアノーゼ	全身ピンク
心拍数	0回/分	100回/分未満	100回/分以上
刺激に対する反射	反射なし	顔をしかめる	啼泣または活気がある
筋緊張	四肢がだらりとしている	多少の四肢屈曲がある	四肢が活発に動いている
呼吸	無呼吸またはあえぎ呼吸	弱い啼泣	強い啼泣

出典：文献1）

185

り強い関係がある．そのため，5分値が7点未満の場合は，7点になるまで5分ごとに20分まで記録することが望ましいとされている[4]．生後1分値では，経皮的動脈血酸素飽和度（SpO$_2$）は60％であり，多くの児は全身性チアノーゼがあっても正常である[5]．アプガースコアの評価とともに，どのような蘇生をしたのか，酸素投与や薬物投与の情報も収集する必要がある．

a）アプガースコアの5項目の測定方法

皮膚の色の観察は，全身と四肢の末梢の色を観察し，チアノーゼがないか確認をする．心拍数の観察は，聴診器で心音を聴診するか，臍帯の拍動を触診する．通常，第一啼泣が良好で，児が元気な時の心拍数は100回/以上である．刺激に対する反射の観察は，背中や足底に刺激を与えて，反応を観察する．筋緊張の観察は，四肢の屈曲状態や活動を観察する．呼吸は，啼泣状態や呼吸状態（無呼吸やあえぎ呼吸）を観察する．

b）アプガースコアに影響を与える因子

新生児のヘモグロビンの濃度，在胎週数，母体投与薬物は，アプガースコアに影響する[1]．貧血がある新生児では，動脈血酸素飽和度がより低い値にならないとチアノーゼは現れない．多血の新生児では，過粘稠度症候群による末梢循環不全もあり，中心性チアノーゼが出現しやすく，末梢性チアノーゼの改善は遅れる．早産児は，未熟性のために筋緊張と反射が弱くなる．全身麻酔下で出生した新生児は，麻酔薬の経胎盤移行により sleeping baby として出生し，心拍以外の項目は，麻酔薬による抑制があり，蘇生に対する反応が見られないことがある．

1.2 シルバーマンスコア

新生児の呼吸状態の変化を経時的に観察するもので，呼吸状態の評価として用いられる（表III-3-2）．5項目に0〜2点の点数をつけ，合計点を算出する．0点は呼吸状態に問題がなく，10点は重度の呼吸障害を示す．成熟児では2点以上，低出生体重児では5点以上を呼吸状態の異常があると判定する．新生児の呼吸状態の評価として，シルバーマンスコアだけでなく，経皮酸素飽和度や経皮酸素分圧モニターなどの情報をあわせて総合的に評価する[6]．

1.3 成熟度評価

一般的に新生児の成熟度と在胎週数は一致し，成熟度の評価は在胎週数の推定法として用いられる．出生後でも迅速かつ簡便に実施でき，評価者の経験によらない信頼性の高い評価法として，神経学的所見と身体外表所見を組み合わせた Dubowitz 法（表III-3-3），Ballard 法，New Ballard 法（表III-3-4）がある[7]．Dubowitz 法は，10項目の神経学的所見と11項目の身体外表所見を組み合わせて点数化し，合計点数の x から在胎週数の y を計算式：y = 0.2642x + 24.595 により導き出す．この計算で出された週数の誤差は±2週である．高度医療を受けている児では安全に実施

表III-3-2　シルバーマンスコア

点数	0点	1点	2点
吸気：胸腹運動	胸腹部が同時に上がる	わずかにシーソー呼吸	腹があがるとき胸が下がる
肋間腔陥没	なし	わずかに陥没	著明に陥没
肋骨陥没	なし	わずかに陥没	著明に陥没
下顎沈下	なし	顎が下がり口唇が閉じている	顎が下がり口唇が開く
呼気：うなり声	なし	聴診器で認められる	聴診器なしで聞こえる

出典：文献17）に同じ，p. 696

表III-3-3　Dubowits 法による成熟度評価(1)　神経学的所見

観察項目 ＼ 点数	0点	1点	2点	3点	4点	5点
1. 姿勢 仰臥位, 安静	腕と脚を伸展	股関節, 膝関節でわずかに屈曲, 腕は伸展	脚が, より強く屈曲, 腕は伸展	腕がわずかに屈曲, 脚は屈曲外転	腕と脚が完全に屈曲	
2. 角窓 検者の母指と示指で, 児の手を前腕の方向へ十分屈曲させるように圧力を加える. 前腕と小指球の角度90度	90度	60度	45度	30度	0度	
3. 足首の背屈 検者の母指を児の足蹠に, 他の指を児の脚の背面におき, 足を脚の前面に向けて屈曲させる.	90度	75度	45度	20度	0度	
4. 腕の戻り反応 仰臥位. 児の腕を5秒間屈曲させたのち, 手をひっぱって十分に伸展させ, それから手をはなす.	180度 伸展, または無目的の運動	90〜180度 屈曲不完全または反跳ゆっくり	<90度 迅速, 完全に屈曲			
5. 脚の戻り反応 仰臥位. 股関節と膝関節を完全に屈曲 (5秒間), ついで足をひっぱって脚を伸展したのち手をはなす.	180度 屈曲 (−), またはわずか	90〜180度 不完全な屈曲	<90度 股関節および膝関節で完全に屈曲			
6. 膝窩角 検者の左の母指と示指で, 児の上腿を胸壁につけたのち (膝胸位), 右の示指で足関節の後部を圧して, 脚を伸展させる. 膝窩角180度	180度	160度	130度	110度	90度	<90度
7. 踵—耳 児の足をもって頭部に近づける. 足と頭の距離, 膝の伸展の度合いを観察						
8. スカーフ徴候 仰臥位. 児の手をもって, 頭部の前を通過して他側の肩へ, そして後方に向けて, できるだけひっぱる.	肘が他側の腋窩線に達する	肘が正中線と腋窩線との間	肘が正中線の位置	肘が正中線に達しない		
9. 頭部の遅れ 仰臥位. 児の両手 (小さな児では腕) を握り, ゆっくりと坐位に引き起こす. 頭部と体幹の位置関係を観察	頭部が完全に後方に垂れる	頭部が不完全ながら体幹の動きについていく	頭部を体幹の線に保つことができる	頭部を体幹より前に出す		
10. 腹位水平宙づり 腹臥位. 検者の手を児の胸の下において児をもちあげる. 背部の伸展度, 腕と足の屈曲, 頭部と体幹の位置関係を観察						

III-3　新生児のアセスメント　137

| 表III-3-3 | Dubowits 法による成熟度評価(2) 身体外表所見 |

点数 観察項目	0点	1点	2点	3点	4点
1. 浮腫	手足に明らかな浮腫 脛骨部圧痕（＋）	手足に明らかな浮腫 脛骨部圧痕（＋）	なし		
2. 皮膚の構造	非常に薄くゼラチン様（gelatinous）の感じ	薄く滑らか	滑らか，厚さは中等度，発疹または表皮剥脱	わずかに厚い．表在性の亀裂と剥脱（特に手足）	厚く羊皮紙様．表在性または深い亀裂
3. 皮膚の色	暗赤色	一様にピンク	うすいピンク，体の部分により変化あり	蒼白：耳，唇，手掌，足底のみピンク	
4. 皮膚の（不）透明度（体幹）	多数の静脈，細静脈がはっきりとみえる（特に体幹で）	静脈とその支流がみえる	腹壁で，数本の大きい血管がはっきりとみえる	腹壁で，数本の大きい血管が不明瞭にみえる	血管がみえない
5. うぶ毛（背部）	なし	多数：背中全体に多数，密生	まばら（特に背面下部で）	少ない．うぶ毛のない部分あり	背中の少なくとも1/2は，うぶ毛なし
6. 足底のしわ（plantar crease）	なし	足底の前半分にかすかな赤い線	前半分より広い領域にはっきりした赤い線．前1/3より狭い領域にはっきりした陥凹線	前1/3より広い領域に陥凹した線	前1/3より広い領域にはっきりと深く陥凹した線
7. 乳頭の形状	乳頭がほとんどみえない．乳輪なし	乳頭がはっきりとみえる．乳輪：平坦で滑らか 直径＜0.75 cm	乳輪：点刻状（つぶつぶ），辺縁隆起せず 直径＜0.75 cm	乳輪：点刻状（つぶつぶ），辺縁隆起 直径＜0.75 cm	
8. 乳房の大きさ	乳腺組織を触れない	一側または両側に乳腺組織を触れる 直径＜0.5 cm	両側に乳腺組織一側または両側の直径 0.5～1.0 cm	両側に乳腺組織一側または両側の直径＞1.0 cm	
9. 耳の形	耳介が平坦で，形の形成不十分，辺縁の巻きこみ（内彎曲）は（－）またはわずか	耳介辺縁の一部分巻きこみ	耳介上部全体が不完全ながら巻きこみ	耳介上部全体が十分に巻きこみ	
10. 耳の硬さ	耳介は軟らかく，容易に折り曲げることができる．反跳的に元の形に戻ることができない	耳介は軟らかく，容易に折り曲げることができる．ゆっくり反跳して元の形に戻る	耳介の辺縁まで軟骨（＋），しかし軟らかい．反跳的に元の形に戻る	耳介は硬く辺縁まで軟骨（＋）．瞬間的，反跳的に元の形に戻る	
11. 性器 男児	両側とも，睾丸下降を認めず	少なくとも1個の睾丸が陰嚢内にある（ただし高位）	少なくとも1個の睾丸が完全に下降		
女児（股関節で半分外転）	大陰唇が広く離開，小陰唇突出	大陰唇は小陰唇をほとんどおおう	大陰唇が小陰唇を完全におおう		

出典：文献7）

できない項目があることや，28週未満の児では過大評価となるという問題がある．Ballard法は，6項目の神経学的所見と6項目の身体外表所見で評価が可能な評価方法である．この評価も30週未満の早産児では過大評価されることから，より未熟性の高い児にマイナスのスコアをつけたNew Ballard法が開発された．この評価方法では，26週未満児においても有用である．合計点数xから在胎週数のyを計算式：y＝0.4x＋24により導き出す．評価は生後96時間まで可能であるが，26週未満では皮膚の状態などが変化するため，生後12時間で行う．

1.4 ブラゼルトン新生児行動評価

ブラゼルトン新生児行動評価（neonatal behavioral assessment scale：NBAS）は，新生児の発達や親との関係性に介入するツールである．その評価では，新生児を外界との相互作用によって諸機能

| 表III-3-4 | New Ballard 法 |

神経学的所見

点数	−1点	0点	1点	2点	3点	4点	5点
姿勢							
手の前屈角	＞90度	90度	60度	40度	30度	0度	
腕の戻り		180度	140〜180度	110〜140度	90〜110度	＜90度	
膝窩角	180度	160度	140度	120度	100度	90度	＜90度
スカーフ徴候							
踵→耳							

身体外表所見

点数	−1点	0点	1点	2点	3点	4点	5点
皮膚	湿潤しているもろく，透けてみえる	ゼラチン様紅色で半透明	骨らかで，一様にピンク静脈が透けてみえる	表皮の剝離または発疹静脈はわずかにみえる	表皮の亀裂体の一部は蒼白静脈はほとんどみえない	厚く，羊皮紙様深い亀裂血管はみえない	なめし革様亀裂しわが多い
うぶ毛	なし	まばら	多数密生	うすくまばら	少ないうぶ毛のない部分あり	ほとんどない	
足底表面	足底長 40〜50 mm：−1 ＜40 mm：−2	足底長 ＞50 mm					
足底部のしわ		なし	かすかな赤い線	前1/3にのみ	前2/3にあり	全体にしわ	
乳房	わからない	かろうじてわかる	乳輪は平坦乳腺組織は触れない	乳輪は点刻状乳腺組織は1〜2 mm	乳輪は隆起乳腺組織は3〜4 mm	完全な乳輪乳腺組織は5〜10 mm	
眼/耳	眼裂は融合しているゆるく：−1固く：−2	眼裂開口している耳介は平坦で折り重なったまま	耳介にわずかに巻き込みあり軟らかく折り曲げるとゆっくり元に戻る	耳介に十分な巻き込みあり軟らかいが折り曲げるとすぐに元に戻る	耳介に十分な巻き込みあり硬く，折り曲げると瞬時に元に戻る	耳介軟骨は厚く耳介は十分な硬さあり	
性器（男児）	陰囊部は平坦で表面はなめらか	陰囊内は空虚陰囊のしわはかすかにあり	睾丸は上部鼠径管内陰囊のしわはわずかにあり	睾丸は下降陰囊のしわは少ない	睾丸は完全に下降陰囊のしわは多い	睾丸は完全に下降し，ぶらさがる．陰囊のしわは深い	
性器（女児）	陰核は突出陰唇は平坦	陰核は突出小陰唇は小さい	陰核は突出小陰唇はより大きい	大陰唇と小陰唇が同程度に突出	大陰唇は大きく小陰唇は小さい	大陰唇が陰核と小陰唇を完全に被う	

評　点	
スコア	週数
−10	20
−5	22
0	24
5	26
10	28
15	30
20	32
25	34
30	36
35	38
40	40
45	42
50	44

出典：文献7）

表III-3-5　ブラゼルトン新生児行動評価

行動項目	反射項目
・光に対する漸減反応	・足底把握反射
・ガラガラの音に対する漸減反応	・バビンスキー反射
・ベルの音に対する漸減反応	・足クローヌス
・足の触覚刺激に対する漸減反応	・探索反射
・非生命的視覚刺激に対する方位反応	・吸啜反射
・非生命的聴覚刺激に対する方位反応	・眉間反射
・非生命的視聴覚刺激に対する方位反応	・他動運動に対する上肢の緊張
・生命的視覚刺激に対する方位反応	・他動運動に対する下肢の緊張
・生命的聴覚刺激に対する方位反応	・手の把握反射
・生命的視聴覚刺激に対する方位反応	・台乗せ反射
・敏活さ　　　　・全身的な緊張	・起立反射
・運動の成熟性　・座位への引き起こし	・自律歩行
・防御反応　　　・活動性	・匍匐反射
・興奮の頂点　　・状態向上の迅速性	・側彎反射
・興奮性　　　　・状態の易変化性	・頭と目の緊張性偏位
・抱擁　　　　　・なだめ	・眼振
・自己沈静行動　・手を口に持っていく行動	・緊張性頚反射
・振戦　　　　　・皮膚の色の変化性	・モロー反射
・驚愕　　　　　・微笑み	

出典：藤本智久他：新生児のリハビリテーション．姫路赤十字病院誌 37：27，2013

表III-3-6　ブラゼルトン新生児行動評価の児の状態

State	定義
State1	規則的な呼吸を伴った深い睡眠状態で，閉眼し，自発運動はない
State2	眼を閉じた浅い睡眠状態で，急速な眼球運動が見られる．呼吸は不規則で，吸啜運動が時々起こる
State3	眠そうな状態で，開眼しているが活気がなく，感覚運動に対して反応があるが，反応が遅れやすい
State4	敏活な状態で，輝きのある目つきをし，吸いつくための対象物や視覚，聴覚刺激に集中しているように見える
State5	開眼し，かなりの運動活動性を伴った状態で，短くぐずって声を出す
State6	刺激を受け付けない啼泣状態で，活発に運動する

出典：文献9）より改変

を獲得する主体として捉え，新生児の四つの行動系である自律神経系，運動系，ステート系，注意・相互作用系と外界との相互作用能力を評価する[8]．新生児と評価者の相互作用および検査プロセスを通して，①新生児の各行動系の安定と全体の組織化，②新生児が外界から受ける影響，③新生児の相互作用能力を評価する．35項目の行動評価（うち7項目は補足項目）と18項目の神経学的評価から構成され（表III-3-5），行動評価項目は9段階，神経学的評価項目は4段階の尺度を用いる．刺激が開始される前の2分間，児の自発運動，呼吸状態，眼球運動，驚愕反応，および環境の中で偶発的におこる出来事に対する反応を観察し，児の状態を評価する．児の状態は，六つの State に区別される[9]（表III-3-6）．

1.5　バイタルサインチェック

　新生児の健康状態の査定では，通常は，呼吸，心拍，体温を安静時に測定をする．覚醒した状態の新生児は，測定値の変動があるため，まどろみ状態の State3 で測定するのが望ましい．バイタルサイン測定は，新生児に刺激が少ない順番，呼吸，心拍，体温，血圧の順で行う．

a）呼吸の測定

呼吸は視診により，新生児の腹部と胸部を観察し，吸気と呼気を1回として数えて，呼吸数を1分間測定する．出生直後や啼泣時は一時的に多呼吸になっていることがあるため，安静時に測定する．新生児は，主に鼻腔を介した腹式呼吸を行っている．その基準値は，40〜60回/分である．呼吸のリズムが規則的か，無呼吸がないか観察をする．無呼吸は，20秒以上の呼吸の停止または20秒未満であっても徐脈や経皮的動脈血酸素飽和度（SpO_2）の低下やチアノーゼを伴う場合をいう．1分間60回以上の多呼吸，鼻翼呼吸（呼吸時に鼻腔がぴくぴくと動く），陥没呼吸（胸骨上窩，肋間，胸骨弓下がへこむ），シーソー呼吸，呻吟（うなり声）の有無と程度を観察する．その後，聴診器で，吸気音や呼気音を観察する．

b）経皮的動脈血酸素飽和度（SpO_2）の測定

出生直後の動脈血酸素飽和度（ヘモグロビン（Hb）にどの程度の酸素が結合しているのかを示す値）の評価は，SpO_2の測定により行う．パルスオキシメーターという光を用いた装置で測定されるSpO_2は，動脈血中の総Hb（＝酸化Hb＋還元Hb）に対する酸化Hbの割合を非侵襲的・経皮的に測定した値である[5]．パルスオキシメーターのプローブの装着部位は，動脈管の影響を受けない右手とする．正常なSpO_2値は，早産児，正期産児ともに，生後1分値60％以上，生後3分値70％以上，生後5分値80％以上，生後10分値90％以上で，上限95％を目安とする．生後24時間以降では，早産児は90〜95％，正期産児は95〜100％である．

c）心拍の測定

新生児の心音の聴取は，新生児の大きさに適したサイズで，低音数を聴取できるベル型の聴診器を心尖部に当てて，1分間測定する[10]．心拍数と同時に不整脈や心雑音も観察する．心拍数の基準値は，110〜160回/分である[11]．頻脈は，正期産児では160回/分以上，早産児では180回/分以上で，徐脈は，正期産児では80回/分未満，早産児では100回/分未満である．

d）体温の測定

新生児の体温測定は，腋窩，後頭部，顎下などの皮膚同士が面する部位に電子体温計の先端を静かに挿入し，固定して測定する[10]．直腸温の測定では，体温計の先端にオリーブ油などの潤滑油を塗り，肛門部より1cm程度挿入する．体温の基準値は36.5〜37.5℃で，高体温は37.5℃以上，低体温は36.0℃以下を示す[11]．直腸温や後頭部温は，腋窩温よりも高い．測定直前まで側臥位で下側になっていた部位では体温は高い．直腸温である深部温は，皮膚温よりも0.5℃程度高くなる．高体温の場合，皮膚温が深部温よりも高ければ，環境温度が影響し，皮膚温が深部温よりも低ければ，感染症が疑われる[11]．

e）血圧測定

新生児の血圧の基準値は，在胎週数，出生体重や日齢によって変化するため，明確な基準値がない．在胎週数が長く，日齢が遅いほど平均血圧は高くなる．低出生体重児の場合，「至適血圧＝平均血圧が在胎週数以上」といわれる[12]．マンシェットは，児の大きさに合わせ，測定部位の3分の2の幅を選択する[10]．通常は，上腕部か大腿部を選び，同一部位で測定を行う．マンシェットの幅が大きすぎると血圧は低めに，狭すぎると高めの値となる．体動や啼泣時は，血圧値が高くなるため，安静時に測定を行う．

1.6 全身の観察

a）児の姿勢

新生児の姿勢を観察し，左右対称で四肢を屈曲した姿勢（III-1 章図 III-1-3，上肢は W 型，下肢は M 型）かを確認する．元気のない児は，四肢がだらりとして床への接触面積が広い．筋緊張の異常な児は，足を伸ばしてそり気味となる．

b）頭部の観察

頭部の形，大きさ，前後左右の対称性，大泉門の陥没と大きさ，膨隆，骨縫合の離開や骨重積の有無，骨縫合の癒合，産瘤，頭血腫，帽状腱膜下血腫，水頭症，小頭症，毛髪の性状などを観察する．

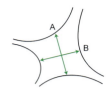

図III-3-1 大泉門測定

A cm × B cm と表示

大泉門径：$\frac{A+B}{2}$ cm

頭位分娩では，児の頭部は変形することが多く，縫合線で頭蓋骨が重なり（骨重積），頭皮の軽度の腫脹（産瘤）および斑状出血が見られることがある．産道通過時に産道と頭皮がすれる横方向の力によって皮膚がよじれて，骨膜が骨から剝離し血管が断裂し出血したものを頭血腫といい，生後 1～2 日に波動を触れる腫瘤となる．頭血腫は，縫合線を超えないで，頭頂骨の一方または両方に起こることがある．

大泉門は，頭蓋の前頭，矢状，左右の冠状の四つの縫合が相互に交わった部分で，菱形をした骨の間隙である．その大きさは，2～3 cm 程度[13]で，生後 6 ヵ月以降に閉じる[14]．大きさの測定は，測定者の示指と中指で大泉門の骨縁を触診で確認し，ノギスで骨縁間径を測定する[15]（図 III-3-1）．

小泉門は，骨重積のため触れないことが多い．

c）顔面の観察

顔面の対称性の観察を行う．顔面の非対称性は，顔面神経麻痺，鰓弓症候群，CHARGE 症候群や胎内で児の顔が圧迫されて起こることがある．

d）顔貌

新生児仮死の場合，不安げで大きな目を見開いていることがある．また，特徴のある顔だちでは，ダウン症候群などの染色体異常や奇形症候群の場合がある．

e）目

眼球の位置，大きさ，対称性，結膜出血や水晶体混濁の有無，注視や追視の有無などを観察する．流涙が多くないかも観察する．分娩時に加わる静脈のうっ血により起こる眼球結膜出血は，1 ヵ月頃までに自然に消失する．新生児の輻輳調節機能が未熟なため，内斜視は正常な児にも多少みられる．

f）鼻

位置，形状，通過性を観察する．後鼻腔閉鎖がある場合，児が泣くと皮膚色がよく，静かにしているとチアノーゼが見られる．

g）口腔

口唇口蓋裂，舌根沈下，巨大舌，舌小帯の有無を観察する．口蓋裂を伴う小顎症はピエール・ロバン症候群などの可能性がある．歯肉や口腔蓋にみられる白色の数 mm の腫瘤をエプスタインの真珠といい，生後 1 ヵ月程度で自然消失する．出生時にすでに歯があるのを魔歯という．抜

けやすい歯で，哺乳障害や感染の原因となることもある．舌小帯短縮症があっても哺乳障害や言語発達の障害になることはないが，舌小帯強直症の場合は障害となる．

h）耳

位置，形状，弾力性を観察する．耳介低位では，ダウン症候群などの染色体異常の場合がある．耳介奇形や外耳道奇形は多くの遺伝的異常がある．

i）頸部

筋性斜頸の場合，胸鎖乳突筋にしこりが触れる．ターナー症候群やヌーナン症候群では翼状頸がみられる．

j）体幹の観察

胸部の観察では，全体的な形状を観察する．新生児の胸郭は，前後径が大きい円筒形で柔らかい．肩甲難産だった場合は，鎖骨骨折の有無を観察する．

腹部の観察では，腹部膨満，腹部の陥没，腫瘤の触知を観察する．正常な新生児の腹部は丸く，胸郭よりも突き出ていることが多い．臍の観察では，出生直後は，臍動脈が2本，臍静脈が1本であるか，臍帯の色が黄染していないか（胎便吸引症候群や子宮内感染の疑いがある），臍帯切断部からの出血の有無を観察する．臍帯は生後7日程度で脱落するが，それまで臍周囲の感染徴候（発赤，腫脹，熱感）がないか，分泌物も含めて観察をする．乳房の観察では，乳房肥大は，母体から移行したエストロゲンの作用によりおこり，正常な新生児の男女を問わずみられる．乳頭から乳汁が出る魔乳がみられることもある．

背部の観察では，二分脊椎，髄膜瘤，毛巣洞（くぼみ）の有無について観察する．二分脊椎や髄膜瘤を認めた場合，髄液の漏出がないかも確認する．仙骨，尾骨の脊柱部付近に毛巣洞がある場合は，その深さや形状によっては，潜在性の二分脊椎や脊髄脂肪腫などの合併があることもある．

臀部の観察では，鎖肛がないか観察をする．外陰部の観察では，半陰陽，陰嚢水腫，停留睾丸，包茎，尿道下裂，鼠径ヘルニアの有無，大小陰唇，陰核の状態，月経様出血，白色帯下，腟開口の状態を観察する．

四肢と指趾の観察では，四肢の非対称性，内反足，外反足，多指，合指，指の重なりの有無を観察する．手足の動きが正常であるか観察をする．分娩麻痺による動きの片側性，易刺激性による過剰運動，痙攣などの異常運動の有無を観察する．

k）皮膚の観察

皮膚色，皮膚の性状や弾力，胎脂を観察する．皮膚の色は淡いピンク色が正常であり，蒼白や灰白色の場合は，貧血や循環系の異常を疑う．多血の児は，異常に紅潮している．新生児の眼瞼や鼻根部に毛細血管の集積による血管腫であるサーモンパッチ，後頭部に毛細血管の集積による血管腫であるウンナ母斑を認めることもある．また，薄いピンク色のポートワインステインとよばれる単純性血管腫を認めることも多い．これらは成長とともに自然に退色する．生後2〜3日頃から肉眼的に黄疸がみられ，皮膚は黄染するが，多くは生理的黄疸で問題ない．新生児の皮膚の性状は，在胎週数により異なり，早産児の皮膚は，皮下脂肪の沈着が少なく，弾力に乏しく，表皮も薄く，毛細血管が透けてみえ，みずみずしく水分の喪失も多い．新生児は，出生時すでに，200〜500万個の汗腺を持つが，十分に機能しない．生後1〜2週間以降に発汗機能が活発となる．

l）泣き声

かん高い泣き声は，中枢神経系の異常を示す所見の一つと指摘もされている[16]．

m）振戦

正常な新生児でもよくみられる生理的な所見の一つであるが，眼球の異常運動やかん高い泣き声などが合併する場合は，中枢神経系や代謝系の検査を行う必要がある．

n）原始反射

新生児早期にみられる原始反射については，III-2章2.2小節を参照．

1.7　身体測定

身体測定では，児の成長の評価を在胎週数に対して評価する．出生直後の体重は，在胎週数40週で3,000 g前後，身長は50 cm，頭囲は約33 cm，胸囲は約32 cmである[17]．頭囲とともに大泉門の膨隆，呼吸状態や神経症状とあわせて評価する．

身体測定は，身体測定によるストレスで児の全身状態が悪化する場合は，児の状態が安定してから測定を行う[18]．

a）体重測定

新生児を裸の状態で，体重計に寝かせて測定する．測定方法は，①児をのせる体重計のバスケットをアルコールで消毒する．②清潔で温めたタオルを敷き，目盛り体重をゼロにセットする．③新生児を裸にして，お尻からゆっくり体重計にのせる．④後頭部を支えている手に，反対の手を添え，両手で頭を保持し，ゆっくりと頭を体重計にのせる．⑤児が動いても転落しないように，両手で防護する．⑥体重計に記載された数字を記載する．⑦児の頭部を両手でゆっくり持ち上げ，片手で後頸部を支える．⑧後頸部を支えている手とは反対の手で臀部と股間を支える．⑨ゆっくり児を体重計から持ち上げ，ベッドに移す．

b）身長測定

測定方法は，①児をのせる身長計をアルコールで消毒し，タオルを身長計に敷く．②児を身長計にのせ，一人が頭を支え，もう一人が片脚を軽く伸ばし，足底を身長計にあてて測定をする．

c）頭囲測定

後頭結節と眼窩上縁の高さで，その周囲を測定する．

d）胸囲測定

片手で後頸部を支え，もう片方の手でメジャーを背部に差し込み，肩甲骨下，腋窩と乳頭を通る周囲で測定する．

2　新生児の生理的変化

2.1　血糖

a）血糖変化

出生後の新生児の血糖値は，母体からの糖の供給が途絶え，呼吸や循環の適応，寒冷刺激，ストレスなどにより，高いエネルギー消費が必要なために，低下する．健常な正期産児では，生後1〜2時間で30 mg/dLまで低下することがあるが，通常は一時的で，症状もなく，出生後の正常な適応であると考えられている．そのため，低血糖を起こすリスクのある新生児を見極めて血糖

モニタリングを行うことが必要である．日本の分娩施設では，持続輸液を直ちに開始することが難しい場合もあるため，50 mg/dL を基準にしている[19]．低血糖のリスクがある場合は，初回は生後 2 時間に血糖を測定する．新生児は，血糖調節能の未熟性のため，過剰糖投与，ステロイド（副腎皮質ホルモン）投与，感染，手術などのストレスにより，容易に高血糖になりやすい．高血糖の明確な基準はないが，180 mg/dL 以上を基準としている施設が多い[19]．

b）血糖の検査方法

足底採血は，手技が比較的簡単で，血管を温存でき，児への負担が少ないのでよく用いられる．片手で踵を保持し，アルコール綿で消毒を行う．アルコールが乾燥する前に，ランセット（小さい両刃の先のとがった尖刃刀）で穿刺すると，疼痛の原因になるほか，溶血やアルコール混入により，測定値に影響するため，十分に乾燥をしてから穿刺する．穿刺部位は，踵の先端（骨膜炎や瘢痕形成による歩行障害を起こす可能性があるため）や内・外足底動脈を避けて，2〜3 mm の深さで穿刺する[19]．組織液の混入を避けるために，最初の 1 滴はガーゼでふき取る．

2.2 生理的体重減少

新生児は，生後数日の間に 3〜10 ％前後の生理的体重減少が起こる[20]．生理的体重減少の大部分は，間質液が尿や不感蒸散として排泄されることによる．生理的体重減少の程度は，正期産児か早産児か SGA 児（small-for-gestational age：出生体重，身長の両方が週数に対して 10 パーセンタイル未満の児）か，栄養方法などで異なる．その減少率は，母乳栄養法の正期産児では 4〜8 ％，人工栄養児の正期産児では 3〜5 ％である．SGA 児は，AFD 児と比べて水分の占める割合が少ないため，生理的体重減少率は低い．生理的体重減少後，正期産児では日齢 3〜5 日頃から体重が増加する．正期産児は 30 g/日程度，早産児では 10〜20 g/日程度増加する．

2.3 生理的黄疸

母体内では，低酸素の環境下で生育されるため，胎児は赤血球数が多い．しかし，生後に赤血球は脾臓で壊され，不要になったヘモグロビンは脾臓などの網内系で分解され，プロトヘムから鉄，一酸化炭素が遊離してビリルビンとなり産生される．このビリルビンは，間接ビリルビン（非抱合型ビリルビン）とよばれ，水に溶けにくい．間接ビリルビンが肝臓でグルクロン酸抱合を受けると，直接ビリルビン（抱合型ビリルビン）となり，水に溶けやすくなるため，胆汁として腸管に排出され，大部分は便中に，一部は尿中に排泄される[21]．新生児は，①赤血球の寿命が 60〜90 日と短いこと，②肝臓能が未熟なため，間接ビリルビンから直接ビリルビンになることが難しく，直接ビリルビンの排泄機能も低いこと，③腸管から直接ビリルビンが吸収（腸肝循環）されやすいことから，生後 2〜3 日に生理的黄疸が現れる．正常児の出生時の血清ビリルビン値は，1 mg/dL 程度であるが，生後 2〜3 日で 8 mg/dL 以上となり，生後 5〜7 日で血清ビリルビン値はピークに達し，12 mg/dL 前後となる[22]．その後，正常な新生児では，7〜10 日前後で徐々に肉眼的黄疸は消失する．血清ビリルビン値が基準値を超えた場合は病的黄疸となり，核黄疸予防のために治療を行う．

客観的な指標として，経皮黄疸計による経皮ビリルビン値が利用されている[23]．一般的に使用されている経皮黄疸計では，測定プローブを前胸部に垂直にあて，ゆっくりと押し込み測定をする．

3 新生児のマススクリーニング

3.1 先天性代謝異常等の検査

先天性代謝異常や内分泌疾患の計20疾患のためのスクリーニング検査（図III-3-2）で，新生児のマススクリーニング検査とも呼ばれる[24]．この検査は，陽性であることが直ちに疾患を確定するものではなく，スクリーニング陽性者を精査医療機関で検査をするかどうかを決めるために行う．

先天性代謝異常の検査方法は，生後4～6日に新生児の踵から検査用の濾紙に採血して行う．足踵外側部をアルコール綿で消毒後，ランセットで穿刺し，穿刺部位の皮膚上に十分な血液滴を作り，1回のみ塗布でその血液を濾紙に染みこませる．濾紙は水平にして乾燥後，遅延なく検査を行うため，採血後24時間以内に採血施設から検査施設に発送する．

検査時の注意事項として，哺乳が不十分な時期では，タンパクや乳糖負荷が不十分となり，測定物質の血中濃度が十分上昇せず，結果が偽陰性になることがあるため，哺乳が確立した生後4～6日に採血をする[24]．また，哺乳直後には，ガラクトースの上昇がみられるため，採血は哺乳後2時間前後で行う．濾紙が汚染されていると，偽陽性となるため，沐浴後の清潔な状態で採血を行う．濾紙の裏面まで染み通らない採血では偽陰性の原因となり，濾紙の同じ部位に2度づけすると血液量の過剰が生じ偽陽性となる．

3.2 聴覚検査

新生児聴覚スクリーニング検査は，1,000人に1～2人程度の頻度で出生する先天性難聴児の早期発見を目的としている[25]．生後早期に診断されることで，生後6ヵ月以内での早期療養（補聴器をつけての聴能訓練や言語指導など）ができ，言語発達やコミュニケーション能力を伸ばすことができる[26]．新生児聴覚スクリーニング検査には，耳音響放射（otoacoustic emission：OAE）の検査と自動聴性脳幹反応（automated auditory brain-stem response：AABR）の検査があり，両検査とも自然睡眠下で検査可能であり，数分間で自動的に判定される[25]．いずれかの検査で，異常が疑われた場合は，精密検査であるABR（auditory brain-stem response）を行う．

対象疾患(20)

- タンデムマス法(16+1)
  - アミノ酸代謝異常症
    1. フェニルケトン尿症
    2. メープルシロップ尿症
    3. ホモシスチン尿症
    4. *シトルリン血症*
    5. *アルギニノコハク酸血症*
  - 有機酸代謝異常症
    6. *メチルマロン酸血症*
    7. *プロピオン酸血症*
    8. *イソ吉草酸血症*
    9. *メチルクロトニルグリシン尿症*
    10. *HMG血症*
    11. *複合カルボキシラーゼ欠損症*
    12. *グルタル酸血症Ｉ型*
  - 脂肪酸代謝異常症
    13. *MCAD欠損症*
    14. *VLCAD欠損症*
    15. *TFP欠損症*
    16. *CPT-1欠損症*
    17. *CPT-2欠損症*
- ボイトラー法，ペイゲン法(1)
  - 糖質代謝異常症
    18. *ガラクトース血症*
- ELISA法(2)
  - 内分泌疾患
    19. 先天性甲状腺機能低下症
    20. *先天性副腎過形成症*

図III-3-2　新生児の先天性代謝異常の検査

（ ）：対象疾患の数．斜体：新生児期に急性増悪の可能性がある疾患．
HMG：ヒドロキシメチルグルタル酸，MCAD：中鎖アシルCoA脱水素酵素，VLCAD：極長鎖アシルCoA脱水素酵素，TFP：三頭酵素，CPT：カルニチンパルミトイル転移酵素

a）新生児聴覚スクリーニングの検査方法

AABRの検査方法は，脳波の誘発電位の一つであるABRを利用し

て，自動判定ができるようにしたものである[25]．判定基準は，35 dB（decibel）で設定され，「pass（反応あり）」と「refer（反応なし）」で結果が表示される．refer（反応なし）の場合は，再検査が必要となる．両耳にイヤーカプラーを装着し，電極を3か所（前額部中央，項部中央，肩または頬部）に貼る機種と，電極とイヤホンとが一体化して，乳様突起部（耳後部）と頭頂部に装着する機種がある．両機種ともにささやき声程度の強さの音をイヤホンから聞かせる．

OAEは，内耳蝸牛の外有毛細胞の機能を検査する．小さなスピーカーとマイクを内挿してあるイヤープローブからの音に対して内耳の蝸牛が反応し，その一部が外耳道に放射される音を検出して，「pass（反応あり）」と「refer（反応なし）」で結果が表示される．耳に音を入れると，内耳より小さな音が放射されてくるので，この音そのものを記録する．内耳よりも上位の聴神経障害の疾患では診断はできない．

ABRは，児に音を聞かせた際の脳幹からの脳波をコンピューターで解析・記録するもので，1～7個の山のある波形で表示される．音の大きさを変化させ，それぞれの音量での反応を記録する．それぞれの波が現れるまでの時間（潜時）も記録する．反応が悪い場合は，波が現れないか，潜時が長くなる．

b）検査の適応

新生児聴覚スクリーニング検査は，基本的に全新生児が対象となる．早産児を含むハイリスク新生児では，AABRやOAEを行わず，退院前に精密検査であるABRを行うこともある．難聴のハイリスク児としては，①早産児：在胎週数が33週未満，②極低出生体重児：出生体重1,500g未満，③重症黄疸児：血清総ビリルビン値およびアンバウンドビリルビン値（非抱合型ビリルビンのうち，アルブミンと結合していない遊離ビリルビンの値）が交換輸血基準を超えた児，または入院経過中にアンバウンドビリルビン値が1.0以上となった児，④先天性サイトメガロウィルス感染児，⑤染色体異常および奇形症候群児，⑥重症仮死児および新生児低酸素性虚血脳症の児：アプガースコアが5分値7点未満の児である．

検査を行う時期は，正期産児で状態が安定している児では，生後3～5日で実施する．状態が安定しておらず，保育器に収容されている児であれば，保育器をでて，退院前までに実施する．

引用文献

1）細野茂春：Apgarスコア．ペリネイタルケア 37（5）：16-19，2018．
2）日本周産期・新生児医学会，日本産科婦人科学会，日本産婦人科医会，日本小児科学会，日本未熟児新生児学会，日本小児外科学会，日本看護協会，日本助産師会：「早期母子接触」実施の留意点（2012年10月17日）．http://www.midwife.or.jp/pdf/h25other/sbsv12_1.pdf（2018年12月3日アクセス）
3）細野茂春監修：日本版救急蘇生ガイドライン2015に基づく新生児蘇生法テキスト，第3版．p. 46，メジカルビュー社，2016．
4）日本産科婦人科学会／日本産婦人科医会編：産婦人科診療ガイドライン―産科編2017．p. 413，日本産科婦人科学会事務局，2017．
5）杉浦宗浩：酸素飽和度．ペリネイタルケア 37（5）：20-24，2018．
6）瓦林達比古他：新生児のApgar scoreの評価，新生児のSilverman scoreの評価：新生児の診察法と注意すべき異常所見．日本産婦人科学会雑誌 53（1）：N10-N14，2001．
7）松尾光通他：新生児成熟度の評価．周産期医学 46 増刊号：500-503，2016．
8）側島久典：新生児の意識と行動の評価．周産期医学 46 増刊号：504-505，2016．
9）T. Berry Brazelton 編／亀山富太郎監訳：ブラゼルトン新生児行動評価，原著第3版．pp. 16-19，医歯薬出版，1998．

10) 田中悠紀：バイタルサイン測定時の観察ポイント．ネオネイタルケア 31（4）：16-21，2018.
11) 中西秀彦：バイタルサイン（心拍数，呼吸数，血圧，体温）．ネオネイタルケア 31（4）：9，2018.
12) 長野伸彦：新生児の呼吸・循環生理を理解しよう！　小児看護 41（12）：1503，2018.
13) 北川真理子他編：今日の助産，改訂第 3 版．p. 924，南江堂，2015.
14) 仁志田博司編：新生児学入門，第 3 版．p. 57，医学書院，2009.
15) 文献 13）に同じ，p. 1059.
16) 文献 14）に同じ，p. 61.
17) 武谷雄二他編：正常新生児の管理．プリンシプル産科婦人科学，pp. 176-178，メジカルビュー社，2014.
18) 上條恵理香：身体計測時の観察のポイント．ネオネイタルケア 31（4）：23-28，2018.
19) 荒堀仁美：血糖値．ペリネイタルケア 37（5）：32-37，2018.
20) 文献 14）に同じ，pp. 29-30，医学書院，2009.
21) 医療情報科学研究所編：病気がみえる　産科，第 2 版．pp. 329-330，メディックメディア，2010.
22) 文献 14）に同じ，p. 296.
23) 岡田仁：ビリルビン値．ペリネイタルケア 37（5）：25-31，2018.
24) 石毛美夏：先天性代謝異常等検査．ペリネイタルケア 37（5）：42-46，2018.
25) 西田浩輔他：聴覚検査（ABR，OAE）．ネオネイタルケア 31（4）：53-58，2018.
26) 國方徹也：新生児聴覚スクリーニング検査．ペリネイタルケア 37（5）：38-41，2018.

III-4

新生児のニーズとその看護

　この章では，早期新生児期を中心としたケアとその根拠について学ぶ．新生児の解剖生理学的特徴をふまえたうえで，ケアの必要性や留意点を理解することを目指す．

1　栄養（哺乳，授乳，ビタミンK投与）

1.1　新生児の消化吸収能力，解剖学的特徴

　新生児は吐乳，溢乳（いつにゅう）を生じやすいが，これらは生理的な現象である．また，胃が捻転しやすく排気がされにくい．しかし排気が十分にされないと腹部膨満を来し，呼吸抑制の原因になる．よって授乳直後の嘔吐を回避するため，排気は十分に行い不要な体動がないように静かに寝せるよう留意する．

1.2　初期嘔吐と溢乳

　初期嘔吐とは，生後数日の間に羊水様または水様の唾液が混入したような粘液を嘔吐するが，生理的なものである．溢乳とは，児の口角からだらだらと乳汁が出てくる状態で，新生児の胃や噴門の特徴によって生じ，これも生理的なものとみなしてよい．溢乳は嘔気を伴わず，授乳後や排気時のほか体位交換時にもみられる．

1.3　新生児に必要な水分と栄養

a）水分量

　理論上，新生児に必要なエネルギー量は 120 kcal/kg/日，必要な水分量は 150 mL/kg/日である[1]．しかし生理的体重減少の時期には，この数値はあてはまらない．母乳のエネルギー量は母親の産褥日数や栄養状態などの条件によって変動するが，初乳は 48 kcal/dL，成乳は 62 kcal/dL である[2]．

b）哺乳量の目安

　新生児の胃の容量は生後日数を経るごとに増える．出生時体重や在胎週数，哺乳意欲などの個別性も関与するが，日齢1日は 5〜7 mL，3日で 22〜27 mL，1週間で 45〜60 mL，1ヵ月で 80〜150 mL である[3]．母乳を与える場合，授乳前後の体重測定により哺乳量は算出可能であるが，必要時のみ実施すればよい．この数値が母親のストレスにならないよう，また「少ない」

「足りない」等の発言を安易にしないよう留意する．3〜4時間ごとに人工栄養を与える場合の哺乳量の目安は，生後日数（±1）×10 mLとするが，個人差を考慮する．初期嘔吐の時期や早産児および低体重児はこの通りには哺乳できないことが多く，またこの計算式は，生後10日くらいまでしか適用できない．看護職者はこの計算式に頼るだけでなく，児の状態にあわせ，適切な哺乳量を考慮して母親を支援することが求められる．

3〜4ヵ月までの乳児は，空腹感とは別に吸啜反射があるため，口に乳首が触れれば満腹でもミルクを飲むことがある．満腹感のため啼泣しそれを母親が哺乳量不足と思いこみ，さらにミルクを補足し嘔吐するという悪循環を来しかねない．哺乳量および体重増加量とともに児の腹満の有無も観察する必要がある．

母乳を与えることは，母子の双方にとって様々な利益がある．医学的理由がなければ，児にとって最良ともいえる母乳栄養を勧め，不要な人工栄養を与える必要はない．母親のほとんどは「できれば母乳で育てたい」と考えているが，授乳については様々な価値観があり，乳汁分泌が少ない時は母乳を与えることにストレスを感じる母親もいる．母親を労い励ましながら，母親の意思を尊重することが重要である．

また一方，厚生労働省の「授乳・離乳の支援ガイド（2019年改定版）」では，生後数ヵ月の完全母乳栄養は，その後のアレルギー疾患予防効果はないとの研究結果を紹介している[4]．母乳と人工栄養それぞれの利点を認識したうえで，エビデンスに基づく情報提供が必要である．

1.4 母乳と人工乳の違い

母乳には，多くの免疫物質による感染防御作用，脂肪やタウリンによる脳の発達の促進，無機塩類による緩下作用がある．母乳中の免疫物質による殺菌作用のため，授乳毎の乳頭の清拭や消毒は，通常は不要である．児がほしがるときに授乳することを自律授乳という．自律授乳では，授乳間隔，乳汁分泌状態，哺乳量（必要時は哺乳量を測定），児の哺乳意欲，母乳栄養に関する母親の知識について情報を得て支援する．一方，時間を決めて哺乳をさせる時間授乳（規則授乳）では，3時間ごとに授乳時間を定める施設が多いものの，この3時間という数字には明確な根拠があるわけではない．母乳は消化が良く授乳間隔が短いため，授乳から3時間経たないうちに児が空腹を訴えることがある．母に正しい知識がないと，これを母乳分泌不足と思い違いし不要な人工栄養を与えることもあるため，母乳への吸啜刺激の機会が減ずることのないよう留意が必要である．

人工栄養は母乳を与えられない場合や，母乳が不足した場合に有用である．特に，先天性代謝異常症の新生児に与えられる特殊ミルクは，これらの病児の生存や健康障害の防止に無くてはならないものである．人工栄養（瓶哺乳）時の注意点を表III-4-1に示す．

近年話題になっているように，乳児用液体ミルクは，災害時に清潔な

表III-4-1　人工栄養（瓶哺乳）時の注意点

・児の生後日数，体重，直近の哺乳時間や哺乳量を把握し，本日の1回あたり哺乳量の目安を考慮する．
・母乳禁忌事例を除き，まず先に母乳を与え，不足分を人工栄養で補うことを原則とする．
・授乳の前後，児のおむつを観察し，汚染があれば交換する．
・哺乳瓶や乳首は消毒されたものを使用する．
・育児用粉乳はサカザキ菌による感染が海外で報告されている．これを予防するため，70℃以上に熱したあと冷ました温湯を使用する．
・授乳後は，哺乳力，嘔吐の有無，哺乳量，哺乳意欲，排泄，腹満等について観察し，記録に残す．

水や哺乳瓶が入手できない場合でも調乳や消毒の必要がなく有用である．しかし過去の震災時，海外から支援物資として乳児用液体ミルクが届けられたにもかかわらず，活用されなかったことがあった．

一方で，乳児用液体ミルクの課題として，高価であること，消費期限が短いことから，災害時に備え全ての乳児に配布できる量を備蓄することは困難で，廃棄に伴う問題もある．母乳を与えている場合は，災害時であっても母乳を継続することが望ましい．そのためには，避難所では，授乳室を設けるなど母親が安心して母乳を与えられる環境を確保することが必要である．

1.5　ビタミンK投与

新生児は以下に示すような理由から，ビタミンKが不足しやすい．

①ビタミンKは経胎盤移行性が悪く，出生時の備蓄が少ない．

②腸内細菌叢が形成されていないため，ビタミンKの合成が少ない．

③母乳中のビタミンK含量は少なく，しかも個人差が大きい．

④母親の泌乳量，新生児の哺乳量は個人差が大きい．

⑤ビタミンKの吸収能が低い．

⑥ビタミンKエポキシド還元酵素活性が低い．

⑦ビタミンK依存性凝固因子の血中濃度が生理的に低い．

母乳にはビタミンK含有率が少ないため，かつて1〜2ヵ月の完全母乳栄養児にビタミンK不足による頭蓋内出血が発生することがあった．しかし，現在，乳児ビタミンK欠乏による出血症の予防として，合併症をもたない正期産新生児でも，予防的にビタミンKが経口的にあたえられ，また育児用粉乳にはビタミンKが添加されているため，その発生は成熟新生児では少ない．日本では，ガイドラインに従い成熟新生児に対して，出生時，退院時，1ヵ月健康診査時の3回，ビタミンK製剤の投与を実施している（III-6章表III-6-1）[5]．

ビタミンK製剤は，シロップや粉末で販売されており，冷ました温湯に溶かしたものを，哺乳瓶やカップ，あるいはシリンジで与える．ビタミンK製剤の内服後は，嘔吐がないか確認するとともに，母子健康手帳や新生児用記録シートに記載する．

2　保温と環境整備

2.1　新生児の体温の特徴

新生児は体温調節機能が未熟であり，外的条件の影響を受けやすい．長時間低体温状態にあると，アシドーシスを来し生命の危険がある．よって体温を喪失しないようなケアが必要である（表III-4-2）．

2.2　新生児室の環境

a）新生児室の物理的環境

母子同室制が実施できない条件下では，新生児は新生児室に収容される．新生児室は室温24〜26℃，湿度50〜60％で，新生児の観察ができるよう白色蛍光灯を用い，500ルクス以上の照度が望ましい[1]．

表III-4-2	新生児の体温喪失を防止するケア

誕生前の準備と出生時のケア
・新生児蘇生に備え，インファントウォーマーをオンにしておく．
・ベビーベッドの寝具やシーツ，衣類を湯たんぽや電気行火等で温めておく．
・分娩室の室温を高めに設定し，加湿する．
・出生直後の新生児の水分を素早く拭き取る．
・早期母子接触において母の体温を児が受け取るとともに身体を十分に保温する．
・児に帽子を被せ，頭部からの体温喪失を防ぐ．
・保育器内の壁を2重にして内側の壁と体表温との差を減らす．

平時のケア
・エアコンや扇風機の冷気が直接あたらないようにする．
・沐浴時の水分は速やかに拭き取り，素早く衣服を着せる．
・冬期，新生児が寝ているベッドを冷たい壁のそばに置かない．
・室温を上げ，壁の温度も上昇させる．
・窓にカーテンをつけ冷気が部屋に伝わることを防ぐ．

b）看護職者が留意すべき新生児室の安全

新生児は授乳しながら鼻呼吸が可能であるが，いっぽうで鼻が塞がれると口呼吸が困難な状態にある．ガーゼハンカチをベビーベッドの頭側の縁に無造作に掛けておくと，それが新生児の顔に落ち呼吸を妨げる危険があるため，折りたたんで頭部付近に置く方が安全である．また，鼻腔分泌物や吐物が鼻を覆うことのないよう，注意と観察が必要である．

看護職者が長い爪や腕時計を装着したまま新生児を扱うと，児の脆弱な皮膚を損傷する危険がある．また，胸ポケットにペンを挿入したりネームカードを装着したまま新生児を抱くと，それらが児の顔に触れ危険であるため，他のポケットに移す．

ベビーベッドに寝ている新生児の顔面，頭上，体幹上で聴診器や体温計を取り扱うことは，それらを落とす危険があるため，留意する．

c）感染予防

新生児室に児を収容する母児異室制は，多数の児を同時にケアすることとなるため感染防止対策は重要である．看護職者が感染源とならないよう，一人の児へのケアの前後は必ず手洗いまたはアルコール消毒を行う．また体温計等の器具は共用せず個別に扱い，聴診器や黄疸計など共用せざるを得ないものは使用前後に消毒する．母子同室制は，母親の病室で母親からのケアを受け他の人との接触が少ないため，院内感染防止に有用である．母親の育児技術が向上し母乳栄養率も向上するため，条件が許せば母子同室制を積極的に導入することが望ましい．

d）寝具の条件

新生児の寝具の条件として，保温効果と吸湿性があり，児の身体を圧迫しないもの，呼吸を妨げない軽い素材が望ましい．また，嘔吐物等で汚染されやすいため，1日に1回はシーツ等を交換する．出生直後は児の体温の喪失を防ぐため，あらかじめ湯たんぽや電気行火等で寝具を温めておく．

e）衣服の条件

室温25～26℃の場合，衣服は短衣と長衣の2枚程度を目安として，吸湿性があり刺激がない綿100％が良い．児の身体の動きを妨げないもので，縫いしろが直接児の肌に当たらないよう

な縫製が施されているものが理想である.

3 清潔（保清）

新生児は表皮，真皮ともに薄く未発達であるため，皮膚は刺激に敏感で傷つきやすい．さらに低出生体重児や早産児は角質層の分化が成熟児ほど進まず角質層は成人の50％である．出生直後の新生児の皮膚は，成人よりもアルカリ性に近いため，バリア機能が低い[3]．生後数日経過すると皮膚は弱酸性に近づく．このように新生児は，皮膚の解剖学的・生理学的特徴からも，不要な皮膚刺激に曝されないよう，排泄時は速やかにおむつ交換し皮膚の清潔を維持する必要がある．

3.1 清潔のケア

a) ドライテクニック

出生直後に乾燥したタオルで血液や羊水等の水分のみ拭き取り，胎脂は拭き取らず残す方法をドライテクニックといい，1974年にアメリカ小児科学会が提唱したものである．従来，ドライテクニックは沐浴に比して新生児の体温低下が少ないとされてきたが，正期産新生児の場合，いずれの方法でも有意差は認められないことが報告されている[6]．頭髪に凝血や卵膜などの付着物が多い場合は平櫛等で丁寧に付着物を除去することが必要で，生後1日頃に頭部のみ洗浄することもある．

b) 沐浴

近年，出生直後の第1沐浴を実施する施設は少ないが，出生後1日以降に約7割以上の施設で沐浴が実施されている[7]．沐浴の利点は，児の全身観察がしやすく，出生時の身体の付着物をまんべんなく除去できることである．退院後，家庭で沐浴を実施する場合は，家庭の事情にあわせ沐浴指導が必要である．新生児は，沐浴時に排尿や排便があることも多く，また感染予防の意味からも，生後1ヵ月頃までは，家庭の浴槽に入れることなく，沐浴する方が望ましい．

(1)沐浴実施時の注意点

沐浴が可能な条件は，以下の通りである．

・哺乳直後でないこと（少なくとも授乳後30分以上経過）

・下痢や嘔吐がない

・皮膚に感染性とみられる発疹がない

・バイタルサインに異常がない

(2)沐浴の準備（体重測定を含む）

・必要物品をそろえる（ベビーソープ，沐浴布，バスタオル，ガーゼ，かけ湯用ボウル，着替えの衣服，おむつ，綿棒，臍帯用消毒アルコール綿，平櫛またはブラシ）．

・沐浴室の室温を25〜26℃に調整し，扇風機等の風が直接あたらないよう環境を整える．

・下から，衣服，おむつ，バスタオルの順に重ね，すぐに水分を拭ける状態にしておく．

・体重計，ベビーベッド，沐浴槽，準備したバスタオルの位置など，効率よく安全な動線を考えるとともに，床に水滴がないことを確認する．

・湯温は季節により調整するが，湯温計で38〜41℃であることを確認し準備する．

(3) 沐浴の実施（施設の 2 槽式沐浴槽で実施時，実施者が右利きの場合）

湯に浸かっている時間は 5 分程度，脱衣から着衣まで 15 分以内での終了が望ましい.

①衣服を脱がせ体重測定

・衣服とおむつを外しながら全身観察する.

・排泄があればおむつを交換し，手洗いをする.

・児を安全に保持し体重測定を行い速やかに記録する.

②正面保持法で児の身体を湯に沈める

・沐浴布を児の体に掛けるか包み込む.

・頸部から後頭部を術者の左手で支え，股関節と臀部を右手で安全に保持する.

・児を保持した状態で，術者の右肘を湯につけ湯温を再度確認する.

・児を脚からそっと湯に沈ませ，右手を臀部からはなす. 左腕は沐浴槽の縁に置く.

③顔面清拭（顔面用沐浴槽の湯を用いる）

・右手でガーゼを持ち右側の顔面用沐浴槽の湯につけ絞り，片側の目の睫の眼脂を除去するように清拭する. ガーゼの面を換えるかガーゼをゆすぎ，もう一方の睫を清拭する.

・額，頬，耳とその周囲，眉毛，顔面全体を万遍なく，小鼻や口の周辺は丁寧に清拭する.

④頭部と頭髪の洗浄

・ガーゼを沐浴槽の縁に置き，ベビーソープを右手に受け，右手で頭髪を泡立て洗浄する.

・ガーゼを使い沐浴槽の湯で頭部をゆすぎ，ガーゼを絞り頭髪の水分を拭き取る.

⑤頸部，体幹前部，四肢を洗浄

・前頸部を V 字を描くように洗浄する.

・児の片方の腕の沐浴布を外し，掌から腕，腋窩と肩周囲までベビーソープで洗いゆすぐ. もう一方も同様にする.

・胸部，腹部の沐浴布を外し，実施者の掌全体で丁寧に洗う.

・臍帯および臍帯付着部，下腹部，鼠径部，下肢および趾も洗う.

⑥背面保持法にし，背面と臀部を洗浄

・実施者の右手を児の左腋窩に差し込む.

・実施者の左手は児の後頭部と後頸部を支えたまま，両手で児を挟み保持し，ゆっくりと児を実施者の右腕に預けるように倒す.

・左手にベビーソープを受け，耳の後ろ，後頭部，後頸部，背部，臀部を洗いゆすぐ.

⑦正面保持に戻す

・実施者の左手を児の頸の付け根から後頸部や耳の後ろに当てる.

・右手は腋窩と顎部を支え，実施者の両手で児を挟むように保持し，湯の中でゆっくり児を背面に向けて倒す.

・湯のなかで沐浴布を広げ児の胸腹部を覆い，湯をかけ児を安心させる.

・陰部を洗う. 女児は陰唇の間，男児は陰嚢の襞や後ろを丁寧に洗う.

⑧かけ湯

・補助者は，石けん分が混入していない湯を，右手でかけ湯用ボウルに汲み，左手でその湯を受けながら児や実施者の手の石けん分を流すようにする.

・かけ湯が終わったら，実施者は児を軽度傾斜させ児を保持したまま，手指の水分を落とす．

⑨水分を拭き取る

・広げたバスタオルの上に児を乗せ，すばやく包み，丁寧に水分を拭き取る．同時に実施者の手や腕の水分をバスタオルで拭き取り，児の衣服を濡らさないようにする．

・腋窩，頸部，耳の後ろ，頭髪，鼠径部，膝下，指の間の水分をしっかりと拭き取る．

・バスタオルを抜き取り，すばやくおむつを簡単に当て，衣服を迎え袖で着せる．

⑩臍帯の処置

・綿棒で臍帯断面，臍帯付着部の水分を吸着する．

・同時に臍帯の乾燥の程度，出血および悪臭の有無も観察する．

⑪おむつ，衣服を整える

・消毒が済んだら腹部に指2本が入る位のゆとりをもたせ，おむつを閉じる．

・衣服のひもを結ぶ．

・背中心を引っ張り，しわがないようにする．

⑫耳朶と鼻掃除，整髪

・実施者の左手で，児の頭部を軽度把持しながら，耳朶と耳孔の入り口付近を綿棒で拭く．

・鼻に分泌物があれば，利き手で素早く鼻孔の入り口付近の分泌物を綿棒で除去する．

・実施者の左手で児の後頸部を支え，右手でブラシを持ち，毛並みに沿って整髪する．

⑬児を母の元にもどす

・児のネームバンドとベビーベッドのネームカードが同じであることを確認し，ベビーベッドにもどす．

4 排泄（おむつ交換）

4.1 排尿，排便の特徴

初回排尿排便は，出生と同時に起こることもあるが，そうでなければ通常は出生後24時間以内に起こる．

4.2 おむつ交換

新生児の皮膚は表皮も真皮も未発達であるため刺激に弱い．よって尿や便による刺激は速やかに除去する必要がある．また，おむつ交換は排泄や清潔のケアであると同時に，児の不快感をとり除くことにもなる．おむつ交換は児の情緒面への発達に関わる行為でもあるため，児に声かけをすると良い．おむつには紙，布があり，施設によって使用するものが異なる．母親が退院後，おむつの使用に困らないよう，退院に向けて使用するおむつの確認が必要である．

a）おむつ交換（紙おむつ）の実際

（1）準備と注意点

・おむつ交換時は，排泄物の性状について観察する．

・交換する未使用のおむつ，お尻ふき，ディスポーザブル手袋，おむつ入れごみ箱を準備する．

・実施前に，必ず，お尻ふきと新しいおむつをすぐ使える状態に準備しておく．

・基本的に，股関節脱臼を起こさないよう下肢を強く引き上げることは避ける．

III-4　新生児のニーズとその看護　205

・速やかに交換しないと，次の排尿や排便で衣服を汚染しやすい．特に排便時は児の衣服や術者の手が汚染されないよう，素早く，確実に実施することが必要である．
・おむつ交換の後は必ず手洗いをする．

(2) 排尿時
・おむつを開き，臀部に術者の左手を入れ臀部を持ち上げる．右手で素早く汚染したおむつを除去するとともに小さくまとめる．新しいおむつを右手で素早く挿入する．新生児の尿は希薄で皮膚への刺激となることは少ないため，排尿のみの場合はお尻ふきでの清拭は必ずしも必要はない．
・おむつ交換に慣れないうちは，あらかじめ交換するおむつを，使用中のおむつの下に挿入しておくと良い．

(3) 排便時（紙おむつの場合）
・排便時のおむつ交換は，施行者の手，衣服が便で汚染しないよう注意が必要である．
・おむつを開き，まずは右手で便をある程度除去する．この時，使用中のおむつの汚染されていない部分を使って便を除去してもよい．
・便で衣服や児の下肢や術者の手が汚染されないために，便を紙おむつで覆うように折りたたむ．
・陰部から臀部に付着している便をきれいに清拭する．この時，おむつを少し下方にずらしても良い．排便時は，女児は前から後ろに向けて便を拭き取り腟や外陰部に便が付着しないように，男児の場合は陰嚢の襞に便が残らないようにする．
・便を拭き取ったら，右手で汚染されたおむつを抜き取り，おむつを小さくまとめ閉じる．
・右手ですばやく新しいおむつを挿入し適切な位置にあて，テープで仮止めする．
・新しいおむつを装着したら，足の動きをさまたげないよう，腹部をしめつけすぎないよう股関節部にゆとりがありすぎないよう注意しながら整える．
・汚染されたおむつは小さくまとめ，おむつ入れごみ箱に廃棄する．

5 睡眠（音と光の調節）

睡眠は新生児の脳の発達を促す重要な要素であり，REM 睡眠と Non-REM 睡眠がある．REM 睡眠時は脳の代謝や血流が増加し脳の発達が促される．新生児の睡眠時間は 16〜18 時間で，REM 睡眠が占める割合が多い．正期産新生児は 2〜4 時間程度の周期で，睡眠と覚醒が出現する．児の睡眠サイクルに合わせて，母親も休息することが必要である．

新生児室は観察のため白色蛍光灯を用い，500 ルクス以上の照度が望ましい．聴覚は胎児期から発達しており，出生直後から音には敏感で，ゆったりした高めの声に反応しやすい．また，臍帯血流音を聞くと落ち着き，母親の声を聞き分けるといわれる．新生児は静かで落ち着いた場所でよく眠るため，空腹や排泄による不快を取り除き，衣服のしわがなく，適切な寝具で，適切な室温を保てば熟睡できる．

また近年，NICU で昼夜の区別のある明暗環境の重要性が明らかになり，光環境が NICU に長期滞在する早産児の睡眠，身体，知覚の発達に大きな影響を与えることが報告されている[8]．

6 愛着形成（早期母子接触）

6.1 「早期母子接触」と「カンガルーケア」との違い

「早期母子接触」と「カンガルーケア」とは異なる．正常新生児の出生直後に実施される母子の皮膚接触は「早期母子接触（early skin-to-skin contact）」とされ，具体的には，児の健康状態を確認後，産婦の胸腹部で児を抱かせ，母子の皮膚が直接触れあうことをいう．いっぽう，「カンガルーケア」とは，全身状態が安定した早産児に対して，NICU（新生児集中治療室）内で従来から実施されてきた母子の皮膚接触をいう．

早期母子接触による児へのメリットとして，母の体温を受け児の体温が安定する，母の皮膚の常在菌を獲得し免疫を獲得しやすい，啼泣が少ないためエネルギー消費が少なく血糖値が維持できる，児の心拍数が安定する等がある．また，母親へのメリットとして，プロラクチンやオキシトシン等のホルモン値が上昇することで母性意識と愛着行動が高まり，乳汁分泌や子宮復古も促される．このように，早期母子接触は健康な母子にとって好ましいケアである．

6.2 早期母子接触の実際

a）早期母子接触の適応基準と中止基準

正期産正常新生児であっても，出生直後は呼吸循環系が不安定であり異常事態が生じやすい．早期母子接触時の新生児の死亡事例も発生している．そのため，日本周産期・新生児医学会は，ガイドラインによって経腟分娩を対象とした早期母子接触の適応基準，中止基準を示している（表III-4-3）[9]．

b）早期母子接触の実施

（1）母の準備

・母の意識が明瞭で児を安全に抱ける状態であること，母が早期母子接触を実施する意思があることを確認する．

・母親の上体を挙上し，セミファーラー位（約30度）とする．さらに軽度の側臥位をとってもよい．

・児に母の汗が付着しないよう母の胸腹部の汗を拭き取る．

表III-4-3　経腟分娩を対象とした早期母子接触の適応基準，中止基準

	適応基準	中止基準
母親	・早期母子接触を実施する意思がある ・バイタルサインが安定している ・疲労困憊していない ・医師，助産師が不適切と認めていない	・傾眠傾向 ・医師，助産師が不適切と判断する
児	・胎児機能不全がなかった ・新生児仮死がない（1分・5分アプガースコアが8点以上） ・正期産新生児 ・低出生体重児でない ・医師，助産師，看護師が不適切と認めていない	・呼吸障害（無呼吸，あえぎ呼吸を含む）がある ・SpO_2：90％未満となる ・ぐったりし活気に乏しい ・睡眠状態となる ・医師，助産師，看護師が不適切と判断する

出典：文献9）

(2) 児の準備

・児に付着した水分を完全にふき取り，帽子を被せるなど低体温にならないよう十分に保温する．

・バイタルサインが正常範囲であること，パルスオキシメーターで，SpO_2が正常範囲であることを確認する．

(3) 安全な状態で児を母に抱いてもらう

・裸の新生児の胸腹部と母の胸腹部が触れるように，抱いてもらう．

・児の顔を横に向け気道閉塞のないよう，呼吸が楽にできるよう留意する．

・温めたタオルで児の身体を覆い，十分に保温する．

・母子の皮膚が直に接し，母がしっかり抱き支えられるよう新生児の位置や体位をバスタオルや安楽枕で調整する．

・できるだけパルスオキシメーターを装着するとともに，呼吸状態，冷感やチアノーゼの有無を綿密に観察する．

(4) その他の注意点

・出生後，児の状態が安定したら早期に開始し，30分以上または児の吸啜まで継続することが望ましい．

・継続時間は2時間を上限とする．児が眠ったり母が傾眠状態になった時点で終了する．

6.3 早期母子接触の実施にあたり看護職者が留意すべきこと

産婦の早期母子接触に対する意思の確認後，その利点と注意点について，バースプラン作成時に前もって説明しておくと母も精神的準備ができる．実施に当たっては，分娩後，疲労した母親が遠慮なく自分の要望を伝えることができるよう，看護職者は受容的で落ち着いた態度で接することが求められる．

他の分娩が同時に進行するなど母子の観察が不十分な状況下で，早期母子接触に関わる児の死亡事故は発生しているため，十分なマンパワーが確保できない場合に早期母子接触を実施することは危険である．状況によっては早期母子接触を実施しないのもひとつの選択肢である．早期母子接触を実施しないまたはできない場合，看護職者が児の状態を母親に伝えたり，児の父親が児を抱いたり触れたりするなどの支援や配慮が必要である．

6.4 母子相互作用の促進（母子同室制）

早期母子接触は母子相互作用の重要な促進因子であり，その延長線に母子同室制がある．母子同室制とは，児が母親の病室で過ごすことをいう．母親の極端な疲労がなく児の状態が安定していれば，可能な限り早期から母子同室制を採用することが望ましい．また母親の状態に合わせて，昼間のみ母子同室とし，夜間の授乳時に新生児室に母が出向く方法もある．母子同室が可能な基準を表III-4-4に示す．

母子同室の利点として，院内感染防止はもちろんのこと，母親が主体的に授乳やおむつ交換をすることから，児の観察力や育児技術が高まる．特に初産婦においては退院後の育児不安の軽減が期待できる．児の泣き声を聞き，児に触れ，その姿を目にするだけでも，オキシトシンやプロラクチン濃度が高まり，母乳分泌が促され児への愛着も高まる．児もまた，不快や空腹のために泣いて訴えると優しい声で直ちに対応してくれる母親に信頼と愛着を増す．一方で母子同室は母

表III-4-4 母子同室を可能とする基準

母の条件	児の条件	施設の条件
・母子同室を行う意思がある ・母の睡眠不足や疲労がない ・精神状態が安定している ・児の世話ができる状態である ・十分な育児技術を持つ ・十分な母児同室指導（育児指導）を受けている ・伝染性の感染症がない	・ローリスク児である ・バイタルサイン等が異常なく安定している ・頻回な嘔吐，下痢がない ・伝染性の感染症がない	・母子同室が可能な病室のスペースがある ・複数収容の病室の場合，同じ条件の褥婦である ・病室の母の指導が可能なマンパワーを確保している

親にとって疲労や睡眠不足等の負担となる側面もある．看護職者は母親の負担を考慮しながら，ねぎらいの言葉をかけながら母子同室が継続できるように支援する必要がある．

母子異室制をとる施設や児が NICU に収容された母子分離状態であっても，看護職者が児の様子を話題にしたり，児の写真などを見せるだけでも，同様の理由から，児への母の愛着を促すことは可能である．

7 EENC : early essential newborn care （早期必須新生児ケア）

近年，途上国における early essential newborn care（EENC：早期必須新生児ケア）について関心が高まっている．世界の 5 歳未満死亡の 45 ％は新生児死亡が占め[10]，途上国の新生児死亡の主なる原因は新生児感染症である[11]．しかしこれらの背景には様々な要因がある．その地域に特有な周産期の慣習や文化的背景，TBA（traditional birth attendant）による分娩介助など，基本的な分娩時のケアや新生児ケアが実践されていないことが考えられる．また EENC に関する教育が医療スタッフに十分に施されていないことが指摘されている．このような状況の中，2014 年，WHOと UNICEF は EENC プログラムを開発した[11]．EENC とは三つのケアから構成され[10,11]（表 III-4-5），特に出生直後の新生児への必須ケアおよびその利点として 3 点があげられる（表 III-4-6）．

WHO 西太平洋地域では，約 2 分に 1 人の割合で出生時に新生児が死亡するが，EENC により，新生児仮死，新生児感染症，早産（未熟児）による死亡を防ぐことが可能となり，WHO 西太平洋地域において，少なくとも年間 5 万の新生児死亡を防ぐと推測される[11]．

今日，日本を含めた先進国の多くは低い新生児死亡率を誇り，EENCは先進国において重要視されないか

表III-4-5 EENC を構成するケア

1. すべての新生児と母親を対象とする分娩時および新生児のケア（適切な保温，早期母子接触，適切な臍帯ケア，初回授乳の支援）
2. 早産児に関するカンガルーケア
3. 分娩および産後の合併症へのケア

出典：文献10），11）

表III-4-6 出生直後の新生児への必須ケアとその利点

1. タオルで確実に清拭し水分を除去することにより呼吸を促し，低体温を防ぐ．臍帯拍動が止まってから臍帯切除することで，新生児の貧血を防ぐ．
2. 出生直後から最低 1 時間，母と皮膚を密着した新生児は，皮膚がピンクで温かく落ち着いて健康である．
3. 新生児が母乳を吸う準備ができたサインが出てから，完全母乳を開始し実施することで，新生児死亡のリスクを低減させることができる．

もしれない．また，ハイリスク事例が多い先進国にはそのまま適用できないこともある．しかし福富ら[12]の報告は，ローリスク事例への基本的な母子ケアを適切に実施することや早期母子接触の重要性に加えて，周産期医療に携わる者が確実な知識と技術を持つことの必要性を再認識させるものである．日本は開業助産師が正常分娩を取り扱ってきた長い歴史を持ち，地域に根ざし女性と子どもに寄り添うケアを実施してきた．これらのケアはEENCそのものであったといえる．助産師に受け継がれてきたケアの精神は母性看護学領域においても継続できるものである．

引用文献

1）森恵美，他：系統看護学講座，専門分野II，母性看護学各論．医学書院，2012．
2）北川真理子，内山和美編：今日の助産，改訂版第3版．南江堂，2015．
3）有森直子編：母性看護学II．医歯薬出版，2015．
4）厚生労働省：授乳・離乳の支援ガイド（2019年改定版）．https://www.mhlw.go.jp/shingi/2007/03/dl/s0314-17.pdf（2019年4月19日アクセス）
5）日本小児科学会新生児委員会ビタミンK投与法の見直し小委員会：新生児・乳児ビタミンK欠乏性出血症に対するビタミンK製剤投与の改訂ガイドライン（修正版），2011．https://www.jpeds.or.jp/uploads/files/saisin_110131.pdf（2019年4月19日アクセス）
6）Nako Y, Harigaya A, Tomomasa T, et al：Effects of bathing immediately birth on early neonatal adaptation and morbidity：a prospective randomized comparative study. Pediatrics International 42：517-522, 2000．
7）細坂泰子，茅島江子，抜田博子：新生児清潔ケアの実態とケア洗濯の模索—混合研究法を用いて．日本助産学会29（2）：240-250，2015．
8）兼次洋介，中川真智子，李コウ，他：NICUの環境—照度への考え方の変遷．周産期医学44（4）：527-523，2014．
9）日本周産期・新生児医学会：「早期母子接触」実施の留意点（2012年10月17日）．http://www.jspnm.com/sbsv13_8.pdf（2019年4月19日アクセス）
10）Yoshida S, Martines J, Lawn JE, et al：Setting research priorities to improve global newborn health and prevent stillbirths by 2025. J Glob Health 6（1）：010508, 2016．
11）World Health Organization：Action plan for healthy newborn infants in the Western Pacific Region（2014-2020）．https://iris.wpro.who.int/bitstream/handle/10665.1/10454/9789290616634_eng.pdf（2017年9月14日アクセス）
12）福冨理佳，五十嵐由美子，新福洋子，他：タンザニアの医療施設における早期必須新生児ケア（EENC）のセミナー実施報告．聖路加国際大学紀要4：58-62，2018．

III-5

新生児の異常

　新生児仮死は出生後の胎外環境へ適応ができていない状態であるが，ハイリスク新生児ではなくとも予期せず起こることがある．適切な処置を行うことで99％の児が蘇生可能であるとされており，分娩に関わる全ての医療従事者は標準的な新生児蘇生法について理解しておく必要がある．また，以下に述べるような呼吸障害，低血糖，黄疸が見られた場合には重症化を防ぐため，後遺症を残さないために早期介入が必要である．どういった所見に注意を要するか，どのような治療が必要になるかを把握しておくことがその後のケアにも役立つ．

1　新生児仮死

　出生時に胎内から胎外への呼吸循環動態の移行が障害された場合に新生児仮死となる．脳の低酸素や虚血による障害は重篤な神経学的後遺症を残すことがある．原因としては，常位胎盤早期剝離，胎盤機能不全，母体ショック，臍帯脱出などによる胎児機能不全，また，先天異常や未熟性が考えられる．アプガースコアが4〜6点を軽度新生児仮死，3点以下を重度新生児仮死とする（III-3章表III-3-1参照）．

　分娩に携わる医療従事者は誰であっても，速やかに適切な蘇生を行わなければならない．わが国では新生児蘇生法（neonatal cardio-pulmonary resuscitation：NCPR）のガイドラインが作成されており，このアルゴリズムに基づいて蘇生処置を行う（図III-5-1）．

　正期産児の約85％は出生後10〜30秒のうちに自発呼吸を開始する．10％の正期産児は皮膚乾燥と刺激に反応して自発呼吸を開始し，約3％の児は陽圧換気を経て呼吸を開始する．2％の児は気管挿管による呼吸補助を要し，0.1％の児では肺循環への移行を確立するために，胸骨圧迫ならびにアドレナリンの投与を要する[1]．

1.1　臍帯血液ガス分析

　出生直後に臍動脈血の血液ガス分析を行うことで分娩中の児の状態を把握することができる．アプガースコアによる評価は主観的な要素があるが，臍帯血液ガスは客観的な指標として用いられる．胎児期は，胎盤で酸素と二酸化炭素とのガス交換を行っているが何らかの原因で胎盤でのガス交換がうまくいかなくなると，pHは低下し，アシデミアとなる．pH値は児の予後と相関す

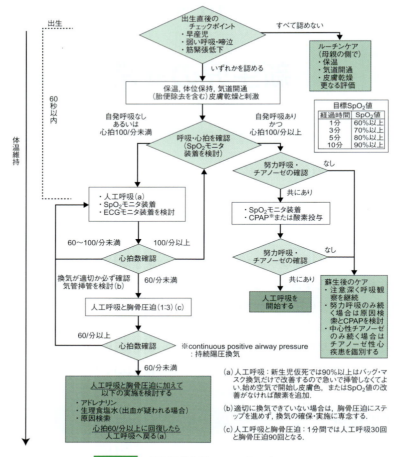

図III-5-1 新生児蘇生法のアルゴリズム 2015

出典:文献1)に同じ, p. 247

表III-5-1 pH値による新生児死亡率

pH	新生児死亡	痙攣	痙攣+新生児死亡
7.15〜7.19 (n=2,236)	3 (0.1%)	2 (0.1%)	1 (0.05%)
7.10〜7.14 (n=798)	3 (0.4%)	1 (0.1%)	0
7.05〜7.09 (n=290)	0	0	1 (1.1%)
7.00〜7.04 (n=95)	1 (1.1%)	1 (1.1%)	1 (1.1%)
<7.00 (n=87)	7 (8.0%)	8 (9.2%)	2 (2.3%)

出典:文献2)

ることが知られている．Goldaberら[2]はpH7.0未満では新生児死亡率が上がると報告している（表III-5-1）．

産婦人科診療ガイドラインにおいても，臍動脈血ガス分析結果は分娩中，胎児血酸素化が障害されていなかったことの証明に極めて重要であり，可能な限り採取・評価・記録することを推奨している[3]．

1.2 パルスオキシメーター

パルスオキシメーターは経皮的動脈血酸素飽和度（SpO$_2$）と脈拍数を測定する機器である（図III-5-2）.

プローブを右手掌や手首に巻くことで非侵襲的かつ連続的に測定することができる．SpO$_2$の目標値を設定し，低酸素もしくは酸素過剰の状態を避ける．新生児蘇生の際にも装着することが奨められている（III-3章p.191参照）.

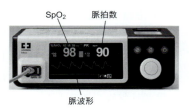

図III-5-2 パルスオキシメーター
出典：コヴィディエン社ウェブサイト

2 呼吸器疾患

2.1 新生児一過性多呼吸（transient tachypnea of the newborn：TTN）

a）症状

酸素化不良，努力呼吸（呻吟，鼻翼呼吸，多呼吸，陥没呼吸）がみられる．

出生直後から呼吸障害を呈し，病名の通り"一過性"であり数日以内に軽快することがほとんどだが，気胸やPPHN（後述）を合併することもある．

b）原因

胎児期には肺胞内は肺水で満たされており，出生後に肺水は間質，毛細血管から速やかに吸収される．しかし，何らかの原因で肺水の吸収遅延が起こると呼吸障害がみられる．吸収障害が起こる原因として，新生児仮死，母体への麻酔薬投与，帝王切開，多血症，糖尿病母体児などがある．

c）診断

基本的には他の呼吸障害を来す疾患（気胸，胎便吸引症候群，新生児呼吸窮迫症候群，先天性心疾患など）が否定的であることが前提であり，除外診断としてTTNを考慮する．

胸部レントゲンでは，肺野に索状影や葉間胸水がみられる．

d）治療・管理

SpO$_2$の低下に対しては酸素投与，努力呼吸や二酸化炭素の貯留がみられる場合には陽圧換気（経鼻的持続陽圧換気 nasal continuous positive airway pressure：nasal CPAPやhigh flow nasal cannulaなど）といった対症療法を行う．重症であると気管挿管，人工呼吸管理が必要となることもある．

2.2 胎便吸引症候群（meconium aspiration syndrome：MAS）

a）症状

羊水混濁があった児に呼吸障害がみられる場合には本症を疑う．

b）原因

子宮内で何らかの原因で胎便を排泄し，それを吸引し気道狭窄・閉塞を起こすことで呼吸障害が生じる．胎児が低酸素になると腸蠕動が亢進し胎便が排泄される．過期産児に多いとされる．

c）診断

羊水混濁がみられる場合に，気管内から胎便が吸引されることで診断される．吸引された胎便が，まばらに気管支につまるため胸部レントゲンにて肺気腫と無気肺が混在したような所見が特徴的である．

d）治療・管理

胎便により肺胞虚脱している場合には，気管挿管の上，人工肺サーファクタントによる洗浄を行う．TTN と同様に SpO_2 の低下に対しては酸素投与を行う．努力呼吸や二酸化炭素の貯留がみられる場合には陽圧換気もしくは人工呼吸管理を行う．

緊張性気胸を併発することもあるため，急激な酸素飽和度の低下，徐脈，低血圧がみられる場合には気胸の増悪がないか画像検査など評価する．

2.3　新生児遷延性肺高血圧症（persistent pulmonary hypertension of the newborn：PPHN）

新生児は出生後の呼吸開始とともに肺血管抵抗が低下し，肺へ血液が流れるようになる．しかし，肺自体の疾患または肺血管の異常により，肺血管抵抗が高い状態が続くことがあり，その結果，肺に血液が流れ込みにくくなる．この病態を新生児遷延性肺高血圧症（PPHN）と呼んでいる．

a）症状

低酸素血症，努力呼吸などの呼吸器症状である．

b）原因

肺自体の疾患では胎便吸引症候群，新生児呼吸窮迫症候群，肺炎，気胸，新生児一過性多呼吸がある．

肺血管の異常では肺低形成，先天性横隔膜ヘルニア，13 トリソミー，18 トリソミー，21 トリソミーなどがある．

c）診断

右上肢（動脈管を介した血流に影響されない部位）と下肢（動脈管を介した血流に影響される部位）で SpO_2 に差がみられる．心エコーでは，動脈管の血流が肺動脈側から大動脈側に優位になる（通常は逆），三尖弁逆流，心室中隔が平坦（通常は右室側に凸），などといった所見から総合的に判断する．

d）治療・管理

原因となる疾患があれば各々の治療を行う．並行して肺高血圧に対する治療，つまりは肺血管抵抗を下げる治療を行う．啼泣や体動により肺血管抵抗は容易に上昇してしまうため，安静を保持するため極力患児に触らないようにする（ミニマルハンドリング）．鎮痛・鎮静薬を使用する場合もある．酸素投与，人工呼吸器管理下でも安定しない場合には，一酸化窒素などの肺血管拡張薬により肺血管を拡張させ肺血管抵抗を下げる．

2.4　新生児呼吸窮迫症候群（respiratory distress syndrome：RDS）

a）症状

酸素化不良，努力呼吸（呻吟，鼻翼呼吸，多呼吸，陥没呼吸）がみられる．

b）原因

肺サーファクタントの欠乏により肺胞が虚脱することで酸素化不良，換気障害が起こる．

早産児（特に在胎 32 週未満）に多い．切迫早産などあらかじめ早産となることが予想される場合には出生前に母体にステロイドを投与することで肺の成熟を促す方法もある．

c）診断

胸部レントゲンにて，網状顆粒状陰影，肺野の透過性低下，気管支透亮像がみられる．羊水または胃液のマイクロバブルテストが有用である（サーファクタントが欠乏しているとマイクロバブ

ルが作られにくいため，バブルの数が少ないほど RDS の可能性が高い）．

d）治療・管理

人工肺サーファクタントを補充する．

呼吸不全に対しての対症療法を行う．SpO_2 の低下に対しては酸素投与，努力呼吸や二酸化炭素の貯留がみられる場合には陽圧換気または気管挿管，人工呼吸器管理を考慮する．

3　低血糖

a）症状

活動性低下，哺乳不良，無呼吸発作，易刺激性，痙攣など症状は様々である．

b）原因

出生とともに母体からの糖の供給が途絶えると血糖値は急激に低下する．正常新生児であれば，グリコーゲンの分解・糖新生・脂質の利用といった血糖維持機構がはたらき，生後 3 時間までに血糖値は上昇し安定するが，ハイリスク児であると低血糖に陥りやすい．低血糖のリスク因子として，早産・低出生体重児，SGA（small-for-gestational age）児，HFD（heavy-for-dates）児，糖尿病母体児，新生児仮死などが挙げられる．

c）診断

症状が特異的ではないため，具合の悪い新生児ではあらゆる場面で血糖値を測定する．上記のような低血糖のリスクがある児では出生後 1 時間，生後 2 時間，生後 4 時間，初回の哺乳前などで血糖測定を行い，低血糖を見逃さないようにする．

血糖値 50 mg/dL 未満を低血糖とすることが多いが，新生児の明確な基準値は定まっていない．ただし，低血糖は神経学的予後に影響するため低血糖を遷延させないよう慎重に対応する．

d）治療・管理

経口摂取が可能である場合には早期に授乳を行う．臨床症状を伴う場合には，速やかに経静脈的にグルコースの投与など対処する．

4　黄疸

a）症状

血液中のビリルビンが増加したために皮膚が黄色く見える状態である．新生児は生理的に多血であり，赤血球が壊れるときに産生されるビリルビンが血液中に増加するために皮膚が黄色くなる．

ビリルビンは中枢神経系に毒性を持つこともわかっており，核黄疸（ビリルビンが脳の一部に沈着する）を引き起こし，中枢神経の後遺症を残すことがある．新生児は血液脳関門が未熟なので血液中のビリルビンが脳へ移行してしまう．これらの理由から黄疸に対しては治療が必要となる．

b）原因

①ビリルビンの産生が多い：血液型不適合（溶血性疾患），多血症，出血など

②ビリルビンの代謝ができない：新生児仮死，代謝性疾患などで肝機能が低下した場合

③ビリルビンが排泄できない：胆道閉鎖症，肝炎など

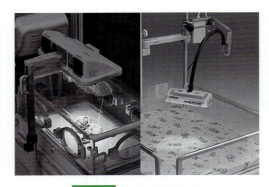

図III-5-3　LED 光線治療器
出典：アトムメディカル社ウェブサイト

④腸肝循環の亢進：消化管閉鎖，狭窄などによる胎便排泄の遅れがみられる場合
⑤母乳性黄疸：母乳に含まれる女性ホルモンが肝臓のグルクロン酸抱合を阻害する，母乳に含まれる成分（βグルクロニダーゼ）が腸肝循環を亢進させる，などの理由から母乳栄養児では黄疸がみられやすい．生後2週間以降も遷延する場合が多いが，どの程度で治療が必要かは定まっていない．ただし，母乳性黄疸だと判断しても安易に母乳を中止してはいけないことが重要である．

c）診断

新生児は生理的に黄疸がみられるが，以下の場合は病的黄疸である．

①生後24時間以内に黄疸が認められる早発黄疸，②ビリルビン値が正常域を超えて高い重症黄疸，③生後2週間以降にみられる遷延性黄疸．

治療の基準値については出生体重別，日齢，修正週数によって基準が設けられている．

血清総ビリルビン値やアンバウンドビリルビン値を用いて治療開始を判断する．アンバウンドビリルビンはアルブミンと結合していない遊離ビリルビンであり，容易に血液脳関門を通過し神経毒性をもたらすことが指摘されている．アンバウンドビリルビンが測定できる施設では，総ビリルビンとともに測定するのが望ましい．

d）治療・管理

第一選択は光線療法である．光のエネルギーを使ってビリルビンを水に溶けやすくし，胆汁や尿から排泄しやすい形に変化させて体の外に出す治療である．現在は LED を用いたものが主流である．動物実験で網膜への影響が指摘されており，光線療法中は遮光用のアイマスクを使う（図III-5-3）．

光線療法で改善がみられない場合には交換輸血を考慮する．血液中のビリルビンを取り除くために，輸血と瀉血を同時に行う．薬物療法としては，溶血を回避する目的で免疫グロブリン投与や，ビリルビンと結合させて血液中のビリルビン値を下げる目的でアルブミン投与を行うこともある．

治療終了後にビリルビン値が再度上昇すること（リバウンド）があるため，光線療法終了後1〜2日はビリルビンを測定する．

引用文献

1）一般社団法人日本蘇生協議会監修：新生児の蘇生．JRC 蘇生ガイドライン 2015，p. 244，医学書院，2016．
2）Goldaber KG, Gilstap LC, Leveno KJ, et al：Pathologic fetal academia. Obstetrics and Gynecology 78：1103, 1991.
3）日本産科婦人科学会／日本産婦人科医会編：産婦人科診療ガイドライン―産科編 2017．日本産科婦人科学会事務局，2017．

III-6

ハイリスク新生児

医療的介入を要する新生児を的確に把握し，介入タイミングを逃さず安全に管理が行えるようにするために，ハイリスク新生児の特徴と罹患しやすい疾患について本章で学ぶ．

1　早産児と低出生体重児

1.1　在胎週数による分類

在胎週数による定義については III-1 章 1.3 小節を参照のこと．

現在日本では生育限界が 22 週とされており，22 週未満は流産とされている．治療法進歩により予後の改善はみられているが，在胎週数が短いほど救命率は低下する（図III-6-1）．

早産で問題となるのは各臓器・組織の未熟性であり，多くの場合で（無症状である場合も予防的に）NICU（新生児集中治療室）管理を要する．

臓器・組織別にリスクと予防・治療を記す．

①脳：血管脆弱のための易出血性，脳室周囲白質軟化症，黄疸への感受性の高さ
　《予防》出血を避けるようバイタルサイン変化を最小化する循環管理，minimal handling（必要最小限の処置）

②眼：未熟網膜症
　《予防》高濃度酸素投与や急激な SpO_2 変動を極力避ける呼吸管理
　《治療》網膜光凝固，抗 VEGF（血管内皮増殖因子）抗体投与，網膜剥離時の手術等

③心：心収縮不全，動脈管開存症
　《予防》適切な水分管理，呼吸管理の安定
　《治療》カテコラミン等循環作動薬の使用，輸液による血管内容量の調整，動脈管開存に対するシクロオキシゲナーゼ阻害薬投与，手術

④呼吸：新生児呼吸窮迫症候群，新生児一過性多呼

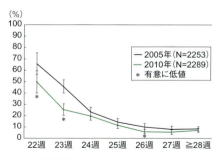

図III-6-1　在胎週数別死亡退院率

出典：日本小児科学会新生児委員会：2010 年に出生した超低出生体重児の死亡率．日本小児科学会雑誌 120（8）：1254-64, 2016

吸，未熟児無呼吸発作
《治療》CPAP（持続陽圧呼吸療法）を含む人工呼吸管理，（欠乏がある場合は）サーファクタント気管内投与，酸素投与，キサンチン製剤投与
⑤消化管：蠕動不良，胎便関連性腸閉塞，特発性消化管穿孔，壊死性腸炎
《予防》プロバイオティクスの利用，母乳栄養の促進
⑥皮膚：易感染性，組織脆弱性
《予防》治療用人工物等の圧迫による褥瘡形成の防止，テープ類の皮膚刺激性や剥離方法による損傷の防止，湿度調節や体位調節による皮膚成熟促進の調整，化学刺激の回避
⑦感染：易感染性
《予防》NICU 内水平感染予防，カテーテル類の早期抜去等

1.2 出生体重による分類

出生体重による定義については III-1 章 1.2 小節を参照のこと．

一般的には在胎期間が短いほど出生体重は低くなるが，胎児発育不全により正期産児でも低出生体重となり得る．出生体重別死亡退院率を図 III-6-2 に示す．

低出生体重であると組織に対して表面積が広いため熱が奪われやすく，また熱産生組織の不足のため，低体温リスクが高くなる．新生児期の低体温の侵襲性は強いため注意が必要である．

グリコーゲン貯蔵組織の不足のため低血糖ハイリスク群である．

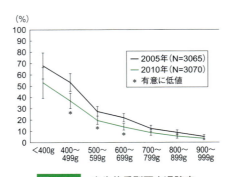

図III-6-2　出生体重別死亡退院率
出典：図 III-6-1 に同じ

《治療》

保育器管理と頻回の体温評価による体温管理を行う．収容基準は施設により異なるが，体温保持ができることを目標として設定を行う．

日本では極低出生体重児以下は閉鎖式保育器で管理するのが一般的である（不感蒸泄が多いので，湿度管理も同時に行うことが望ましいため）．

低血糖を防止するため，生後 1，2 時間で血糖値確認を行う．低血糖がみられる場合や体重 2000 g 未満の場合はブドウ糖輸液を行う．

2　巨大児

出生体重 4000 g 以上のときにこのように呼ばれることがある（III-1 章 1.2 小節参照）．

在胎週数での標準体重値の 90 パーセンタイルを超える HFD 児の場合，母体糖尿病（新生児低血糖，心筋症の有無の確認），胎児水腫（先天性感染症，溶血性貧血，重症心不全，先天疾患の確認），胸腹水などの貯留が生じていないかどうか検索を進め，モニタリングや治療の必要性を検討する．

出生前に巨大児の出生が予想される場合は，児頭骨盤不均衡リスクの慎重な評価が必要となる．また，在胎 42 週を超過すると胎盤機能不全のリスクが増加することから，現在は分娩誘発が考慮される[1]．

3　感染症

3.1　早発型敗血症

　早発型敗血症は，出生後72時間以内に発症し，子宮内感染症を原因とする．このため，前期破水，遷延破水，母体発熱，絨毛膜羊膜炎，胎児頻脈等で高リスクとなる．

　出生後早期の循環不全，新生児呼吸窮迫症候群様の呼吸障害，多臓器不全を呈しうる．急速な進行が特徴であり，病原体検出前の経験的抗菌薬投与を余儀なくされることが多い．抗菌薬投与前に各種培養検体（血液，尿，便，皮膚，胃液，全身状態が許せば髄液等）を採取し，速やかに抗菌薬投与を開始する．原因菌判明後に抗菌薬再検討を行う．

　原因病原体としてB群溶血性連鎖球菌（GBS），大腸菌が多数を占める．リステリア菌，腸球菌，セレウス菌等がこれに続く．細菌以外に単純ヘルペスウィルスやカンジダも原因病原体となりうる．

　GBSは早発型敗血症の原因病原体として最も多く，重症化の可能性も高いため注意が必要である．全妊娠で分娩前35〜37週での腟培養検査が推奨されており，GBS陽性であった場合（または今回結果に関係なく前回分娩時にGBS陽性であった場合）は分娩前の予防的抗菌薬投与が推奨されている[1]．GBS陽性母体についても，感染徴候がないかどうか注意深く経過観察を行い，症状や絨毛膜羊膜炎の有無により血液検査・細菌培養検査及び治療を考慮する．

3.2　遅発型敗血症

　子宮外環境への適応後に生じる重症感染症であり，出生後に環境から感染する場合が多いが，GBS髄膜炎，中枢神経型単純ヘルペス等，子宮内・分娩時に既に生じていた感染が遅発性に発症する場合もある．

　ブドウ球菌感染症（MRSAを含む黄色ブドウ球菌，コアグラーゼ陰性表皮ブドウ球菌），緑膿菌，セラチア菌，大腸菌，クレブシエラなどが病原菌として検出されうる．接触感染により伝播するものも多く，水平感染予防策が望まれる．

　また，ビフィズス菌など宿主に有益に働く生きた細菌によって作られるプロバイオティクスの経管投与や，母児接触による常在菌叢獲得も試みられている．

　いわゆる"not doing well"が発見の契機になることが多い．"not doing well"の症状は活気の低下，不穏，無呼吸発作の増加，低体温・高体温，哺乳力低下・嘔吐・胃内容排泄遅延などであり，これらの非特異所見から感染症を疑うことが早期発見治療につながる．

4　糖尿病

　糖尿病合併妊娠，妊娠糖尿病いずれも児側に胎児過剰発育（これに付随する分娩損傷，帝王切開率の上昇），胎児発育不全（胎盤機能不全に伴う），胎児機能不全，子宮内胎児死亡，胎児心筋症，新生児多血症，新生児低血糖，新生児呼吸窮迫症候群のリスクが上昇するため，注意すべき妊娠である．流早産，羊水過多／過少，妊娠高血圧腎症など母体合併症もみられる．

　重症低血糖は不可逆的な神経学的後遺症の原因となりうるため，糖尿病合併妊娠／妊娠糖尿病の場合は出生後に繰り返し児の血糖測定を行い，低血糖が存在する場合は遅滞なく治療（ブドウ

糖点滴）を行う．

黄疸に留意し，血糖コントロールが不良であった場合はモニタリング，心エコーも考慮する．

5 新生児メレナ

新生児メレナ（真性メレナ）は，消化管出血に伴う吐血・下血を総称するものである．

コーヒー残渣様嘔吐，タール便が特徴であるが，消化液による変性を受けきれないほど多量の出血の場合は鮮血となることがある．

母体血嚥下による「仮性メレナ」と区別する必要がある（血性羊水や血乳の存在の確認，Apt 試験による成人型ヘモグロビンの存在を参考とする）．

a）原因

(1) ビタミン K 欠乏性出血

現在は出生後の予防的ビタミン K 投与をルーチンとして行うようになり（表 III-6-1），ビタミン K 欠乏を原因とする凝固因子活性低下により生じた消化管出血はかつてよりは減少したが，主要な原因のひとつである．血液凝固に関連する血液検査値の異常がみられる．

(2) 急性胃粘膜病変

新生児仮死／潜在性ジストレスに伴うことが多く，主要な原因である．

(3) 潰瘍（胃潰瘍，食道潰瘍，十二指腸潰瘍）

(4) 中腸軸捻転による絞扼性イレウス

(5) 胃内・メッケル憩室内異所性膵組織による出血

(6) 壊死性腸炎

(7) 感染性胃腸炎

(8) 乳児消化管アレルギー

下血主体である．経腸栄養との関連性から疑い，アレルゲン特異リンパ球刺激試験や便中好酸球などで診断に至る．

(9) 薬剤性出血

インドメタシン投与に伴う急性胃粘膜病変や，母体／児へのビタミン K 阻害作用を有する薬剤投与（ワーファリン，カルバマゼピン，フェニトイン，フェノバルビタール，リファンピシン，イソニアジド等），抗血小板作用を有する薬剤投与（アスピリン，インドメタシン等）などが原因となる．

(10) 医原性出血

胃管挿入時の鼻出血・口腔内出血・胃粘膜出血・胃穿孔，直腸温測定時の直腸出血などが原因となる．

b）治療

禁乳をし，胃内減圧により消化管を安静に保つ．

原因を除去し，ビタミン K_2 の静脈内投与を行う（予防投与は現在日本国内では内服により行われている（表 III-6-1）．従来は出生後・退院時・生後 1 ヵ月の 3 回内服法が主流であったが，母乳栄養の場合を中心に生後 3 ヵ月まで毎週投与する方法も推奨されるようになっている）[2]．

血小板や凝固因子が不足している場合は維持のための治療を行う．

表III-6-1 新生児・乳児ビタミン K 欠乏性出血症に対するビタミン K 製剤投与の改訂ガイドライン（修正版）

I. 合併症をもたない正期産新生児への予防投与

> わが国で推奨されている 3 回投与は以下のとおりである.
> ①第 1 回目：出生後，数回の哺乳によりその確立したことを確かめてから，ビタミン K$_2$ シロップ 1 ml（2 mg）を経口的に 1 回投与する. なお，ビタミン K$_2$ シロップは高浸透圧のため，滅菌水で 10 倍に薄めて投与するのもひとつの方法である.
> ②第 2 回目：生後 1 週または産科退院時のいずれかの早い時期に，ビタミン K$_2$ シロップを前回と同様に投与する.
> ③第 3 回目：1 か月健診時にビタミン K$_2$ シロップを前回と同様に投与する.
> ④留意点等
> (1) 1 か月健診の時点で人工栄養が主体（おおむね半分以上）の場合には，それ以降のビタミン K$_2$ シロップの投与を中止してよい.
> (2) 前文で述べたように，出生時，生後 1 週間（産科退院時）および 1 か月健診時の 3 回投与では，我が国および EU 諸国の調査で乳児ビタミン K 欠乏性出血症の報告がある. この様な症例の発生を予防するため，出生後 3 か月までビタミン K$_2$ シロップを週 1 回投与する方法もある.
> (3) ビタミン K を豊富に含有する食品（納豆，緑葉野菜など）を摂取すると乳汁中のビタミン K 含量が増加するので，母乳を与えている母親にはこれらの食品を積極的に摂取するように勧める. 母親へビタミン K 製剤を投与する方法も選択肢のひとつであるが，現時点では推奨するに足る十分な証左はない.
> (4) 助産師の介助のもと，助産院もしくは自宅で娩出された新生児についてもビタミン K$_2$ シロップの予防投与が遵守されなければならない.

II. 早産児および合併症をもつ正期産新生児への予防投与

> ①全身状態が比較的良好で経口投与が可能な場合は，合併症をもたない正期産新生児への投与方式に準じて行う. ただし，投与量は体重に応じて減量する.
> ②呼吸障害などにより内服が難しい新生児には，ビタミン K$_2$ 注射用製剤（レシチン含有製剤）0.5〜1.0 mg（超低出生体重児は 0.3 mg）を緩徐に静注する.
> その後の追加投与のやり方はそれぞれの新生児の状態に応じて個別に判断する.
> ③全身状態が良好でも，母親が妊娠中にビタミン K 阻害作用のある薬剤を服用していた場合，あるいは celiac sprue などの吸収障害を有する場合は，出生後すぐにビタミン K$_2$ 注射用製剤 0.5〜1.0 mg を静注することが望ましい.
> ④上記の③の状況（母親がワルファリンを服用中の場合を除く）においては，妊娠 36〜38 週以降の母親に 1 日 15〜20 mg（分 2 または分 3）のビタミン K 製剤を陣痛発来日まで経口投与し，出生後に新生児のビタミン K 動態を評価する方法でも構わない. なお，母体へのビタミン K 投与は少なくとも 1 週間以上の投与が可能な状況であることを考慮する.

（注記）長期にわたる経静脈栄養管理下にある場合には，妊娠経過中に随時ビタミン K の補充を行うことが望ましい.

III. 治療的投与

> ①ビタミン K 欠乏性出血症の疑いがあれば凝固検査用の血液を採取後，検査結果を待つことなく，ビタミン K$_2$ 製剤（レシチン含有製剤）0.5〜1 mg を緩徐に静注する. もし血管確保ができない場合には筋注が可能なビタミン K 製剤を皮下注する（筋注はできるだけ避ける）.
> ②最重症例ならびに超低出生体重児では，新鮮凍結血漿 10〜15 ml/kg あるいは第 IX 因子複合体製剤 50〜100 単位/kg（第 IX 因子量として）の静注の併用を考慮する.

注：厚生省心身障害研究，新生児管理における諸問題の総合的研究，研究班による「乳児ビタミン K 欠乏性出血症の予防対策」の発表（1989 年）以降に得られた国内外の資料をもとにガイドラインを改訂した

出典：文献 2)

　必要に応じ胃酸分泌を抑えるために，ヒスタミン H$_2$ 受容体拮抗薬（H$_2$ ブロッカー）を投与する.

6 頭蓋内出血

　早産児の血管未熟性に伴うもの，血液凝固能異常・血小板数低下によるもの，外傷性のもの（分娩外傷，転落，虐待）がある.

NICU 入院児は原則として全例にスクリーニング超音波検査を行う．また，痙攣，（他に理由の
ない）無呼吸発作，急激な高血糖，急激な血圧変動，貧血進行，不明熱の臨床症状は頭蓋内出血
が原因となりうるため，症状がみられた場合は疑って検索する．

a）診断

脳室内出血に関しては超音波検査が有用である．頭蓋骨癒合が完成していないため大泉門等を
通してベッドサイドで経時的に行うことができ，放射線被曝がないため新生児期～乳児期早期に
は第一選択となる．

一方，超音波検査ではわかりにくい，頭蓋骨直下にあるクモ膜下出血・硬膜下出血に関しては
超音波のみでは不充分であり，疑われる場合は CT 検査も考慮に入れる必要がある．

血液検査（凝固能，血小板数，貧血程度の把握，二次性ビタミン K 欠乏をきたす閉塞性黄疸の有無），
家族歴聴取（血友病含む凝固異常疾患，特発性血小板減少性紫斑病，同胞の同種免疫性血小板減少症，
抗てんかん薬・ワーファリン服用の有無），栄養歴聴取（母乳率，ビタミン K 投与歴）を行う．

b）治療

呼吸循環などの全身管理を強化し，止血と貧血の改善を目的に輸血を行うなど，これ以上出血
が増悪しないように対応する．もし出血が増悪した場合には，脳脊髄液の吸収が遅延するために
水頭症を来すことがある．これは出血後水頭症といわれ，改善が乏しい場合には脳室腹腔内シャ
ント術など脳神経外科的な手術が必要になる．

7　動脈管開存症

動脈管の自然閉鎖がみられず短絡血流が存在している状態である．短絡血流により循環動態が
変化し治療介入を要するものは症候性動脈管開存症と呼ばれる．

在胎週数の短さ，感染症の存在，低カルシウム血症（母体マグネシウム投与によるものも含む）
等がリスク因子となる．

また，一度機能的閉鎖をした動脈管が，感染症や呼吸状態悪化を契機に慢性期に再開通するこ
ともしばしばあり，注意が必要である．過不足ない水分管理，侵襲の回避，貧血の回避が重要と
なる．

a）診断

超音波検査が最も有用である．治療適応の決定には，動脈管径のほかに心拡大，左室収縮力低
下，左房負荷増加，腸管血流低下，腎血流低下，脳血流低下などを指標とする．胸部エックス線
検査では，心拡大や肺血流の増加を確認する．

臨床症状としては心雑音，脈圧差増大（拡張期血圧低下・いわゆる bounding pulse），頻脈，多呼
吸が観察される．短絡血流が増加すると血圧低下，乏尿，肺出血をきたし，頭蓋内出血や壊死性
腸炎を合併することがある．

b）治療

インドメタシン投与が現時点では第一選択となる（投与禁忌がない場合）．副作用として乏尿，
低血糖，血小板機能低下，消化管機能不全が知られており，投与後はこれらに留意する．副作用
が少ないイブプロフェンが動脈管開存症に対する第 2 の薬剤として 2018 年に承認されており，

今後使用が進む可能性がある.

　これらのシクロオキシゲナーゼ阻害薬による内科的治療が無効の場合は動脈管結紮術が検討される.

引用文献
1）日本産科婦人科学会／日本産婦人科医会編：産婦人科診療ガイドライン―産科編 2017. 日本産科婦人科学会事務局，2017.
2）日本小児科学会新生児委員会ビタミン K 投与法の見直し小委員会：新生児・乳児ビタミン K 欠乏性出血症に対するビタミン K 製剤投与の改訂ガイドライン（修正版），2011. https://www.jpeds.or.jp/uploads/files/saisin_110131.pdf（2019 年 3 月 30 日アクセス）

III-7

ハイリスク新生児の看護

　ハイリスク新生児は，出生早期から生命の危機にさらされ，正常な成長発達が妨げられる危険性がある．看護職者は言葉なき子どもの声に心を傾け，細やかで注意深い観察力と専門的知識，そして倫理観を持って丁寧なケアを提供しなければならない．また，そのような状態にあるわが子を目の前にして自責の念をいだく家族に寄り添いながら，生活状況や支援体制そして価値観など，家族の全体像をとらえ，家族に適切な支援を提供することが求められる．

1　早産児・低出生体重児の看護

　早産児・低出生体重児は生理機能の発達に未熟性があり，さまざまな合併症を起こす可能性がある．そのため，新生児集中治療室（以下 NICU と表記）に入院となり，親子分離を余儀無くされる場合が多い．適切な全身管理を行い，呼吸と循環の確立とともに，成長発達と親子関係の促進を図り，退院後も家族が主体的に育児をしていけるよう環境を整えることが重要である．

1.1　生理学的適応を支える看護

a）呼吸管理

　安楽な呼吸ができるように体位を整えた上で酸素投与や人工呼吸管理を行い，必要に応じて人工肺サーファクタントや呼吸中枢を刺激する薬剤を確実に投与する．また，無呼吸発作時には皮膚を刺激し呼吸を促すようにする．その際には決して皮膚損傷を起こさないように優しく行う必要がある．さらに，新生児には横隔膜優位の呼吸や強制的鼻呼吸などの呼吸様式の特徴があり，腹部膨満やわずかな気道分泌物が呼吸運動を妨げるため，その原因を取り除く援助も重要である．

b）循環管理

　新生児の循環管理の重要な看護のポイントは，胎内循環から胎外循環への適応障害に対するケアである．特に早産児は動脈管閉鎖遅延が悪化すると，脳出血のリスクが高くなるため注意が必要である（本章 6・7 節を参照）．そのためには，心拍数や血圧の測定，心雑音やリズム不整の有無，四肢末梢冷感の有無，皮膚色など全身状態の観察，水分出納，体重の変化，X 線検査や超音波所見の確認，適切な薬物投与とその影響の観察を行い異常の早期発見に努める．

　看護ケアにおいては，体位変換や吸引，清潔の援助などが循環動態を変動させる危険性がある．

224　第 III 篇　新生児期

急激な血圧の変動を防ぐため，低出生体重児の苦痛やストレスを最小限にし，安静保持に努める．ケア導入時期の見極めやケアの方法には熟練した技術が求められる．

c) 体温管理

早産児・低出生体重児は，環境温度の影響を受けやすい．低体温になると，熱産生のために酸素消費量が増え，低酸素血症や無呼吸発作，低血糖状態を引き起こす．高体温になると，多呼吸，頻脈，脱水をきたし，心不全や痙攣を引き起こすこともある．よって，体温管理をする上で最も重要なのは，酸素消費量が最小となる至適温度環境（中性温度環境）を維持できるようにケアすることである．そのために児を保育器に収容する．児の在胎週数や出生体重に合わせて器内温度・湿度を設定し，定期的に体温測定を行いながら細かに設定を変更して行く必要がある．しかし，保育器に収容されていても様々な要因で体温が奪われる状況がある．看護職者は，熱喪失の機序を理解し，ケアに繋げる必要がある（図III-7-1）[1]．また皮膚温だけではなく直腸温による深部体温を同時にモニタリングすることは，異常発見の手がかりとなる[2]ため重要である．

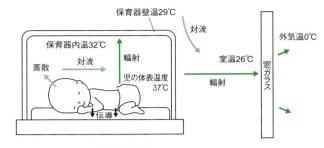

図III-7-1 熱喪失と保育器
出典：文献1）

d) 水分と栄養管理

早産児・低出生体重児は体重に対する体表面積が広く，角質の発達が未熟なため不感蒸泄が多い．容易に脱水に陥りやすいため，湿度の高い環境が必要になる．また，消化吸収機能が未熟であり，血糖や循環動態を維持するために，中心静脈栄養を行うことが多い．児の体重や状態に合わせて，0.1 mL/H単位で投与量を変更したり，輸液内容を数時間で変更せざるを得ない状況も生じたりするため，集中力ときめ細かい管理・ケアが必要となる．また，早期からの経腸栄養は長期予後を左右するため重要であり，消化状況の観察とともに，消化吸収を促すような体位保持や排泄への援助が必要である．

e) 感染防止

早産児・低出生体重児は感染防御機構が未熟であることに加えて，挿管や輸液などの処置を必要とする機会も多いため，感染に対するハイリスク状態にある．標準感染予防策をチーム全体で徹底することが必要である．児の免疫力を高めるために，できるだけ早期に両親の皮膚接触や母乳の口腔塗布を行い，正常細菌叢の確立を促すことも重要である．また，児の何となくおかしい（not doing well）様子に気づき，感染徴候の早期発見に努める必要がある（本章3節を参照）．

1.2 成長・発達を支える看護

a) ディベロップメンタルケア

早産で出生するということは，本来なら暗く静かな胎内で過ごす時期に，ストレス環境下にさらされることである．そこで重要となるのがディベロップメンタルケア（developmental care）である．ディベロップメンタルケアとは，神経行動学的発達がより高いレベルに進むのを助けるために，早産児あるいは疾患をもつ新生児をストレスから保護したり，新生児の発達レベルや反応に合わせ，環境やケアの過程を調整したりしながらケアすることである．カンガルーケアやタッ

チケア，ポジショニングやホールディングといったケアを家族と一緒に行うことで，児の成長発達と親子関係の促進につなげることができる．親がわが子の反応を読み取れるよう援助することが重要である．

b）痛みのケア

NICU に入院する児は痛み刺激を伴う処置を受ける機会が多い．新生児期の痛みの体験は長期的な影響を及ぼすことが指摘されており，NICU においても痛みの緩和が重要である．なお，平成 26（2014）年には「新生児の痛みの軽減を目指したケア」のガイドライン[3]が作成されている．新生児の痛み体験に関心を寄せ，根拠に基づき痛みをケアする知識や技術を高めていくことが重要である．

表III-7-1　低出生体重児と親における関係性の発達モデル

		STAGE 0	STAGE 1	STAGE 2	STAGE 3	STAGE 4	STAGE 5
関係の特性（親の児についての認知・解釈）		胎内からの連続性を持ったわが子という実感がない	「生きている」存在であることに気づく	「反応しうる」存在であることに気づく	反応に意味を読み取る　　　肯定的　　　|　　　否定的	「相互作用しうる」存在であることに気づく	互恵的 reciprocal な相互作用の積み重ね
親のコメント		「これが私の赤ちゃん？」「本当に生きられるのだろうか」「見ているのがつらい，怖い」「腫れものに触れるよう」「将来どうなるのだろうか」「これで人間になるのだろうか」「夢であったらいいのに」	「生きていると思えた」「頑張っているんだ」	「○○ちゃん」　そっと名を呼ぶ「お目々開けて」「（児が）じっと見ている」「顔をしかめる」「足を触ると動かす」	「呼ぶと，こちらを見る」「帰ろうとすると，泣く」「手を握り返す」——————「触ろうとすると，手足を引く」「目を合わせようとすると，視線を避ける」	「本当に目が合う」「泣いても，私が抱くと，泣きやむ」「上手にオッパイを吸ってくれた」「吸ってくれると，オッパイが張る」「眠ってくれないと，帰れない」	「顔を見て笑うようになった」「お話しをするんです」（クーイング）
親の行動	接触	触れることができない	促されて触れる指先で四肢をつつく	指先で四肢を撫でる	掌で体幹を撫でる頬，口の周りをつつく	掌で頭をぐるりと撫でる接触に抵抗がない	くすぐる遊びの要素をもった接触
	声かけ	無言	（涙）	呼びかけ　そっと静かな声	一方的な語りかけ成人との会話の口調	対話の間をもつ語りかけ高いピッチ	マザリーズ（母親語）
	注視	遠くから "眺める"	次第に顔を寄せる	児の視線をとらえようとする	児の表情を読み取ろうとする	見つめ合う	あやす（と笑う）
児の状態・行動		（急性期）生命の危機筋肉は弛緩し，動きはほとんどない	顔をしかめる時々目を開ける	持続的に目を開ける四肢を動かす泣く	眼球運動の開始（33 週）自発微笑の増加呼びかけに四肢を動かす声の方へ目を向ける差し出した指を握る・吸う声をあげて泣く	18～30 cm の正中線上で視線を合わせる（38 週）力強くオッパイを吸う alert な時間が長くなる語りかけに，動きを止めて目と目を合わせる	社会的微笑の出現（人の声に対して42～45～50 週まで人の顔に対して43～46～漸増）

出典：文献 4）

c）母乳育児

母乳は，脳の発達など生体にとって必要不可欠な脂肪，感染防御などを担うタンパク質を多く含んでいる．また消化がよく腸管壊死をおこしにくくするなど，早産に起因するさまざまな合併症の予防に重要である．そのため，家族に母乳の必要性を説明し，理解を得た上で搾乳や授乳指導を行う．搾った母乳は大切に預かり，質が損なわれないよう適切に管理する．搾乳や授乳の際は母親の意思を尊重し，その努力をねぎらいながらできるだけリラックスして行えるように支援していく．

1.3 家族に対する看護

NICU では家族中心ケア（family-centered care：FCC）という概念がケア理念として位置づけられている．医療者は家族を尊重し，家族も看護の対象としてとらえること，家族が子どもと一緒にいられることを保証すること，子どものケアに関する家族への情報提供をすること，治療・ケアなどに関する意思決定を支えること，家族が主体的にケアに参加できるように援助することなどが推奨されている．

新生児のケアに関わる看護職者は，児の状態の安定化や成長発達を支援すると同時に，生まれた子どもを含めた新しい家族関係が築かれるように支えることが大切である．親子の絆の形成に要する時間やプロセスは，それぞれの家族の出来事に対する認識の仕方やサポート状況によって異なる．そのため，関係性の発達モデル（表 III-7-1）[4] などを参考に親子の愛着形成状況をアセスメントし，家族が無理なく，自分たちに合ったペースで子どもと安心して関わることができる場を整えていくことが必要である．また，早産児を出産したという危機的な状態にある家族の体験を理解し，その心のケアをしていくことも大切である．

大きな合併症がない早産児は，分娩予定日頃に退院する．望ましい療育環境に移行できるように，入院中から退院後のフォローアップ体制について家族に説明する．必要に応じて多職種で協働しながら，子どもと家族が地域で安心して生活できるように支援体制を整える．

2 巨大児の看護

巨大児を観察する場合，肩甲難産に伴う分娩外傷の早期発見と損傷部位の安静を保つことが大切である．また遷延分娩になった場合，新生児仮死を引き起こす可能性があるため呼吸や循環状態の観察が必要である．

2.1 肩甲難産における上腕神経叢麻痺と鎖骨骨折の看護

上腕神経叢麻痺では，肘関節は伸ばしたままで，肩を内側へ向け，前腕を内側へ回すような姿勢（waiter's tip position）をとる（III-2 章図 III-2-13 左）．指や手は動かすことができるため動きを観察する．

上腕神経叢麻痺の管理として，過伸展された側頸部を弛緩させるために患側上肢の肩関節を直角に開いた肢位，いわゆる敬礼位をとらせて固定する．簡易には腋窩に砂嚢をおいて支持する．肩関節が動くようになったら砂嚢をはずす．

鎖骨骨折は無症状で経過することが多いが，骨折側上肢を動かさなかったり，他動的に動かすと啼泣したりする．また，骨折部の連続性がない，モロー反射の左右差などから気づくこともあ

る．原則として治療を必要とせず特に固定はしないが，授乳や清潔ケア時は，骨折部の離開や転位をできるだけ防止するように留意して行う．

家族には，日常の育児における留意点として，患側の手を必要以上に動かさないことを伝える．また，分娩外傷といった表現は避けて説明をする．

2.2 新生児仮死の可能性に対する看護

巨大児の場合，分娩に時間がかかり新生児仮死となる可能性があるため，経時的な記録を行い，出生時の適切な情報提供をすることは重要である．必要時には産科スタッフはNICUスタッフと連携をとり早期に適切な処置ができるようにする．また，家族への適切な説明と精神的フォローが必要である．

3 感染症（GBS感染症，敗血症，髄膜炎）を持った児の看護

免疫機能の未熟な新生児は感染症に対して脆弱であり，敗血症や髄膜炎を発症し重症化することがある．特に，B群溶血性連鎖球菌（GBS）は，重症化しやすい感染症の代表的な起因菌である．新生児のケアにあたる看護職者は，新生児の感染症に特有な感染経路や起因菌，非特異的である感染症状を理解し，適切な治療を早期に始めることが重要である．また，日頃から新生児の「普段と何か違う」ことに気付こうとする観察力を持ちアセスメントすることが求められる．

3.1 重症化させないための観察

感染症に罹患すると，急激に全身状態が悪化し，敗血症性ショックにより生命の危機に陥ることがある．また，大泉門膨隆，痙攣，易刺激性，意識障害などの髄膜炎症状を起こし神経学的後遺症のリスクが高まる場合もある．そのため，感染が疑わしい時には，母子のリスク因子を把握して，培養検査や薬物療法を速やかに行うことが必要である．しかし，感染症の初期症状は非特異的ではっきりしないことが多い．哺乳力低下や皮膚の色調の変化，体温の不安定さ，頻発する無呼吸発作，血圧や心拍数の変動などの全身状態と合わせて「何となくおかしい（not doing well）」「いつもと様子が違う」を感じとり，早期から感染の可能性をアセスメントすることが重要である．また，薬物治療を開始してからは，感染症が否定されるまで全身状態と副作用症状を経時的に観察する必要がある．

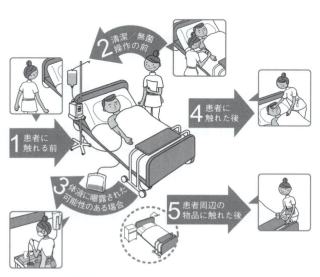

図III-7-2 手指衛生の五つのタイミング
出典：文献5）より改変

3.2 感染症の症状に対する看護

活動性や哺乳力が低下している場合は，全身状態の悪化傾向にある．新生児の安静が確保されるよう，ケアをまとめて行いストレスを最小限

にする配慮が必要である．新生児は体温の不安定さを示す場合があり，保育器内の温度など環境調整を行う．高体温が持続する場合，細胞代謝亢進や哺乳量低下に伴う脱水症状に注意する．そして，体位を工夫するなど安楽な呼吸を促し，さらに徐脈を伴う無呼吸発作が頻発する場合は，人工呼吸管理などの適切な呼吸サポートを行う準備が必要である．

感染症が進行すると，血圧低下や呼吸障害など敗血症性ショックに陥る可能性がある．急変時に速やかに対応することができるよう，日頃から救急カートを整備しておかなければならない．

3.3 感染症の拡大を防止する看護

ハイリスク新生児のケアにあたる医療者は手洗いや手袋の着用などの手指衛生を徹底し，水平感染の予防に努める．手指衛生は五つのタイミングで行うことが推奨される（図III-7-2）[5]．通常は標準予防策（standard precaution）でよいが，院内感染のアウトブレイクが疑われる状況では保育器への収容を考慮して接触感染予防策をとる[6]必要がある．

4 糖尿病の母から生まれた児の看護

糖尿病の母から生まれた児は，巨大児や先天奇形を伴う場合があるため，外表奇形や分娩外傷の有無の確認をする．そして最も注意すべき合併症は低血糖であり，予防と早期発見が重要である．

4.1 低血糖症状の早期発見と管理

出生後，母体からの糖供給が途絶えた後も，インスリンの過剰産生が持続するため，児の低血糖リスクが高まる．痙攣などの明らかな症状がなくても，not doing well といった症状に注目して，低血糖を見逃さないようにすることが重要である（表III-7-2）[7]．なぜなら，症状は軽微でも脳障害の原因になるためである．

経過観察の場合は定期的な血糖測定を行う．頻回な穿刺は児の苦痛を伴うため，痛みの緩和ケアに努める．また，血糖が安定しなかったり臨床症状があったりする場合は，ブドウ糖輸液を行う．改善が見られない場合はステロイドを投与することもある．輸液管理においては，指示された輸液量が確実に投与されているかを確認し，血管外漏出の有無に注意する．

4.2 その他の合併症に対する看護

主な合併症である低カルシウム血症では振戦や痙攣の症状を観察し，必要であればカルシウム剤やビタミン D の薬剤投与を確実に行う．また多血症による高ビリルビン血症では核黄疸の出現に注意しながら，筋緊張や哺乳力の低下，モロー反射の消失，嗜眠に続き，後弓反張（そり返り体位）や落陽現象（目の黒い部分が地平線へ沈む太陽のように落ちていく現象）などの有無を観察する．肺サーファクタントの生合成低下や肥厚性心筋症による呼吸・循環の障害については病態を理解し，症状別看護を行う．

表III-7-2 低血糖症状

中枢神経系の障害	哺乳障害，動性低下，筋緊張低下，無呼吸，嗜眠傾向，異常な啼泣，易刺激性，痙攣など
交感神経系症状	皮膚蒼白，多汗，多呼吸，頻脈，チアノーゼなど
その他	代謝性アシドーシスを代償する多呼吸など

出典：文献7)

5　新生児メレナを発症した児の看護

　新生児メレナで大量の消化管出血をきたした場合にはショック状態となることもあり，児の予後を左右しうるため極めて迅速な対応が求められる．

5.1　アセスメントと看護

　新生児メレナにはさまざまな要因がある．新生児メレナの要因に関する情報収集を行い，どのような出血が生じやすいか理解した上での観察が重要である．下血や吐血の量・性状・持続時間，胃内容物，腹部症状，バイタルサインの観察を定期的に行い，経時的にアセスメントできるよう記録する．

　真性メレナの場合，皮膚の出血斑や貧血がみられることがある．下血や吐血が少量で，全身状態が落ち着いている場合は，経過観察で改善することが多い．出血が多量である場合は，頻脈，多呼吸，蒼白，冷感などのショック症状と合わせて，直ちに医師へ報告する．一方，仮性メレナの場合は，血性羊水や母親の乳頭亀裂の有無を把握する必要がある．

6　頭蓋内出血を発症した児の看護

　頭蓋内出血は発症後の有効な治療法が確立されていないため，発症の予防はもちろんのこと，発症を早期に発見し，出血を拡大させないことが極めて重要である．大きな出血を起こすと脳室が拡大して水頭症を発症する場合もあり，出血の程度によっては生命予後や神経学的予後に大きく影響するため，家族への適切な説明と精神的支援や児への発達支援も重要な看護である．

6.1　症状の早期発見に努める看護

　早産児・低出生体重児の血管は非常にもろく呼吸状態や血圧の変動などが，脳血流の変動をきたし出血を起こす．よって，呼吸・循環管理など早産児・低出生体重児の総合的な治療と看護が，出血予防には重要である．特に注意が必要なのは，在胎28週頃までに出生した児の生後3日間において，動脈管が開存し血圧や脈圧が安定しない時である．児に触れることが出血の引き金になる危険性があるため，この時期はミニマルハンドリング（必要最小限の処置）に努める必要がある．

　早産児の場合，出血初期は無症状の事も多いが突然の頻脈，血圧上昇，不自然な体動（手足を動かし落ちつかない様子）の増加，出血が急速に拡大すると徐脈，血圧低下，無呼吸の増加，自発運動の減少，筋緊張低下，大泉門の緊満などの症状で気付かれることが多い．また，正期産児の場合，痙攣，過敏性などに加えて発熱がみられることがある[8]．そのため，これらの症状を見逃さないように十分に観察し，出現した際は速やかに医師に報告する必要がある．

6.2　出血を拡大させないための看護

　出血が直ちに脳実質の障害につながるわけではない．重要なことは，生命予後や神経学的予後に大きく影響するような大きな出血へと進行させないことである．

　バイタルサインの変化に注意し，急性期の血圧変動や末梢循環不全を回避し低酸素血症に陥ることがないようにする．また，児へのストレスを最小限にするためにディベロップメンタルケアを継続し，ルチーンケアではなく児に合った方法で行えるようにする．鎮静剤の使用に関しては

230　第Ⅲ篇　新生児期

副作用を考慮し医師と相談し適切に使用する．また，循環不全やアシドーシスの予防のための体温管理や，脳うっ血の予防のための頭部挙上を行うことも必要である．

一方で，出血を止めるための輸血や血漿製剤の投与が確実に行えるようにすることや，循環不全に対する治療を速やかに，かつ適切に行えるようにすることも重要である．

6.3 脳室拡大に対する看護

水頭症を発症した場合は定期的な頭囲測定を行い，脳室拡大の早期発見に努める必要がある．また大泉門膨隆・緊満，嘔吐，無呼吸，不穏状態，自発運動の減少，痙攣，筋緊張低下などの頭蓋内圧亢進症状の観察も必要である．脳室拡大が著しい場合は，腰椎穿刺や，頭皮下のリザーバーを留置して髄液の排泄を行う．その際，穿刺に伴った感染を起こさないように注意が必要である．そして，脳室腹腔シャント術が必要な場合は，術前術後の管理とともに，その後のシャントの感染徴候の有無や髄液の流れが順調であるかを観察していくことが必要である．

6.4 家族に対する看護

医師から家族に説明を行う際は看護職者が同席し，家族が落ち着いて説明を受けられ，気持ちの表出がしやすい環境を整える必要がある．出血の程度により予後は様々であり，発達途上にある新生児期では後遺症の程度の判断ができないこともある．そのため，過剰な不安感を抱かせないためにも，家族が疾患や予後を正しく理解しているかを確認することは重要である．また，後遺症の可能性を伝えられた場合，家族は大きな不安とショックを受け，将来を悲観してしまうことが予想される．精神状態を慎重に評価し，家族の気持ちに寄り添いながら，その子の成長や発達に目を向けていくことができるように支援していく必要がある[9]．そして可能な限り，臨床心理士，理学療法士など児の成長発達に対して多職種で連携をとりながら退院支援につなげていくことも重要である．

7 動脈管開存症を発症した児の看護

動脈管開存症は，看護職者による臨床症状の観察と迅速な報告により早期診断につなげることができる疾患であり，重症化させないことが目標である．そして，内科的・外科的治療の内容を理解し合併症の早期発見に努めることも重要である．また，一旦閉じた動脈管の再開通を予防することも重要な看護である．

7.1 重症化させないための看護

動脈管を流れる血液量が増えると心雑音が聴取される．肺血管抵抗の減少とともに心雑音は収縮期雑音から連続性雑音に変化するため注意深く聴取することが重要である．そして，肺血管抵抗が低下すると肺血流量の増加により肺うっ血を起こし，呼吸障害を呈する．気管内から血性分泌物が認められる場合には迅速な対応が必要である．人工呼吸管理中の場合には，低二酸化炭素血症と高酸素血症はともに肺血管抵抗を下げる作用があるため呼吸管理は特に重要である．動脈管を介する体血流量の減少により，心拍数の増加や脈圧の拡大（拡張期血圧の低下）が認められるため24時間モニタリングを行い慎重に評価する．また，腎血流が減少し，乏尿になるため尿量測定を行う．腸管血流の減少により，腹部膨満，ミルクの消化不良，胆汁様胃液吸引，腹部色の悪化，腸蠕動運動音の減退の症状が認められる可能性があるため，その場合には壊死性腸炎や

消化管穿孔の可能性を念頭に置いた迅速な対応が必要となる.

　特に在胎週数が短く出生体重が軽いほど，症状出現までの時間が早く，重篤な状態に陥り易い.そのため，急変に備えて蘇生や輸血が行える準備をしておくことは重要である.

7.2　内科的治療に対する看護

　発症した場合は速やかにインドメタシンの投与を行う. インドメタシンの投与後は尿量減少，低血糖，血小板機能低下，消化管穿孔などの副作用に注意し観察を行う必要がある. 特にインドメタシンとステロイドの併用や，インドメタシンの投与回数が連続4回を超えると消化管穿孔のリスクが高まる[10]ため腹部膨満，血便，胆汁様胃液吸引，腹部色の変化などの症状に留意する必要がある.

7.3　外科的治療に対する看護

　内科的治療で閉鎖しない場合や，インドメタシンの持続投与が困難な場合には動脈管結紮術が行われる. 術前には，早急に家族へ連絡し，同時に各科との連携をとりながら出棟の準備をする.術後は創部および全身の感染，術後出血，乳糜胸，気胸，無気肺などの合併症の早期発見と早期対応に努める必要がある. また，術後の疼痛に対してはバイタルサインや児の様子を観察し，必要に応じて鎮痛剤や鎮静剤の使用を医師と相談することも重要である.

7.4　再開通させないための看護

　動脈管は一旦閉鎖が確認されても，過剰な水分負荷，感染，貧血，無呼吸発作などによって再開通することがある. 全身状態を把握して上記の症状の予防あるいは早期発見に留意したケアが必要となる. また，急性期以降も再開通の可能性を考慮して経過観察していくことが重要である.

引用文献

1 ）山崎千佳：保育器管理. ネオネイタルケア 20（5）：26，2007.
2 ）仁志田博司：新生児学入門，第 4 版. pp. 167-168，医学書院，2014.
3 ）「新生児の痛みの軽減を目指したケア」ガイドライン作成委員会：NICU に入院している新生児の痛みのケアガイドライン（実用版），2014.
4 ）橋本洋子：NICU とこころのケア―家族のこころによりそって，第 2 版. p. 19，メディカ出版，2011.
5 ）WHO： 'My five moments for Hand Hygiene'. World Health Organization, 2009.
6 ）日本小児感染症学会：日常診療に役立つ小児感染症マニュアル. p. 17，東京医学社，2012.
7 ）河井昌彦：糖尿病母体からの出生児の管理. ネオネイタルケア 24（5）：481，2011.
8 ）菅野啓一：周産期医学必修知識（第 8 版）. 周産期医学 Vol. 46 増刊号：713-716，2016.
9 ）河村江里子，村松智美，豊留有香，他：新生児看護に重要となる症状・疾患のケア「発見→診断→治療」と看護のポイント. 小児看護 33（12）：1663-1668，2010.
10）増本健一：文献 8 ）に同じ，pp. 606-608.

IV

産　褥　期

IV-1

産褥期の看護に必要な知識

　産後の母親への看護を行う上で，産褥期の正常な変化を促すために必要な支援方法を習得することが重要である．さらに母親の育児能力や育児自信の向上のための支援についての知識を習得する必要がある．

1　産褥の定義

　産褥期は，分娩終了後から始まり，妊娠や分娩によって変化した母体の全身および性器などが，妊娠前の状態に戻るまでの期間をいう．その期間はおよそ分娩終了後から 6〜8 週間である．WHO の定義[1] では出産後 6 週間（42 日間）としている．

　分娩当日は産褥 0 日とし，翌日を産褥 1 日とする．特に産後 48 時間までは急激な変化の可能性があり，十分な観察が必要である．

　母子保健法[2] では，「妊産婦とは妊娠中または出産後 1 年以内の女子をいう」と定義され，褥婦は産後 1 年以内の女性を指す．

　「産褥早期」の明確な定義はないが出産後 3〜4 日までを示すことが多い．

2　育児支援

　産褥期は母親，父親それぞれが児との関係の中で，親としてのアイデンティティを獲得し，その他の家族メンバーも新たな役割を獲得して，新しい家族を形成する時期である．親役割についてアセスメントする際に，母親も父親も子どもへの一方的な役割意識や子どもに対する感情だけでなく，親になることを母親や父親自身がどのように受けとめているのかを認識することも重要である[3]．育児支援ではそれぞれの親が子育てを通して徐々に親として成長し，親としての自信が持てるように支援していくことが必要である．

2.1　児への絆感情：ボンディングの形成

　親がわが子を愛おしく，親として守ってあげたいといった子どもに対して抱く感情は，子育てをしていく上で核となる重要な感情の一つである．親が子どもに抱く情緒的絆感情は，多くの母

親は出生直後から持つが，こうした絆感情を抱くのに時間がかかる母親もいる．このような子どもへの絆感情が欠如している親の心の状態を「ボンディング（bonding）障害」という．ボンディング障害は重症度に関わらず，症状は6ヵ月以上継続するものが多く，1年以上続くこともある[4]．

ボンディング障害が疑われる症状としては，①子どもとの情緒的絆が感じられず，子どもに無関心な様子，②子どもを拒絶する様子，③子どもに対する怒りなどがある．子どもを抱く，授乳するなどの養育行動がみられない，「子どもをかわいいと思えない」「子どもを育てる自信がない」などの発言がみられ，子どもの世話を拒否する様子がある．子どもに対していらいらしたり，怒鳴ったりするといった行動がみられる．こうした場合は，ボンディング障害を疑う．産後の新生児全戸訪問事業等で「赤ちゃんの気持ち質問票」[5]でのスクリーニングが実施されている．この質問票には診断基準値はないが，「愛情の欠如」，「怒り・拒絶」の得点が高いほどボンディング障害が疑われる．

一方，子どもが健康・健全に育つためには，特定の他者（多くは母親）への「愛着（アタッチメント：attachment）」[6]を形成する必要がある．このアタッチメントは，「危機的状況や危機を予測した時に，特定の対象に近接することで，安全であるという感覚を回復・維持しようとする傾性」である．母親の「ボンディング障害」は，子どもの愛着障害の要因になりうる．

母親の絆感情を高め，児の愛着形成を促進するため，出生直後から早期母子接触（early skin to skin contact）[7]ができるようなケアや母子同室を推進するとともに，母乳育児支援や育児支援を行う重要性が高まっている．

2.2　母乳育児への支援

UNICEF/WHO の「母乳育児成功のための10カ条」[8]にあるように，母乳育児についての基本方針を保健医療スタッフで共有し，それを実践するために必要な技能を常にトレーニングしておくことが重要である．妊娠中から母乳育児の利点や方法に関する情報を母親に提供することは，母乳育児への意欲につながるといわれている．産後早期から母乳育児が開始できるよう援助し，児が欲しがるときに授乳ができるよう工夫する．また母乳育児外来や母乳育児を支援するグループなど，退院後にサポートが受けられる場所を伝えておくことも必要である．

2.3　育児能力や自信の向上

育児は「親業（parenting）」といった言葉で表現されるように，「子どもをいかに育てるか」だけでなく「子どもが育つ上で親がいかに関わるか」の視点も重要である．児の授乳や食事，睡眠，排泄の世話をすること，泣いているときに対処すること，児と遊ぶこと，児の気持ちを汲み取ること，病気のときに対処すること，必要なサポートを得ることなどを通して，親自身も成長し，大変な中にも楽しみや新しい発見をし，育児への自信を深めていく．また身近なロールモデルがいることや少しずつでもできるようになっていくことが評価されることで，育児の自信につながる．しかしながら，育児ストレスが高かったり，育児以外に過度のストレスがあって，育児そのものへの関心が持てなかったりして，適切な育児行動が取れないこともある．

育児ストレスの要因には，授乳をはじめとする児の世話をする上での必要な知識や育児スキルが不足していること，睡眠不足や十分に体力が回復していないなど，体調が十分でないこと，予測が立ちにくく，臨機応変に対処する必要があること，過度に不安や心配をしてしまうことなど

がある．もともと聴覚などの感覚が過敏である場合，子どもの泣き声などに過度に反応してしまい，適切な育児行動がとれないこともある．また育児そのものへの関心が向かず，適切な育児ができない場合には，親自身が育児以外にも問題を抱えていることが考えられる．母親や家族が抱える問題やニーズに応じて，育児支援だけでなく，家事支援や親への心理支援など医療以外のサービスも利用できるよう多職種で連携していく．また子育てと仕事を両立する親も多くなっている．母親が子育てだけに専念できることを基本枠組みにした社会制度から，子育てと仕事を両立できる職場や社会資源の充実を図っていくことが必要である．

　親としての認識は子どもへの一方的なものだけではなく，親自身の感情，思考，信念など親自身が自分をどのように認知しているか，また母親と父親の関係性が大きく関わっている．親が自信を持って育児ができるようにしていくためには，親の状況を把握し，親の育児能力に合わせた支援が必要である．

3　産後入院

　産後入院中のスケジュール例を表 IV-1-1，表 IV-1-2 に示す．産後の入院期間は，経産に比べて初産の方が長く，経腟分娩に比べて，帝王切開術後の方が長くなることが多いが，施設によっ

表IV-1-1　産後入院：経腟分娩後の例

	1日目	2日目	3日目	4日目	5日目
検査・処置	検温 （1〜2回）	検温 （1〜2回）	検温 （1〜2回） 体重測定 血液検査 尿検査	退院診察 1ヵ月健診 の予約	退院
食事	制限はなく，産褥食やお祝い膳が出されることもある				
清潔	体調に合わせて，シャワー浴開始				
授乳	体調に合わせて，授乳・母子同室開始				
保健指導	授乳指導・沐浴指導・退院指導など				

表IV-1-2　産後入院：帝王切開術後の例

	1日目	2日目	3日目	4日目	5日目	6日目	7日目
検査・処置	検温 （5回） 血液検査	検温 （3回）	検温 （3回）	検温 （1回） 体重測定 血液検査 尿検査	検温 （1回）	退院診察 1ヵ月健診 の予約	退院
移動	歩行開始	自由に移動可					
食事	流動食→五分粥→全粥→産褥食・お祝い膳などにかわっていく						
清潔		体調に合わせて，シャワー浴開始					
授乳		体調に合わせて，授乳・母子同室開始					
保健指導		授乳指導・沐浴指導・退院指導など					

236　第 IV 篇　産褥期

て異なる．近年，産後の入院期間が短縮され，多くが 6 日以内に退院するなど，十分な保健指導を受けないまま退院する傾向にある．

引用文献

1) World Health Organization : WHO Technical Consultation on Postpartum and Postnatal Care, p. 18. Department of Making Pregnancy Safer, World Health Organization, 2010. http://apps.who.int/iris/bitstream/handle/10665/70432/WHO_MPS_10.03_eng.pdf ; jsessionid=FFE5BBEC325A9249D2C28A37166F0AAA?sequence=1 （2018 年 12 月 20 日アクセス）

2) 厚生労働省：母子保健法．https://www.mhlw.go.jp/web/t_doc?dataId=82106000&dataType=0&pageNo=1 （2018 年 12 月 20 日アクセス）

3) 大橋美幸，浅野みどり：親性とそれに類似した用語に関する国内文献の検討―親性の概念明確化に向けて．家族看護学研究 14 （3）：57-65，2009.

4) Kumar RC ："Anybody's child": severe disorders of mother-to-infant bonding. The British Journal of Psychiatry 171 : 175-181, 1997.

5) 吉田敬子，山下洋：産後の母親と家族のメンタルヘルス―自己記入式質問票を活用した育児支援マニュアル，母子保健事業団，2005.

6) Bowlby J 著／黒田実郎他訳：母子関係の理論 I 愛着行動，新版．岩崎学術出版社，1991.

7) Moore ER, Anderson GC, Bergman N, et al. : Early skin-to-skin contact for mothers and their healthy newborn infants. Cochrane Database of Systematic Reviews 5 (5) : doi : 10. 1002/14651858.CD003519.pub3., 2012.

8) NPO 法人日本ラクテーション・コンサルタント協会：母乳育児支援スタンダード，第 2 版．医学書院，2015.

IV-2

褥婦の特徴

褥婦の看護を行う上で，産褥期に生じる身体の生理的な変化とメンタルヘルスの変化の特徴を理解し，必要な観察事項を学ぶことが重要である．

1 褥婦の身体的変化

産褥期の母体の身体的変化には，妊娠中に増大した子宮などの性器が復古するといった退行性変化と，乳汁の産生・分泌といった進行性の変化がある．

1.1 生理的復古現象

a）子宮復古状態（表IV-2-1）

分娩後は，出血や子宮底の高さだけでなく，子宮の硬度も観察する必要がある．子宮腔内に残存する胎盤・卵膜の一部や凝血の貯留，子宮収縮不良などにより，子宮の硬度は不十分となり，

表IV-2-1 産褥期の子宮復古状態

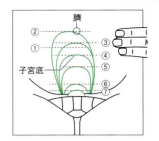

産褥日数	子宮底の高さ	悪露
①分娩直後	臍下2～3横指	赤色
②産後1日目	臍高	
③　　2日目	臍下1～2横指	
④　　3日目	臍下3横指	
⑤　　5日目	臍と恥骨結合上縁との中央	
⑥　　7日目	恥骨結合上縁	褐色
⑦　　10日目	腹壁上から触れない	
2週間		
3週間		黄色
4週間		白色
5週間		
6週間	非妊時の大きさ（鶏卵大）	

子宮底は高くなる．胎盤娩出後，数日かけて子宮復古し，子宮底の高さは変化していく．悪露は，分娩後に子宮や腟から排出される出血や分泌物の総称である．悪露の色は赤色から褐色に移行し産後1ヵ月でほぼ黄色から白色となる．色や量だけでなく，性状（凝血の有無，臭い）なども合わせて観察する．一般的に帝王切開の方が経腟分娩に比べて子宮底長が高く推移する．

産褥2～3日頃，子宮復古を促すための不規則な子宮収縮である後陣痛がみられる．個人差が大きいが，初産婦よりも経産婦の方がより強い痛みを感じる傾向にある．

1.2 乳房と乳汁分泌の変化[1]（表IV-2-2）

妊娠中から授乳に向けて，乳腺の発達が始まり，エストロゲンとプロゲステロンの作用により乳管や乳腺組織が増殖する．プロラクチン刺激により乳腺上皮細胞が乳汁を産生するようになる．分娩後はプロゲステロン濃度が低下し，乳汁生成が開始される（初乳，乳汁生成I期）．産後3日あたりから乳汁生成が急激に増加し，生理的な乳房緊満状態が生じてくる（移行乳，乳汁生成II期）．産後9日頃になると，乳汁産生が維持される時期となり，児が飲んだ量や搾乳した量によって産生される量が決まるオートクリンコントロールが働くようになる（成乳，乳汁生成III期）．

1.3 授乳と子宮復古の関係[2,3]

出産後は，エストロゲンとプロゲステロンの分泌が低下する．乳頭への児の吸啜刺激により下垂体前葉からプロラクチンが分泌され，乳腺細胞で乳汁を産生する．下垂体後葉からはオキシトシンが分泌され，乳腺の筋上皮細胞に作用して，乳汁の圧出（射乳）が生じる．またオキシトシンは子宮平滑筋に作用して子宮収縮を促進し，子宮復古を促す（図IV-2-1）．

表IV-2-2　乳汁の生成各期における乳汁分泌状況

乳汁生成期	期間	乳汁分泌状況
乳腺 発育期	妊娠～	
乳汁生成I期 （初乳）	妊娠中期 ～産後2日目	・分泌量は平均30 mL/日（10～100 mL/日） ・出産直後より頻回授乳や搾乳で乳頭・乳輪に刺激を与えることで，乳汁生成II期に移行しやすくなる．
乳汁生成II期 （移行乳）	産後3～8日目	・分泌量は平均500 mL/日
乳汁生成III期 （成乳）	産後9日以降	・乳汁分泌維持には，児が乳汁を飲み取ることまたは搾乳が必要 ・授乳回数が多いほど，乳汁産生が多くなる ・児が乳房から飲み取った量が次回の産生量の目安になる ・児が飲みたい量だけ十分飲ませる

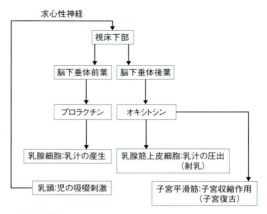

図IV-2-1　産後のプロラクチン，オキシトシンの乳腺や子宮への作用機序

2 産褥期の全身状態 （表IV-2-3）

産後の母体のバイタルサインや退行性変化，進行性変化などの全身の生理的変化について，産後の日数に応じた正常値や変化を理解し，予測もふまえたアセスメントをし，適切なケアをする．

表IV-2-3 産褥期の全身状態 （次ページへ続く）

	観察項目	主なリスク	アセスメントポイント
全身状態	バイタルサイン（体温，脈拍，呼吸）	感染 ショック 疾患に伴う変化	・分娩後24時間から産褥10日以内に2日以上，38℃以上の発熱が継続する場合を産褥熱という ・体温が37.5℃以上のときは他の感染徴候も観察する ・乳房の緊満によって腋下体温が上昇していることもある ・産褥早期に一過性の徐脈がみられることもある
	血圧	高血圧 低血圧	・収縮期血圧140 mmHg以上，または拡張期血圧90 mmHg以上は高血圧に分類される ・収縮期血圧160 mmHg，または拡張期血圧110 mmHg以上の高血圧の場合には薬による治療が開始されることもある ・高血圧の際は頭痛，眼華内発，嘔気，嘔吐，めまい，浮腫などの症状に注意する ・低血圧は収縮期血圧が100 mmHg未満の場合である ・めまい，ふらつき，立ちくらみ，倦怠感，易疲労感，だるさ，眠気，冷感など低血圧の症状をチェックする
	血液検査（CRP，白血球数，赤血球数，ヘマトクリット，ヘモグロビン，血液凝固能）	感染 炎症 貧血 深部静脈血栓症	・血液検査から感染や炎症の徴候の有無を確認する ・妊娠中に増加した循環血液量は，産後2〜3週間で非妊時の値に戻る ・分娩時の出血量が500 mL以上など，出血量が多い場合は特に貧血に注意する
退行性変化・身体の回復	子宮の形態（子宮底の高さ，硬さ） 悪露（排泄量，性状） 後陣痛（いつ，どれくらい）	子宮復古不全 感染 疼痛による障害	・子宮底の高さ・硬さ・悪露の状態から子宮復古状態を把握する ・膀胱や直腸の充満は悪露の排泄を妨げるため，排泄状態も合わせて把握する ・後陣痛に伴い日常生活や授乳等への支障の有無を確認し，必要に応じて子宮収縮剤が調整されたり，鎮痛剤が投与されたりする
	外陰部（発赤，腫脹，浮腫，血腫，疼痛） 会陰部（発赤，腫脹，浮腫，出血，疼痛）	感染 炎症 出血 会陰部縫合不全 外陰部血腫 腟血腫	・会陰部の疼痛とともに，感染，炎症といった縫合部の異常など，創傷部の治癒状態を把握する ・会陰創傷部に負担がかからないよう体位を工夫し，座位をとる際には円座などを利用する ・会陰部縫合部の治癒過程を観察する ・外陰部血腫・腟血腫など分娩の後，皮下の血管が破れて出血し，血腫ができることがある．強い疼痛，弾力性のある腫脹，内出血量が増えるとショック状態に陥ることもある
	肛門（発赤，腫脹，浮腫，出血，疼痛）	脱肛・痔核	・清潔を保持する ・血液循環を促進し，炎症や痛みを軽減する ・便秘を予防し，排泄のコントロールをする ・必要に応じて薬剤投与や外科的な治療が行われる
	排尿状態（自然排尿の有無，尿意，排尿回数，排尿時痛，残尿感）	尿路感染 排尿機能障害 （尿閉，尿失禁）	・尿路感染症の徴候に注意する ・尿失禁には腹圧性，切迫性とこれら2つを合併した混合性がある

240 第IV篇 産褥期

			・切迫性尿失禁では，過活動膀胱により，突然強い尿意を感じて，トイレに間に合わず尿がもれる ・腹圧性尿失禁では，骨盤底筋の弛緩によりお腹に力が入ると尿がもれる ・分娩時の神経損傷等により尿意の喪失や尿閉が生じることがある ・尿意がなくても3〜4時間ごとに排尿するように心がける
	排便状態（排便回数，排泄量，性状，腹部膨満感，排便時痛，残便感）	便秘 下痢 排便機能障害	・産後は便秘になりやすい ・便秘は子宮復古を妨げる原因ともなる ・腹部マッサージを行い，食物繊維や水分を多く摂るよう勧める ・産褥3〜4日経過しても排便がみられない場合には，浣腸や緩下薬を試みる
進行性変化	乳房の大きさ・形（張り，緊満，腫脹，発赤，熱感，圧痛）	乳汁分泌過少・過多 うっ滞 乳腺炎 乳房膿瘍	・乳腺組織の細菌感染による急性炎症では，産褥3〜4週頃に発熱，腫脹，疼痛が生じ，状態によって抗生物質，外科的な切開などの処置を必要とする
	乳頭の形・やわらかさ・乳管口（乳汁の分泌，乳頭の損傷，白斑，乳管の閉塞，疼痛）	扁平乳頭 陥没乳頭 乳頭亀裂	・扁平乳頭や陥没乳頭であっても児の吸啜ができれば問題はないため，自信喪失につながらないように支援する ・乳頭の痛みや出血がある場合，授乳方法を工夫し，必要に応じて薬剤が処方される
	授乳の状況（直接授乳回数・間隔，搾乳回数・間隔）		・児が母乳を欲しがっているサイン，効果的に母乳育児がおこなわれている児側のサイン，効果的に母乳育児がおこなわれている母親側のサインを理解し，アセスメントする
ライフスタイル	睡眠（睡眠時間・リズム・睡眠の質，眠気，睡眠環境）	不眠 睡眠不足・過多 眠気	・産褥早期は授乳回数が多く，睡眠不足になりやすい ・昼間の眠気も日常生活活動に影響していないかを注意する ・抑うつ症状などもないかを合わせてアセスメントする
	食事（食事パターン，欠食，間食，栄養摂取量，食欲，だれが準備するか）	栄養不足 体重の変化	・産後の身体の回復や乳汁分泌の促進のためには十分な栄養の摂取が必要である ・摂取量の目安は，日本人の食事摂取基準を参考にする
	清潔（全身の清潔，シャワー浴・清拭の実施，陰部の清潔の保持）		・陰部は，清潔なパッドをあてて清潔を保つようにする ・特に問題なければ産後1日目あたりからシャワー浴はできる ・産後1ヵ月健診で問題なければ入浴も可とされることが多い
	身体活動（活動動作，活動制限，活動範囲，疼痛）		・正常分娩の場合，分娩後約2時間で問題なければ初回歩行を促す ・初回歩行前には，バイタルサイン，出血量・性状，子宮収縮状態，会陰創傷部の状態と疼痛，座位や立位でのめまいやふらつきがないことを確認し，必ず医療者が同行する ・分娩時出血が多量であった場合や帝王切開後などで離床開始を遅らせる場合でも半座位や座位になることで，悪露の排泄を促し，子宮復古を促進させる ・産後1〜2ヵ月頃をめどに妊娠前の生活活動範囲を戻していく ・腰痛や腱鞘炎なども起こしやすく，育児や生活行動に支障をきたすこともある

3 褥婦の心理的変化とメンタルヘルス

　出産後は新しい生命の誕生を迎えた喜びの気持ちとともに，出産からの回復や産後の疲労などの身体の大きな変化の中で，ストレスが蓄積しやすく，メンタルヘルスに不調をきたしやすい．産後は不慣れな育児の中で，子育てに不安や負担を感じながらも楽しみや幸せを感じ，少しずつ自信をつけて，新しい家族の関係性を形成していく時期である．

　ルービン[4]によると，子どもの誕生とともに，胎内にいる"いつの日か生まれる子ども"から目の前の"今いる，私の子ども"へ移行し，さらに母親としての自己を確認するプロセスにはいくつかの段階があるとしている．産後数日間は，母親自身のニーズに応じて受身的に必要な休息や栄養をとりながら出産による消耗から回復する取り込み（taking-in）の時期である．その後，母親が医療者や他の母親などの子どもの世話のし方を模倣しながら，母親としての行動を身につけていく取り入れ（taking-on）の時期があり，さらに積極的に自律して自分なりの母親役割行動をとり，以前の役割とは異なる子どもの母親であることを確立していく．こうした母子の関係性は出産後1ヵ月頃までに達成されるが，母子の絆形成（binding-in）の過程は，産後2，3ヵ月頃までは不安定である．

　新生児を受け入れ，新しい家族関係を形成し，適応していくことが難しい家族もいる．周産期メンタルヘルスに問題を抱える女性や家族をケアする上で，ガイドラインやクリニカルガイドが作られている．日本では「周産期メンタルヘルスコンセンサスガイド2017」[5]が作成されており，これは英国の National Institute for Health and Care Excellence（NICE），スコットランドの Scottish Intercollegiate Guidelines Network（SIGN），オーストラリアの Beyond blues などのガイドラインを参考に作成されている．このコンセンサスガイドでは，うつ病・不安障害などのスクリーニング方法から精神的に変調をきたしやすい妊産婦の特徴，また変調をきたした時の対応や治療，医療・保健・福祉の連携方法，看護職の活動ポイントなどが記載されている．

　メンタルヘルスに不調をきたしやすい女性やその家族ほど，自ら支援を求めない傾向にあるため，スクリーニングを実施するだけでなく，話しやすい環境を整え，女性や家族の話を聴いてアセスメントする必要がある．いつでもアクセスできる窓口の存在を知らせ，必要な社会資源を利用できるようにサポートすることも重要である．

引用文献
1）NPO法人日本ラクテーション・コンサルタント協会：母乳育児支援スタンダード，第2版．医学書院，2015.
2）水野克己：母乳育児学．南山堂，2012.
3）水野克己・水野紀子：母乳育児支援講座．南山堂，2011.
4）ルヴァ・ルービン著／新道幸恵，後藤桂子訳：母性論―母性の主観的体験．医学書院，1997.
5）日本周産期メンタルヘルス学会：周産期メンタルヘルスコンセンサスガイド2017.

IV-3

褥婦のアセスメント

褥婦の看護を行う上で，産褥期に生じる身体の生理的な変化に関する観察項目と診察やアセスメント方法，授乳の援助について本章で学ぶ．

1 観察の意義とポイント

褥婦の診察を行い，産褥経過が正常であるか否かのアセスメントをする．それをもとに診断し，保健指導内容を考え，個別のケアと指導を実践する．

1.1 診察

a）子宮底の測定・陰部（外陰部・会陰部・肛門部）の観察

褥婦に目的や方法を説明し，仰臥位になってもらう．その際，掛け物などで，下半身の不必要な露出をさける．

腹部の触診をする際には，膝を立ててもらう．

感染症の標準予防策の手袋をし，パットを外して悪露の排出状態をみる．

b）乳房・乳頭の観察

母乳栄養への意欲・健康状態（希望，過去の授乳経験，母体の栄養状態）を把握する．

観察項目（乳房：形，大きさ，左右差，乳腺の発達，可動性，緊満，熱感，発赤・浮腫，疼痛，乳頭：長さ・大きさ，水疱，亀裂，出血，柔軟性，伸展性，乾燥，疼痛），乳管（開口数，太さ，詰まり，排乳口，乳汁：色，混濁・分離，粘調度，匂い，血液，混入物，量）について，視診・触診を行う．

授乳状況（授乳開始時期，授乳回数，1回の授乳時間，児の抱き方，児の吸着開始時の位置（ポジショニング）や吸着（ラッチ・オン）の状態，授乳環境，児の欲求のサイン，効果的に授乳が行われているサイン，母乳不足の有無など）を把握する（次節参照）．

c）会陰部創傷・疼痛・縫合部痛の観察

会陰部の創傷部について，発赤，浮腫，皮下出血，分泌物，癒合状態を観察する．疼痛・縫合部痛は，座っている時に強く感じるなど，体位によって異なる．産後日数を考慮して観察する．REEDA（redness edema ecchymosis discharge approximation）スコア[1]の項目を参考に観察してもよい（表IV-3-1）．会陰部の疼痛[2]は，産後日数を経るごとに軽減していくが，椅子に座る時，排泄を

243

表IV-3-1 REEDA スコア

点数	発赤	浮腫	皮下出血	分泌物	癒合
0 点	なし	なし	なし	なし	閉じている
1 点	創面の両側 0.25 cm 以内	会陰創面から 1 cm 以下	両側 0.25 cm 以内 片側 0.5 cm 以内	血清	皮膚の離開 3 mm またはそれ以下
2 点	創面の両側 0.5 cm 以内	会陰創面または創面から 1〜2 cm 間	両側または間隔が 0.25〜1 cm 片側 0.5〜2 cm	持続的出血	皮膚と皮下脂肪が離開
3 点	創面の両側 0.5 cm 以上	会陰・陰唇・創面から 2 cm 以上	両側 1 cm 以上 片側 2 cm 以上	出血・化膿	皮膚と皮下脂肪筋肉層の離開

表IV-3-2 褥婦のアセスメントのポイント

観察項目	内容	アセスメントポイント
年齢	若年妊産婦：20 歳未満 高年妊産婦：35 歳以上	・年齢に伴う心身の回復・適応力 ・子どもの養育や問題への対処能力
職業	就労状況（常勤・非常勤，仕事内容，就労環境・時間，通勤など） 産休・育児休暇の期間，復職の予定 保育園の入園の可否	・授乳方法の希望と選択への影響 ・子育てと仕事の両立の可能性と必要な資源 ・職場復帰の時期に合わせた必要な支援
家族構成・サポート	同居する家族の状況 里帰りをするかどうか 家族の関係性 家族からのサポート	・家族からのサポートはどれくらい得られそうか ・看護や介護が必要な家族の有無
ソーシャルサポート	保育サービス 利用可能な社会資源 サポート	・利用可能なサポートがあるか，それを知っているか ・情報収集能力 ・サポートを受ける意向 ・サポートを受ける上で必要な手続きができるか
既往歴・現病歴 過去の妊娠・出産歴		・治療の必要性や受診状況 ・身体的な疾患のみならず，精神疾患や障害の状況 ・産褥経過への影響
上の子の育児・現在の状況	上の子の年齢 健康状態 育児状況	・育児経験 ・これまでの授乳方法・母乳育児の経験や意向 ・上の子が弟や妹をどのように受け止めているか
今回の妊娠・分娩経過・子どもの状態	妊娠経過・合併症の有無 保健指導や母親・両親学級の受講状況 妊娠出産の受け止め方 母親や家族の児への感情 子どもの健康状態	・産褥経過への影響 ・合併症の治療や経過・フォローアップの必要性 ・子育ての準備状況 ・子どもの健康状態とそれに伴う養育環境が整っているか

する時，歩いている時などに増強しやすい．

1.2 アセスメント

表 IV-3-2 に褥婦のアセスメントのポイントを示した．

2 授乳の援助[3]

2.1 児の位置（ポジショニング）や吸着（ラッチ・オン）

児の哺乳の際，吸着開始時の位置（ポジショニング，図IV-3-1）や吸着（ラッチ・オン，図IV-3-2）の状態をアセスメントする．

2.2 児と母親側のサイン

児が母乳を欲しがっているサイン，効果的に母乳育児がおこなわれている児側のサイン，効果的に母乳育児がおこなわれている母親側のサインを理解して，アセスメントする．

a) 児が母乳を欲しがっているサイン

①乳を吸うように口を動かす．
②クチュクチュと乳を吸うときのような音をたてる．
③口に手をもっていく．
④急速な眼球運動（レム睡眠時）．

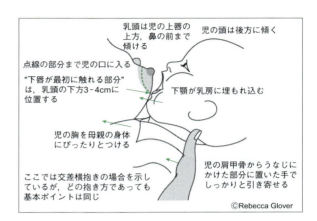

図IV-3-1 吸着開始時の児の位置（ポジショニング）母親から見た図（左乳房からの授乳）

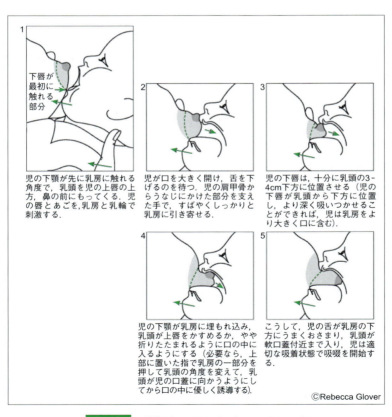

図IV-3-2 吸着（ラッチ・オン）のテクニック

⑤クーとかハーというような柔らかい声を出す.

⑥むずかる.

b）効果的に母乳育児がおこなわれている児側のサイン

①早期新生児期において，体重減少が7％より少ない.

②生後1日目以降には，24時間に少なくとも3回以上の排便がある.

③生後5日目までには，粒々のある黄色い便が排泄される.

④生後4日目までには，1日に少なくとも6回の排尿があり，尿の色は透明か薄い黄色である.

⑤授乳後は満足して落ち着いている.

⑥授乳中，乳汁を飲み込む音が聞こえる.

⑦生後3日目以降，体重減少が少ない.

⑧生後5日目までに体重が増え始める.

⑨生後10日目までには出生体重に戻る.

c）効果的に母乳育児がおこなわれている母親側のサイン

①産褥5日目までに乳房の張り・重さ・大きさと，母乳の量・性状にはっきりとわかる変化がみられる.

②乳房に明らかな傷がみられない.

③授乳することにより乳房の張りが軽減する.

2.3　新生児の体重増加量の目安[4]

a）体重増加の目安

生理的体重減少から体重が戻ってから，もしくは産後退院後からの1日の体重増加量を計算する．産後1ヵ月健診では，1日の体重増加量が25g未満であれば，授乳回数や授乳時間，抱き方や含ませ方，授乳方法などの相談やサポートをし，1週間後にはフォローする.

母子健康手帳の乳幼児成長曲線を参考にする際には，人工栄養や混合栄養の児を含めて作られているので，母乳だけで育てられている児をそのまま当てはめることはできない．母親が児の体重について理解して不安にならないように援助する（体重増加の目安はIII-2章2.1小節参照）.

b）体重増加不良の目安

・標準体重の3パーセンタイル（−2SD以下）未満が続く.

・標準身体発育パーセンタイル曲線（3，10，25，50，75，90，97パーセンタイル）を比較的短時間で二つ以上横切って体重低下がみられる.

体重増加不良の原因が，基礎疾患によるのか，不適切な栄養状態なのか，ゆっくり体重が増える児なのかをアセスメントする．母乳栄養児が体重増加不良である場合，体重増加が安定するまで，1〜2週間ごとに必ずフォローし，母親が自信をもって育児ができるよう支援をしていく.

引用文献

1）Alvarenga MB, Francisco AA, de Oliveira SM, et al：Episiotomy healing assessment：Redness, Oedema, Ecchymosis, Discharge, Approximation（REEDA）scale reliability. Rev Lat Am Enfermagem 23（1）：162-168, 2015.

2）畠中悦子他：会陰縫合術を受けた褥婦の縫合部の状態と疼痛の関係—REEDAスコアを使用して．東京医科大学病院看護研究集録12：27-30，1992.

3）NPO 法人日本ラクテーション・コンサルタント協会：母乳育児支援スタンダード，第 2 版．医学書院，2015.

4）日本小児科学会栄養委員会・新生児委員会：小児科医と母乳育児推進．日本小児科学会雑誌 115（8）：1363-1389，2011.

IV-4

褥婦のニーズとその看護

　褥婦に起こる退行性変化，進行性変化，精神・心理的変化は，新生児との相互作用に影響される．したがって，産褥期では，母子を一体として捉えて対象を理解する必要がある．さらに，産褥期の入院期間は短く，退院後は褥婦と家族が育児を行う．新生児の出生に伴い，家族は新たな発達課題に直面しているため，看護職者は母子の退院後を見据え，家族看護の視点を持つ必要がある．

1　産褥期の母子関係・家族関係

1.1　母親と子の関係

　分娩後から数日間，母から子，子から母への作用が同時に起こり，母子を結びつけることを母子相互作用という[1]．分娩後，母子が一緒に過ごすことにより，感覚的，内分泌的，生理学的，免疫学的，行動学的など複数のレベルの相互作用が同時に起こり始める（図IV-4-1）．新生児にも，周囲の環境に反応する能力があるため，母子の相互作用は成立する．たとえば，褥婦が新生児を見つめると，新生児も褥婦と目を合わせる．新生児と目が合うと褥婦は新生児を身近に感じ，親密性を高める．新生児は，話しかけられた言葉の調子やリズム，言葉の切れ目に合わせて手足を動かし，ダンスを踊っているように同期性を示す．このような，母子のやりとりのリズムは同調（entrainment）といい，相互作用は連続して観察される．授乳は，多くの相互作用が同時に起こる場面である．授乳をすることで免疫物質を多く含む初乳が新生児に与えられ，同時に新生児の吸啜は褥婦のオキシトシン

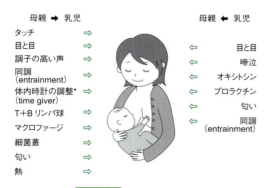

図IV-4-1　母子相互作用

生後数日間に同時的に起こってくる母子相互作用を示す．子どもの吸啜によって母親のオキシトシンとプロラクチンの分泌が刺激されるため，オキシトシンとプロラクチンは子どもの側に示してある．

*ツァイトゲーバー（Zeitgeber，体内時計の周期に影響を与える外的因子．ここではそのリズムを母親が調整していることを意味する．）

出典：文献1）より一部改変

やプロラクチンの分泌を促し，子宮収縮を促進させたり，母乳の分泌を促す．さらに，オキシトシンには母性行動の誘発，記憶や社会的絆形成（基本的信頼感）を促す作用がある[2]．

1.2　父親と子の関係

父親と新生児との絆は，出生後に急速に高まる傾向がある．父親と新生児の間にも相互作用が起こる．父親は新生児のしぐさに対して声を出して対応し，新生児も父親の声を聞き分け反応する．また，父親は新生児に対して没入感情（engrossment）を抱くことが知られている[1]．これは，子どもに惹きつけられ，極度の高揚感や自尊心が高まる状態をさしている．さらに，児の世話をするなどの接触を繰り返すことによって，親として発達してゆく[3]．1歳前後の子どもの行動を観察すると，子どもは父親と母親へ相等しい愛着を形成していたが，両親の子どもへの関わりかたは，質的，量的に異なり，母親は世話やしつけを目的として子どもを抱くことが多いのに対し，父親は遊ぶために子どもを抱くことが多いと報告されている[4]．このような両親の子どもへの関わりの相違は，性によるものではなく，育児の主な担い手であるかどうかという役割の違いであると指摘されている．このように，父親は子どもと触れ合い，家庭内で担う役割に影響を受けながら父親役割を獲得していく．褥婦は，新生児と関わり，育児する経験が，父親役割行動の取得を促すことを理解し，家庭での育児分担を父親と話し合うようにするとよい．

1.3　きょうだいと家族との関係

きょうだいの誕生は，上の子どもにとって，兄または姉になることであり，きょうだいの誕生を肯定的に受け止めると，新生児を積極的に可愛がり，世話役割を担おうとする．このような経験は，兄または姉になったことを喜びや誇らしいこととして受け入れることであり，上の子の成長の機会となる．しかし，きょうだいの誕生は，上の子にとってストレスフルな状態にもなりうる[5]．このような反応の違いは，上の子どもの年齢，発達段階，気質，妊娠期からの家族の関わりによる準備状況，などによる．母親や家族の関心が胎児や生まれてきた新生児に集中すると，上の子は疎外感を経験する．母親が出産のために入院することを十分理解できない場合は，分離による不安が高じる．このような状態に陥るとストレス対処行動として，さまざまな反応が観察される．言語的発達が進んでいない場合は，物にあたる，新生児をたたくなどの攻撃的な反応がみられ，言語的発達が進んでいる場合は，「赤ちゃんいらない」などのような否定的な言葉が観察されることがある．また，発達段階のより未熟で幼稚な段階の行動を示すことがある．例えば，一人で食べることができていたのに「食べさせて」と言ったり，哺乳瓶を欲しがったりするような行動で，退行現象，一般的に赤ちゃん返りと呼ばれる．

上の子どもが新生児を迎え入れる準備は，妊娠中の腹部を見せたり，妊婦健診に連れて行き胎児心音を聞かせたり，超音波エコー装置で胎児を見せたりすることで，胎児の存在を実感できるような機会をもつ，発達段階に応じて新生児が生まれることについて絵本などを用いて伝える工夫などがある．協力体制が整っている環境であれば，上の子がきょうだい誕生の場面に立ち会うことも可能である．褥婦は，新生児誕生に対する上の子どもの反応を観察し，家族構成員と協力して上の子どもの新生児の受け入れを促し，兄または姉になることを助ける．

1.4　夫婦（カップル）の関係性・家族関係

家族にも人の発達と同じように発達課題があるとされている[6]．例えば，子どもの誕生により，家族が新婚期から養育期に移行すると，育児や家事の負担に対して，夫婦（カップル）間で役割

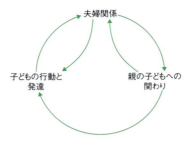

図Ⅳ-4-2　夫婦関係，親と子どもへのかかわり，子どもの行動と発達の相互の影響
(Belsky, 1981)

出典：文献4)

分担し，子どもを健全に発達させる家族機能を発揮することが求められる．さらに，家族関係は，新婚期の二者関係から子どもが加わり三者関係へと変化する．このような発達段階の移行期では，前の発達段階から次の発達段階への転換が求められるが，うまくいかない場合は危機的な状況に陥りやすい．例えば，初めて親となる場合は，出産後には，夫婦（カップル）間のコミュニケーションが量質ともに減少し，両者の緊張状態が高まることがある[7]．しかし，発達課題はそれを達成させることによって家族の発達を一つ進めるための機会である．新生児の出生を機会に，家族構成員が，互いを尊重し，親密性をより高めてゆく家族として発達する上で，夫婦（カップル）のコミュニケーションの在り方が重要である[8]．

また，子どもの発達から夫婦関係をみた時，父親が育児することで子どもの社会性などの発達が促され[9]，母親の育児不安を軽減させ，子どもへの関わりに余裕がもてる[10]．したがって，子どもの発達に対する親の影響は，母と子，父と子のように独立して捉えるのではなく，父・母・子を一体とした関係として捉える必要がある（図Ⅳ-4-2）[4]．

2　産褥期の母子関係・家族関係への看護

産褥入院中は，褥婦が出産体験を肯定的に受け止め，母親役割を受容し，新生児の胎外生活への適応やわが子の個性を理解し，適切な育児技術を獲得できるように看護する．

母子にはその母子固有の特徴があり，それぞれの経過を辿りながら，母子相互作用が進み，やがて唯一無二の母子になってゆく．産後の経過は個別性がありペースも異なるため，その母子の経日的な変化がより良好な方向へ向かっているかという視点を持つことが大切である．

2.1　バースレビュー（出産体験の振り返り，産後想起）

バースレビューは，褥婦が出産の体験を語ることで，出産体験を自分の経験として受け止めるための援助である[11]．褥婦にとって，語ることは，満足感や達成感を改めて言葉に出すことで出産の経過を整理し，他者と共有することにより，さらに満足な経験として体験し直し，母親になったことへの満足感，自信，誇りを感じる機会になる．しかし，出産の振り返りには，情緒的な健康を害する可能性があるとも指摘されている[11]．日本では，出産体験が傷つき体験となっている場合の，出産の振り返りについての効果は十分検証されていない．したがって，バースレビューの実施は，ルーチンケアではなく，褥婦の状態に合わせて慎重に検討することが望ましい．

バースレビューの実施時期は，出産体験を想起しやすいため出産後2〜3日以内が望ましいとされてきた．しかし，女性には出産について語りたいと感じた時にバースレビューをしてほしいというニーズがある[11]，ハイリスク妊娠や出産を経験した場合は，その経験を語ることができるようになるまでに時間を要する可能性がある[12]，などが報告されている．そのため，実施時期や回数は，褥婦の体調や心理状態，希望などを考慮することが望ましい．バースレビューでは，無条件の肯定的な配慮がなされなければならない．看護職者は，出産をねぎらう言葉がけから始め，

出産中の体験について話すことを促す．褥婦が自由に話せるように傾聴し，分娩時の記憶が欠落していたり，誤解していたりする部分が明らかになれば，その部分を説明する．また，褥婦が話したくない場合は，決して強制しないことが大切である．

2.2　母子関係形成への援助

出産後から，できるだけ母子を離さず，ともに過ごせる環境を整える．出産後の援助として，早期母子接触が広まってきている．この機会に，父親や家族も一緒に過ごせるように配慮し，家族と喜びを共有することにより，褥婦の安堵感や満足感を助長することができる．

産褥期も母子同室することにより，母子相互作用が円滑に進み，母乳分泌の増加，子宮復古の促進，母子の愛着（attachment）や絆（bonding）の形成が期待される．また，母子同室であると，新生児の特徴や授乳などの生活リズムについて理解が進み，新生児のサインに合わせて適した関わりができるようになるスピードが早くなる．産褥期に母と子が同室で過ごすためには，開始の時期から新生児の特徴や育児技術について丁寧に指導し，不安や質問がある時にはいつでも相談でき，褥婦が安心できる環境を整えることが重要である．また，産褥早期は，分娩の疲れや身体の痛みが残っており，慣れない育児に緊張し，新生児の授乳のリズムを中心にした生活となるため睡眠不足になりやすい．そのため，褥婦が過度に疲労した状態にならないように，褥婦の意向も尊重しながら同室時間を調整することが必要である．母親が新生児とともに過ごすことによって，新生児の生理的変化などについて疑問や不安をもつこともある．そのため，看護職者は，新生児の胎外生活への適応状態を丁寧に観察し，母親にも児の状態を具体的に伝えることが大切である．このような看護は，産褥経過や新生児の胎外生活への適応過程において何らかのリスクを持つ母子への看護としても同様に大切な視点である．

2.3　育児技術獲得への援助

退院後，家庭で安全に新生児を育てるための育児技術を習得できるように保健指導をする．育児内容としては，抱っこやコットへの寝かせ方，衣服の着脱，おむつ交換，授乳（人工栄養も含む），排気のさせ方，沐浴の方法などである．育児技術の習得のペースには個人差があるが，それぞれのペースを尊重しながら，毎日の育児技術の習得の様子を観察し，できている部分を肯定的な表現で伝える．技術習得が難しそうな部分については，具体的にどうすればできるようになるかわかりやすい端的な表現で提案する（III-4章を参照）．

3　退院後の生活・育児への準備・教育

褥婦は，正常な経過であれば，経腟分娩で5～6日，腹式帝王切開術による分娩でも6～8日程度で退院となる．退院後は，褥婦は家族らの協力を得ながら，自身の体調を回復させ，新生児との新しい生活に適応していく．その適応が円滑に進むよう，産後1ヵ月間の自身の心身の変化や生活をイメージし，健康に過ごしてゆけるようにセルフケア能力を獲得すること，新生児の生活パターンに合わせて家族間で役割調整することや，起こりやすい異常を予防・早期発見・早期対処する方法を理解できるように援助する．

3.1　退院指導

退院指導を行うに際しては，褥婦や新生児，家族の状態をアセスメントし，導き出された課題

褥婦の状況に応じた目標を設定し，具体的な指導方法や指導内容を明らかにする必要がある．ア セスメントは，褥婦の退行性変化，進行性変化，心理社会的状態，新生児の生理的な変化や特徴， 育児技術獲得の程度，セルフケア能力，家庭での協力体制，上の子の反応，次子妊娠の希望，褥 婦の就労状況，経済状態，など総合的な視点から対象を捉える．退院の見通しが立つ時期に退院 指導を行う．退院の1～2日前に実施し，退院指導によって新たに生じた，あるいは退院後の生 活のイメージがより具体的になったことで生じた疑問などが入院中に解決できるような時間的余 裕を持たせることが望ましい．退院指導は，褥婦の個別性に合わせ，具体的で理解しやすいこと， 実践しやすい内容に心がける．情報量が多くなる傾向があること，家族とも共有しやすいことか ら，パンフレットなどの資料を用いて説明するなどの工夫も必要である．必要と判断され協力が 得られる場合は，褥婦だけではなく，夫など退院後の協力者にも退院指導する場合もある．

3.2 退院後の生活

a）産後の活動と休息

退院後の活動は褥婦の状態に応じて拡大していくが，活動の基本は疲れたら休むことである． 目安は，退院後1週間は，育児と自身の身の回りのことのみを行う．退院後2週間は，簡単な家 事も始め，退院後3週間は近所への買い物など少しずつ家事を増やす．産後の1ヵ月健康診査を 目安に，日常生活に戻れるようにする．この間は，家事や育児の支援者を確保することが望まし い．

b）栄養

身体回復のために，タンパク質，炭水化物，油脂，ビタミン類をバランスよく摂取する．さら に，母乳栄養の場合は，乳汁分泌に必要な栄養の付加を考慮して食事を摂取する．日本人の食事 摂取基準によると，授乳期のエネルギー付加量は350 kcalとされている[13]．これは，1日の泌乳 量を780 mLとして算出しているため，エネルギー付加量は，授乳方法や泌乳量に応じて調整す る．また，母乳栄養児では，母乳中のビタミンKの含有量が少ないため，新生児ビタミンK欠 乏性出血症を起こしやすくなる．予防としてビタミンK_2シロップを新生児に内服させるが，授 乳婦は納豆や緑黄色野菜などビタミンKを多く含む食品を摂取すると，新生児のビタミンK摂 取量を増やすことができる．

妊娠期は相対的な貧血状態になりやすく，さらに分娩時の出血に伴い，産褥期は貧血状態であ ることも少なくない．貧血の場合は，鉄分，タンパク質，ビタミンC，ビタミンB_{12}，ビタミン B_6や葉酸を多く含む食材や鉄の吸収率のよいレシピを紹介する．

授乳リズムが安定するまでは，食事を摂ることもままならないため，間食も取り入れ，必要な 栄養が摂取できるように工夫する．間食は，おにぎりや味噌汁など空いた時間や授乳しながらで も食べられるものがよい．水分摂取の際は，カフェインや糖分の摂りすぎに注意して飲料を選択 する．退院後の協力体制を確認し，必要時は夫や実母など，実際に食事準備を担当する人に，食 事の工夫が伝わるようにする．育児や家事に伴う身体的負担を少なくするため，簡単に調理でき るような具体的メニューを紹介するとよい．

c）清潔

産褥期は，子宮内感染症，尿路感染症，乳腺炎が起こりやすいため，退院後も適切な清潔セル フケアを実施できるように指導する．外陰部の清潔を保つため，悪露が黄色から白色となるまで

排泄毎にナプキンを交換し，ウォシュレットなどを使用する．乳房の清潔を保つため，母乳パットを使用し，こまめに交換する．一般的に，身体の清潔は，分娩後1ヵ月間は，子宮，腟，会陰部の感染のリスクがあるためシャワー浴によって保つ．1ヵ月健康診査で異常がなければ，入浴（湯につかる）を開始してよい．

d) 家族計画

家族計画は，夫婦（カップル）が人生や生活設計に合わせて，子どもの数や出産の間隔を調整し，望む家族を形成させていくことである．月経や排卵の再来時期は，授乳の有無などによる個人差があり予測が難しいため，性生活を開始する前に家族計画について話し合っておく必要がある．

男性用コンドームは，性生活再開後いつからでも使用が可能であり，感染予防の効果もある．しかし，理想的な使用における避妊率は97％に対して，一般的なコンドーム使用による避妊率は86％である[14]．したがって，理想的な使用に近づけるため，留意点を改めて伝える必要がある．産後は卵巣の働きが安定しない時期であるため，基礎体温に基づく避妊方法は適さない．低用量ピルは，避妊効果が高いが，乳汁分泌を抑制するため，授乳中は使用を避ける．また，子宮内避妊具（intrauterine contraceptive device：IUD）や黄体ホルモンを子宮内に持続的に放出する子宮内避妊システム（intrauterine system：IUS）は，医師と相談の上，子宮復古の状態に応じて用いることができ，次回妊娠希望までの期間が長い場合に勧められる．どの方法も避妊効果は100％ではない[14]ため，夫婦（カップル）で話し合い，避妊法を選択できるように情報提供する．

産後の生殖器の回復には，一般的に6～8週間が必要であり，産後1ヵ月健康診査までは性生活を控え，1ヵ月健康診査で回復が順調であることが確認されれば再開してよい．性生活は，産後6～16週で半数以上が再開しているが，産後の母親は性生活に対する意欲が低下する傾向があると報告されている[15]．その理由として，新生児の世話などによる疲れ，意欲の低下，セックスによる痛みや恐れ，出産後の将来への不安，いつから性生活が可能であるか医療者に聞けない，などがあげられる．また，父親であるパートナーも，家族計画に関して，産後の身体回復や性生活再開時期などの知識を必要としている[16]．夫婦（カップル）で，家族計画に関する情報提供を受けることで，家族計画についての意識を共有し，性生活や次の子どもをもつことへの希望など，お互いの考えや思いを分かり合う機会になると考えられる．また，家族計画の指導に関する方法に関して，出産前のゆとりのある時間，個別指導，聞きたいことを聞きやすい環境などの希望もある[16]．現在の家族計画指導は，産褥入院中に退院指導の一環として，褥婦を対象に実施されている傾向があるが，対象のニーズを把握しながら，有効な家族計画を検討する必要がある．

e) 協力体制の確保

新生児の誕生によって，褥婦は身体的に回復過程にある中で，24時間の新生児の世話をすることになる．手伝ってくれる人を確保できているか，どのような協力が得られるかについて確認する．退院後の生活を具体的にイメージすることは難しいため，退院後の生活について漠然と問いかけるのではなく，例えば，児の沐浴はいつ，どこで，誰が行うかなど，なるべく具体的に問いかける．そのような問いかけを契機に，ある程度の生活の段取りや家族との協力体制が進むと期待できる．また，家族以外の社会資源の活用についても情報提供する．

f）夫婦関係の再調整／上の子への援助

　家事と育児の仕事量は大幅に増えるため，夫婦（カップル）が，生活の変化について話し合い，共有し，役割分担を再調整することを勧める．これは，妊娠中から行うことが望ましく，産後は具体的に話し合いが行われているか把握する．父親は，母親の役に立ちたいと考えていても，何をどのように分担するとよいかわからず，分担できないと感じている場合もある．また，父親は，母乳育児であると夜中の授乳は手伝えないと思っていても，母親の方では，一緒に起きてくれているだけで心が安らぐと感じていることもある．実際にお互いが役割分担についてどのような希望や相手への思いを抱いているか，話し合ってみるように勧めることが，夫婦関係の再調整の援助となる．

　上の子どもが，新生児誕生後に，一般的にどのような反応を示すのかという点について，褥婦や家族の理解を確認する．また，上の子どもの反応をどのように受け止めているか，思いを傾聴する．母親の入院中から，上の子どもは母親との時間が少なくなり，寂しさや不安を抱きやすいため，上の子どもと関わる時間を十分確保し，新生児が生まれても，家族にとって上の子どもは大切な存在であることを伝えることが大切である．新生児を可愛がる行動が見られる場合は，危険がないように見守り，母親と一緒に新生児の世話をするなどして，兄または姉になったことを上の子どもが誇らしく思えるような経験をさせるとよいことも伝える．

g）退院後の支援体制

　褥婦と新生児それぞれに1ヵ月健康診査を受診する．褥婦の健康診査では，産後の心身の回復状態を，子宮復古状態，創部の治癒状態，体重，血圧，尿タンパクの有無，一般全身状態，乳房の状態，精神状態の観察によって確認する．異常徴候がある場合は，1ヵ月健康診査を待たず，出産した施設に電話連絡し，必要な場合は速やかに受診することを伝える．1ヵ月健診までに起こりうる褥婦の身体面の異常は，表IV-4-1の通りである．また，退院後は慣れない育児への不安や疲れを感じやすいため，産後2週間を目安に褥婦の健康診査を行う出産施設が増えてきている．2週間健診でも褥婦の心身の回復状況を確認し，授乳や育児の心配事について相談することができる．産後の健康診査は，出産した施設で受けることが多い．出産施設では，その他にも電

表IV-4-1　産褥期に起こりやすい異常

起こりやすい異常	症状	予防
子宮内感染 子宮復古不全	発熱・悪寒 下腹部痛 赤色の悪露の増量 凝血塊の排出	外陰部の清潔を保つ 尿や便を溜めない（我慢しない）
尿路感染 　排尿障害 　膀胱炎・腎盂腎炎	尿閉 発熱・悪寒 残尿感，排尿時痛，頻尿，尿混濁	外陰部の清潔を保つ 尿を溜めない（我慢しない） 水分を多めに摂る
乳腺炎 　うっ滞性乳腺炎 　化膿性乳腺炎	乳房の腫脹・硬結・発赤・熱感 自発痛・圧痛 発熱・悪寒 関節痛・筋肉痛など全身症状	よく授乳する 乳房の観察を毎日行う （しこりの有無，乳管の開口，乳頭損傷の有無） だき方や飲ませ方を工夫して，うっ滞・硬結を防ぐ

話相談や母乳外来など，退院後にいつでも相談できる場を整えているため，それらの支援サービスの種類と利用方法を説明する．

h）活用できる社会制度

産後の母子が利用できる社会制度は，その母子の居住地区，勤労の有無，経済状態，生まれた子どもの健康状態などによって異なる．褥婦が，利用できる社会制度の活用を奨める．

市町村では，子育て支援に関して法令のもと様々な子育て支援事業を提供している．これらの支援を受けるためには，褥婦自身が母子健康手帳とともに配布された「出生連絡票」を送付することが必要であり，退院前にこの点を確認する．また，市町村単位で「産後ケア事業」が実施されており[17]，産後4ヵ月頃までの母子を対象に，分娩施設退院後から引き続き助産師等の看護職者による継続的なケアを受けることが可能である．経済的支援として，出産手当金，出産育児一時金・家族出産育児一時金，社会保険料免除などがある．

職場復帰する褥婦は，表IV-4-2に示すような社会制度が活用できる．妊娠中からこれらの情

表IV-4-2　復職に伴い活用できる社会制度

休業に関する制度	**産後休業（労働基準法第65条）** 　出産の翌日から8週間は就業することができない．ただし，産後6週間を経過後に本人が請求し，医師が認めた場合は就業することができる． **育児休業（育児・介護休業法第5条〜第9条）** 　労働者は，申し出ることにより，子が1歳に達するまでの間，育児休業をすることができる．休業期間は，原則として1人の子につき1回であり，子が出生した日から子が1歳に達する日（誕生日の前日）までの間で労働者が申し出た期間である． 　＊パパ・ママ育休プラス：父母がともに育児休業を取得する場合は，子が1歳2か月に達するまで取得することができる．
職場復帰後に活用できる制度	**母性健康管理措置（男女雇用機会均等法第12条，第13条）** 　産後1年を経過しない女性は，主治医から指示があったときは，健康診査に必要な時間の確保を申し出ることができる．また，指導を受けた場合には，必要な措置を受けることができる． **時間外労働，休日労働，深夜業の制限（労働基準法第64条の3，第66条）** 　産後1年を経過しない女性には，妊娠中と同様に以下について適用となる． 　変形労働時間の適用制限，危険有害業務の就業制限 **育児時間（労働基準法第67条）** 　生後1年に達しない子を育てる女性は，1日2回各々少なくとも30分間の育児時間を請求できる． **子の看護休暇（育児・介護休業法第16条の2，第16条の3）** 　小学校就学の始期に達するまでの子を養育する男女労働者は，会社に申し出ることにより，年次有給休暇とは別に1年につき子が1人なら5日まで，子が2人以上なら10日まで，病気・けがをした子の看護又は子に予防接種，健康診断を受けさせるために休暇を取得することができる． **所定外労働（残業）の免除（育児・介護休業法第16条の8）** 　3歳までの子を養育する男女労働者が子を養育するために請求した場合には，事業主は所定労働時間を超えて労働させてはならない． **時間外労働（育児・介護休業法第17条）** 　小学校就学の始期に達するまでの子を養育する男女労働者が子を養育するために請求した場合には，事業主は制限時間（1か月24時間，1年150時間）を超えて時間外労働をさせてはならない． **育児のための短時間勤務（育児・介護休業法第23条）** 　3歳に満たない子を養育する男女労働者について，事業主は短時間勤務制度（1日原則として6時間）を設けなければならない．

報を提供し，産後の生活をイメージし，活用するように促す.

　復職後も母乳育児を継続するために，休憩時間や育児時間を利用して，職場で搾乳することができる．職場に搾乳する場所や搾母乳を保存する冷蔵庫などの設備があるか確認しておくとよい．保育施設に子どもの預かり時間中に搾母乳を与えることを依頼する，育児時間を利用して直接授乳することが可能である．その他にも，社会制度を活用しながら母乳育児を継続する工夫ができるため，褥婦が復職後の勤務と授乳の両立をイメージし，職場や保育施設と相談できるように支援することが望ましい.

引用文献

1）M. H. クラウス，P. H. クラウス／竹内徹訳：家族の誕生―親と子のきずなはどうつくられるか．pp. 67-114，医学書院，2001.
2）吉田敬子，山下洋，鈴宮寛子：妊産婦のメンタルヘルスと子どもの育ちの基礎知識．妊娠中から始めるメンタルヘルスケア，pp. 13-26，日本評論社，2017.
3）神崎光子：妊娠期における夫の役割への適応に関する研究．母性衛生 45（4）：540-550，2005.
4）若井邦夫，高橋道子，高橋義信，他：親子関係の形成と発達．グラフィック乳幼児心理学，pp. 116-137，サイエンス社，2006.
5）大月恵理子：新たな関係性の獲得．母性看護学 II マタニティサイクル（大平光子他編），pp. 254-261，南江堂，2018.
6）鈴木和子，渡辺裕子：看護学における家族の理解．家族看護学―理論と実際，pp. 27-60，日本看護協会出版会，2012.
7）杉有希，香取洋子：第一子出産前後における夫婦関係の変化の実態とその影響要因の検討―妊娠後期から産褥期に焦点をあてて．母性衛生 58（2）：296-305，2017.
8）大坊郁夫：家族のコミュニケーション研究．家族内コミュニケーションを運ぶことばの力（日本家族心理学会編），pp. 2-22，金子書房，2004.
9）中山美由紀，三枝愛：1 歳 6 カ月児を持つ母親に対する父親の育児支援行動．母性衛生 44（4）：512-520，2004.
10）牧野カツ子：育児不安の概念とその影響要因についての再検討．家庭教育研究所紀要 10：23-31，1989.
11）鈴木由美子，大久保功子：出産の振り返りに関する文献検討．助産学会誌 32（1）：3-14，2018.
12）中村美由紀：育児期のバースレビュー（出産体験想起）に関する文献レビュー．聖泉看護学研究，7：29-34，2018.
13）厚生労働省：日本人の食事摂取基準（2015 年版）の概要．https://www.mhlw.go.jp/file/04-Houdouhappyou-10904750-Kenkoukyoku-Gantaisakukenkouzoushinka/0000041955.pdf（2018 年 12 月 9 日アクセス）
14）池田祐美枝：家族計画，避妊．お母さんを診よう プライマリ・ケアのためのエビデンスと経験に基づいた女性診療（中山明子，西村真紀編），pp. 186-196，南山堂，2015.
15）田頭弘子：セックスの問題．文献 14）に同じ，pp. 197-204.
16）遠山昌代，野田洋子：出産後の夫婦が望む家族計画支援に関する研究．母性衛生 4（1）：93-100，2013.
17）厚生労働省：産前・産後サポート事業ガイドライン 産後ケア事業ガイドライン．https://www.mhlw.go.jp/file/06-Seisakujouhou-11900000-Koyoukintoujidoukateikyoku/sanzensangogaidorain.pdf（2018 年 12 月 9 日アクセス）

IV-5

産褥期の異常

　産褥期には，妊娠期および分娩中から異常所見を認めた場合はもちろん，そうでない場合でも産褥期特有の異常を来たすことが少なくない．無事分娩を終えてひと安心するこの時期こそ，異常を見のがさないよう対応する必要がある．本章では，産褥期に起こりうる様々なトラブルに対応するために，産褥期特有の異常について学習する．

1 子宮復古不全

　分娩後の子宮収縮が何らかの原因により障害され，子宮復古が不完全となった状態を子宮復古不全という．これにより，悪露の排泄が長期間続いたり，異常出血を伴ったりすることがある．

a) 症状

　子宮底が高く，硬度の十分でない子宮体部を触知する．分娩後しばらくの間悪露が多い状態が続いたり，時には凝血塊の排出を認めたりすることがある．子宮内腔に卵膜や胎盤の一部等の遺残物がある場合，これの自然排出を認めることが少なくないが，遺残物への血流が残っている場合は突然大量出血を来たす場合もあり注意を要する．

b) 原因

　卵膜や胎盤の一部の遺残が原因であることが多い．また，分娩時に形成された凝血塊が貯留して排出されず，子宮復古不全を来たす場合も多い．子宮体下部は収縮が良好でも，それによって子宮内の凝血塊の排出が妨げられ，結果として子宮体部の収縮不良につながることもある．子宮筋腫・子宮腺筋症により収縮が十分に起こらない場合，多胎分娩や羊水過多，巨大児分娩など子宮の過伸展が生じていた場合，あるいは微弱陣痛，遷延分娩，母体疲労等により子宮筋が疲労した状態にある場合は，子宮復古不全のハイリスクであると認識する必要がある．

c) 診断

　腹壁越しに子宮を触知し，子宮底が異常に高いことや，硬度が不良であることをもって診断する．超音波検査により，子宮内腔に胎盤の一部や凝血塊等の存在を確認することは，診断において非常に有用である．また，分娩後間もなく大量出血を来している場合など，必要に応じて子宮内腔を直接用手的に確認することで，遺残物を同定し診断することもある．

d）治療・処置

⑴子宮内容除去

子宮内腔に遺残物を認めた場合は，胎盤鉗子等を用いて除去する．収縮不良な子宮は柔らかく，器具により穿孔しやすい状態であるので，経腹超音波ガイド下に実施すると安全である．胎盤の一部等が器質化したものは RPOC（retained product of conception）と呼ばれ，場合により子宮鏡下手術により切除を行うことがある．子宮内感染が存在する場合は，適切な抗菌薬投与を行うなど注意が必要である．

⑵子宮収縮薬投与

オキシトシンやメチルエルゴメトリンがよく使用される．プロスタグランジン $F_{2\alpha}$ を用いることもある．メチルエルゴメトリンは血圧上昇時には慎重投与であることに注意したい．子宮マッサージは，産後過多出血予防でオキシトシンが投与されている場合は推奨されないが，実際に過多出血が生じた場合の治療としては有効である可能性がある[1]．また，冷罨法についてはその子宮収縮促進効果はエビデンスが確立していないが，臨床的にはしばしば実施される．

⑶抗菌薬投与

子宮内操作をした場合，それにより子宮内感染（子宮内膜炎）のリスクが高まるので，抗菌薬投与が行われることが多い．セフェム系抗菌薬がよく使用される．

⑷排尿・排便の促進

膀胱や直腸が充満している場合，排尿・排便の促進を図る．

2　乳房のトラブル

2.1　うっ滞性乳腺炎

乳管および乳管口の開通が不十分な場合，乳管内に乳汁がうっ滞して内圧が上昇し，乳房緊満や疼痛等を伴う炎症を生じた状態をうっ滞性乳腺炎という．産褥期に比較的頻繁に遭遇するトラブルのひとつである．

a）症状

乳房の緊満感や乳房痛を生じる．発赤や熱感は通常は軽度である．両側性に発症することが多いが，不適切な授乳手技に起因する場合は片側性のこともある．細菌感染が重複すると化膿性乳腺炎へ移行する．

b）原因

産褥初期では，乳管の開通が不十分なまま乳汁分泌が開始することで発症することが多い．児の吸引力不足や，陥没乳頭などの乳頭奇形による吸引障害，褥婦の不適切な授乳手技，片側でばかり授乳するくせ等も原因となる．

c）診断

触診により乳汁うっ滞部分を硬結（しこり）として触知する．圧痛を伴うこともある．

d）治療・処置

⑴乳房マッサージ（搾乳）

マッサージにより圧がかかることで，乳管が開通し乳汁の排出が促進される．うっ滞性乳腺炎

において最も一般的な対処法のひとつである[2].

（2）冷罨法

氷のうなどで患部を冷却する．乳汁分泌が抑制されて症状が緩和される．冷却すること自体による疼痛緩和効果も期待できる．

（3）薬物療法

疼痛に対して非ステロイド系消炎鎮痛薬を安全に使用できる．場合により，乳汁産生ホルモンであるプロラクチンの分泌を抑制するブロモクリプチンによって乳汁産生を抑制して症状緩和を図ることもある．

2.2　化膿性乳腺炎

乳頭表面の微小な損傷部位より細菌が乳腺に侵入して感染が成立した状態を化膿性乳腺炎という．産褥2〜3週間頃に発症することが多い．

a）症状

乳房に硬結（しこり）を生じ，多くの場合強い疼痛を伴う．悪寒・戦慄を伴う39℃台の発熱をみることが少なくない．片側性のことが多い．患側の腋窩リンパ節腫脹を認めることがある．

b）原因

児の吸啜により乳頭に損傷が生じたことが契機となることが多い．起炎菌は，皮膚常在菌であるブドウ球菌が最も多く，他には連鎖球菌，大腸菌，緑膿菌，肺炎球菌，髄膜炎菌などがある．児の口腔・鼻腔・皮膚や，母親および医療従事者の手指等が感染源となり得る．

c）診断

乳房に強い疼痛を伴う硬結を触知する．発赤を伴うこともある．乳頭からの膿汁分泌も診断に役立つ．

d）治療・処置

（1）薬物療法

セフェム系や合成ペニシリン系などの抗菌薬を投与する．鎮痛および解熱のために非ステロイド系消炎鎮痛薬を使用する．高度の乳汁うっ滞を伴う場合は，ブロモクリプチンにより乳汁分泌を一時的に抑制することで症状が緩和されることもある．

（2）外科的治療

膿瘍形成を伴う場合は，躊躇せず切開・排膿を行う．乳腺炎治療中の授乳継続が児に有害な影響をもたらす可能性は否定されており，症状改善を促すためにも授乳を禁止する必要はない[3].

2.3　乳頭の異常

2.3.1　乳頭表皮剥脱・乳頭亀裂・乳頭潰瘍

授乳により乳頭表皮に水疱や亀裂を形成したり表皮剥脱を来したりすることがある．

a）症状

病変部位に疼痛を伴うことが多い．

b）原因

児が吸引したり時に噛んだりすることによって生じる．長時間の授乳や不適切な授乳手技はリスク因子である．

IV-5　産褥期の異常　259

c）診断

肉眼的に診断する．

d）治療・処置

疼痛に対して非ステロイド系消炎鎮痛薬軟膏を塗布する．感染予防のため抗菌薬入りの軟膏を使用することもある．疼痛が強い場合や潰瘍を認める場合などは，患側の授乳を数日間中止する．

2.3.2 乳頭炎・乳輪炎

乳頭亀裂や乳頭潰瘍に細菌感染が重複すると，乳頭炎・乳輪炎に至る．

a）症状

疼痛が症状の主体である．発赤・腫脹や，時に膿汁排出を認めることがある．

b）原因

授乳時に児が噛むことにより乳頭炎を来たす．

c）診断

発赤や腫脹を認める．

d）治療・処置

疼痛に対して非ステロイド系消炎鎮痛薬軟膏を塗布する．感染予防のため抗菌薬入りの軟膏を使用することもある．疼痛が強い場合や潰瘍を認める場合などは，患側の授乳を数日間中止する．

3　産褥期の感染症

分娩には様々な損傷や処置が伴うため，その過程で細菌感染が生じるリスクが高いことを認識する必要がある．分娩後 24 時間以降から産褥 10 日までの間に，38.0 ℃以上の発熱が 2 日間以上続く場合を，特に産褥熱と呼ぶ．以前はその病態が不明であり，妊産婦死亡の重要な原因のひとつであったが，管理方法の改善や抗菌薬の進歩に伴い，今では発症自体が稀となっている．

a）症状

発熱は微熱程度から 40 ℃に達する高熱まで様々である．感染局所に疼痛を生じる場合がある．細菌が血行性に全身に拡散されると，敗血症となり，全身倦怠感や呼吸困難，意識レベル低下などを来し，最重症例では死亡に至ることもあるので，慎重かつ適切な管理が求められる．

b）原因

まず，妊産褥婦はそもそも易感染性状態であることを認識する．低栄養およびその他の合併症によって免疫能が低下している場合はさらにリスクが高くなる．内診，分娩時の損傷（会陰裂傷など），子宮内操作（子宮頸管拡張，子宮内容除去等），帝王切開術等が感染の契機となる．また，前期破水やそれに伴う絨毛膜羊膜炎を原因として子宮内膜炎が続発することもある．起炎菌は，大腸菌，グラム陰性桿菌，嫌気性菌など様々である．黄色ブドウ球菌産生毒素によるトキシックショック症候群や，俗に「人食いバクテリア」とも呼ばれる A 群連鎖球菌感染等による死亡例もあり，稀だが重症化しうる感染症は必ず念頭に置く必要がある．

c）診断

発熱および局所の疼痛，腫脹，膿性分泌物等をもとに診断する．血液検査で白血球数（好中球数）や C 反応性タンパク（C-reactive protein：CRP）等を確認することも有用である．深部の感染

が疑われる場合には，造影 CT 検査により感染巣を同定できることがある．膿瘍はその辺縁が造影され（ring enhancement），診断に有用な所見である．

d）治療・処置

(1) 薬物療法

早期診断・早期治療が重要である．原則として，感染部位の細菌培養検査を行って起炎菌を同定し，感受性のある抗菌薬を投与する．しかし，検査結果が出るまで数日を要するため，その間に悪化することのないよう，初期治療として広域抗菌薬を投与する．効果が認められなければ，より広域な抗菌薬への変更を躊躇しない．検査結果が出たところで，起炎菌に合わせて狭域な抗菌薬への変更（de-escalation）を行う．

(2) 外科的治療

膿瘍が形成されている場合，抗菌薬の効果が低いことが多く，その場合は穿刺ドレナージや手術による摘出を行うことがある．

4 産褥期の排泄障害

4.1 排尿障害

産道である腟は尿道と接しているため，分娩により排尿障害を生じることがある．

4.1.1 尿閉

尿閉とは，膀胱内に貯留した尿を自力で排出できない状態をいう．

a）症状

排尿困難感を自覚する．尿閉となると強い下腹部痛が生じることがある．膀胱神経麻痺による尿閉は通常 24 時間以内に改善する．他の原因による尿閉も通常は 2～3 日で改善することが多い．

b）原因

分娩時に胎児が膀胱神経を圧迫することで，一過性の膀胱神経麻痺を生じる．

c）診断

尿量減少および排尿困難感の自覚により診断する．

d）治療・処置

原則として経過観察を行う．必要に応じて導尿や膀胱留置カテーテルの留置を行う．

4.1.2 尿失禁

妊娠期に増大子宮による骨盤開大や運動量の低下に伴って骨盤底筋群が弛緩し，産褥期に腹圧性尿失禁を来たすことがある．尿意のあるときに尿漏れを生じることもあり，混合性尿失禁となることもある．経腟分娩の回数が多いほど尿失禁を来たしやすくなるとされる[4]．

a）症状

身体動作やくしゃみ等で腹圧がかかった瞬間に尿漏れを生じる．自覚がない場合が少なくない．また，尿意が切迫した状況で尿漏れを起こすこともある．そのため，日常生活に支障を来たすこともある．

b）原因

妊娠期に生じた骨盤底筋群の弛緩により，尿道が閉鎖状態を保持できず尿失禁を来たす．増大

IV-5　産褥期の異常 **261**

子宮により骨盤内の神経が圧迫されて尿意を感じにくくなることも一因とされる.

c）診断

不随意の排尿を生じることで診断する.

d）治療・処置

多くの場合は自然に治癒する．実施しやすい治療としては，骨盤底筋群を引きしめて強化するような運動が推奨される．また，体重が多い場合は減量することが症状改善につながる可能性がある．難治性の場合は手術が考慮されることもある.

4.1.3 膀胱炎・腎盂腎炎

排尿障害の原因として膀胱炎や腎盂腎炎が存在することがある.

a）症状

膀胱炎では非妊時と同様，頻尿や排尿時痛，残尿感，尿混濁，微熱等を生じる可能性がある．腎盂腎炎では背部痛や39〜40℃の高熱を生じる場合が少なくない.

b）原因

尿閉や尿流出不良，あるいは導尿の処置により，膀胱炎を生じうる．また，さらに上行性に感染が波及すると腎盂腎炎となる.

c）診断

尿検査で細菌や白血球の混入を確認する．必要に応じて血液検査で血球数（好中球数）やC反応性タンパク等を確認する.

d）治療・処置

積極的な水分摂取と排尿を促す．排尿症状が辛いため排尿を恐れて飲水量が減ることがあるが，その結果として尿路の細菌排出が遅延することとなるので，排尿は我慢しないように指導することが重要である．導尿が必要な際は清潔操作を心がける．多くの場合はセフェム系を中心とした抗菌薬投与で改善する．無症候性細菌尿は尿検査で細菌が検出されるが，症状を認めない場合をいい，通常は抗菌薬投与は不要である.

4.2 排便障害

4.2.1 便失禁

分娩時の肛門括約筋損傷により便失禁を生じうる.

a）症状

便が不随意に排泄される．肛門括約筋の機能不全の程度により，便意が切迫したときのみに生じる場合から，平時にも便失禁をきたしてしまう場合まで様々である．強い不快感によりQOLが著しく低下する場合が多い．また，女性では肛門と腟・尿道口が近いため，腟炎や膀胱炎等を二次性に生じる可能性がある.

b）原因

経腟分娩時に肛門括約筋が損傷を受ける3・4度会陰裂傷が原因となる．多くは縫合処置により問題なく経過するが，一部の褥婦で便失禁が見られる．また，肉眼的裂傷はなくとも肛門括約筋が潜在性に損傷される場合もあるとされる.

c）診断

不随意に排便が起こる自覚症状によって診断される.

262　第Ⅳ篇　産褥期

d）治療・処置

肛門括約筋の機能を改善させるような骨盤底筋群体操が有効とされる．難治性の場合は肛門括約筋形成術や仙骨神経刺激療法等が実施されることがある．

4.2.2　直腸腟瘻

直腸と腟の間に瘻孔が形成された状態をいう．

a）症状

便が瘻孔を通して腟口より排出される．腟口は肛門と異なり括約筋が存在しないため，便が不随意に排泄されることとなり，QOL が著しく低下する疾患である．また，腟内が便で汚染され，細菌性腟炎を生じる．

b）原因

経腟分娩時に 4 度会陰裂傷が生じた場合で，修復部の縫合不全や感染を来たした場合に，難治性となり瘻孔が形成されることがある．衛生状態が良好で抗菌薬が利用可能なわが国においては非常に稀な疾患であるが，発展途上国などでは未だ頻度の高い分娩合併症である．

c）診断

直腸と腟を接続する瘻孔を確認することで診断する．

d）治療

原則として外科的治療が行われる．

5　産褥期の精神障害（産後うつ病を含む）

5.1　マタニティブルーズ

分娩後の数日間に生じる一過性の軽度の感情障害をマタニティブルーズ（maternity blues）と呼ぶ．正常な産褥経過の一部と考えられるが，周産期うつ病を発症するリスクが上昇するため，注意深いフォローアップが求められる．

a）症状

抑うつ，不安，涙もろさをはじめとして，様々な症状を呈する．正常妊婦であればマタニティブルーズは自然に治癒する．

b）原因

分娩による身体的・精神的ストレスや，分娩前後での環境の大きな変化等が原因の一部であると考えられている．

5.2　周産期うつ病（産後うつ病）

妊娠中から産褥期までの間に発症するうつ病を周産期うつ病と呼び，特に産褥期発症のものを産後うつ病と呼ぶ．

a）症状

通常のうつ病と同様，興味・関心の減退，不安感や絶望感，集中力の欠如，焦燥感等の精神症状を認める．また，動悸やめまい，頭痛，倦怠感等の身体症状を認めることも少なくない．うつ病に特徴的な自責感は，子育てが上手にできない，母親として失格だ，などという思いの形で現れることがある．マタニティブルーズが先行することもあるが，しないこともある．

産後うつ病の褥婦は自殺するリスクが高いので，精神状態の慎重なフォローアップを要する．

b）原因

うつ病は脳内伝達物質（セロトニン，ノルアドレナリン，ドパミン）が減少することで発症する．マタニティブルーズと同様，分娩による身体的・精神的ストレスや，分娩前後での環境の大きな変化等が発症のきっかけとなりうる．

c）診断

精神科医が医療面接の中で『精神障害の診断と統計マニュアル 第5版（Diagnostic and Statistical Manual of Mental Disorders, 5th edition, DSM-5)』に定められた診断基準に従って診断する．これには訓練が必要であり，精神科医以外が安易に診断をすることは難しいばかりか危険を伴う．しかし，早期介入のためには，周産期医療者が周産期うつ病ハイリスク妊産褥婦を早期発見することが重要である．そのためのスクリーニングツールとして，「エジンバラ産後うつ病質問票（Edinburgh Postnatal Depression Scale : EPDS)」が広く活用されている．オリジナルはイギリス版であるが，様々な言語に翻訳されており，日本版（I-5 章表 I-5-6)でも区分点 8/9 点（9点以上は産後うつ病ハイリスク）としてその妥当性が証明されている[5]．また，簡便なスクリーニングツールとして，Whooley の 2 項目質問法が推奨されている[6,7]．ただしこれらは，精神疾患を合併する妊産褥婦については当然高得点になる傾向があり，正常妊産褥婦と同様の取り扱いはできないことに注意を要する．

d）治療・処置

抗うつ薬による薬物療法が第 1 選択となる．一定期間確実に内服を継続することが必須である．授乳中の褥婦の場合，母乳哺育を継続するか，あるいは人工乳哺育に転換するかを慎重に検討する必要がある．母乳哺育は褥婦の満足感や達成感，そして児との愛着形成の促進が実現できるとされる一方，身体的疲労が蓄積することでうつ病が悪化する危険がある．褥婦が抗うつ薬を内服しながら母乳哺育を希望する場合，児に生じうる影響（哺乳力低下等）をよく検討し，十分な情報提供を行った上で褥婦の自己決定を支援していくことが望ましい．また，自傷や他害のおそれがある場合には，母児分離を行って児の安全を確保する必要がある．

5.3　産褥精神病

精神病とは，幻覚や妄想を症状の主体とする疾患のことをいい，特に産褥期発症のものを産褥精神病という．一つの疾患ではなく，いくつかの疾患を総称する言葉である．

a）症状

幻聴，幻視などの幻覚や，誰かに監視されている，誰かに考えを抜き取られているといった妄想を呈する．その他，不安や不眠，倦怠感，食欲低下，焦燥感など様々な症状を呈しうる．発症は比較的急激で，錯乱状態に陥ることもある．

b）原因

原因は疾患ごとに異なり，不明である部分も多いが，脳内伝達物質の分泌異常や脳内炎症等が原因の一部であると考えられている．

c）診断

精神科医が医療面接の中で『精神障害の診断と統計マニュアル 第5版（DSM-5)』に定められた診断基準に従って診断する．

d）治療・処置

抗精神病薬による治療が行われる．衝動性が高いことが多く，児の安全を確保するために速やかな母児分離が必要とされる場合がある．

引用文献

1）Department of Reproductive Health and Research, WHO：WHO recommendations for the prevention and treatment of postpartum haemorrhage（Guideline）. https://apps.who.int/iris/bitstream/handle/10665/75411/9789241548502_eng.pdf（2019 年 4 月 19 日アクセス）

2）日本産科婦人科学会／日本産婦人科医会編：産婦人科診療ガイドライン―産科編 2017．日本産科婦人科学会事務局，2017.

3）Department of Child and Adolescent Health and Development, WHO：Mastitis：causes and management（Guideline）. https://apps.who.int/iris/bitstream/handle/10665/66230/WHO_FCH_CAH_00.13_eng.pdf（2019 年 4 月 19 日アクセス）

4）Marshall K, et al：Incidence of urinary incontinence and constipation during pregnancy and postpartum：survey of current findings at the Rotunda Lying-In Hospital. Br J Obstet Gynaecol 105：400-402, 1998.

5）岡野禎治他：日本版エジンバラ産後うつ病自己評価票（EPDS）の信頼性と妥当性．季刊 精神科診断学 7（4）：525-533，1996.

6）日本周産期メンタルヘルス学会：周産期メンタルヘルスコンセンサスガイド．http://pmhguideline.com/index.html（2019 年 4 月 19 日アクセス）

7）Whooley MA, et al：Case-finding instruments for depression. Two questions are as good as many. J Gen Intern Med 12：439-445, 1997.

IV-6

産褥期に異常となった褥婦の看護

　産褥期に何らかの異常をきたすことは，身体における退行性・進行性変化が遅延し，また児との関わりが困難になり，母親としての発達過程が阻害される可能性がある．本章では，産褥期にみられる異常とその支援について理解し，回復過程を促進させるための適切なケアについて学ぶ．

1　産褥期の子宮復古状態と看護（子宮復古不全）

　分娩直後より子宮復古不全のリスクが高い褥婦に対しては，子宮底の高さや子宮収縮状態，悪露の量や性状を密に観察し，大量出血を起こさないように注意する．褥婦の入院中は毎日子宮底の観察を行うが，子宮復古不全，またはそれが疑われる場合は，子宮底の高さや子宮の硬度を頻回に観察する．

　褥婦の疲労の程度，創部痛・後陣痛，分娩時の出血量，貧血症状などを観察しながら，悪露の排出を促す目的で早期離床をすすめていく．また，尿意の有無にかかわらず定期的に排尿を促したり，産後の排便状況を確認して，分娩後に排便がなければ腹部マッサージや緩下剤内服などで排便を促し，尿や便の貯留による子宮収縮の妨げを防ぐ．子宮収縮剤投与の際は，後陣痛の強さを観察しながら，必要に応じて疼痛緩和ケアや鎮痛薬の内服を勧め，褥婦の活動や授乳に支障が出ないように支援していく．

　子宮復古不全が認められた場合は，悪露の量や性状の観察を詳細に行う．赤色（血性）悪露が長く続く場合は，子宮内の胎盤・卵膜遺残の可能性を考慮して医師に報告する．胎盤精査時における胎盤や卵膜の欠損の有無の情報も重要である．また，発熱や悪露の悪臭などの感染徴候の有無についても観察する．子宮内感染症と診断されて抗菌薬を内服する場合は，服薬確認を確実に行い，発熱や下腹部痛などの症状が改善する経過を観察する．

　児の吸啜刺激はオキシトシン分泌を促進させて子宮収縮を促すので，積極的な授乳も勧めていく．

2 乳房のトラブルを抱える褥婦の看護（乳頭トラブル，分泌不全，分泌過多，乳腺炎）

2.1 乳頭のトラブルがあるときの看護

褥婦が乳頭に痛みを感じたり傷ができたときは，まず直接授乳が適切に行えているかを観察することが重要である．授乳の際に付き添い，児の抱き方や授乳姿勢，児の吸着と吸啜の状態を観察する．褥婦が快適で授乳しやすい姿勢がとれない場合は，児が深く吸啜しにくく，それが乳頭のトラブルの一因となる．会陰の創部痛や肛門痛，腰痛などが強い場合は，円座やクッションを使用し，リラックスした姿勢がとれるように援助する．また，快適な授乳姿勢は一つだけではないので，いろいろな姿勢を提案していく．

効果的に授乳するためには，児が乳頭だけを吸うのではなく，乳頭乳輪を深く含むことが大切である．母親の身体に児を密着させ，児の鼻と母親の乳頭が同じ高さで向かい合う位置で児を抱くように援助し，乳房を支える母親の指は乳輪から十分離れていることを確認する．

不適切な吸着と吸啜は，乳頭の傷や痛みの原因になることが多い．授乳中は不適切な吸着のサイン（表IV-6-1）がないかを観察し，適切な吸着ができるように条件を整える．

2.2 母乳分泌不全の看護

分娩直後から授乳をしていると，産後数日から乳汁分泌量が増加し，それに伴い授乳前に軽い乳房緊満を感じるようになることが多い．母親が「母乳が足りない」というとき，母乳が足りていないように思える「母乳不足感」と，母乳の摂取量が児の栄養必要量を満たしていない「母乳不足」とを見分ける必要がある．母乳不足感は，人工乳を足したり母乳育児中止につながる場合が多いので，母子の状況を適切に把握して支援していく必要がある．

「母乳が足りない」と思う母親には，その不安な気持ちに十分共感することが重要である．その上で現状の授乳についての評価を行う．具体的には1日の授乳回数・1回の授乳時間・授乳姿勢や手技，人工乳を与えている場合はその量などを把握してアセスメントする．その後，対処方法について，母親と一緒に考えていく姿勢が重要である．

母乳の生産量そのものが児の必要量に満たない母乳分泌不全には，病態生理的な原因によるもの（一次性母乳分泌不全）と，不適切な授乳方法などにより母乳が排出されない結果生じるもの（二次性母乳分泌不全）とがある[1]．母乳不足は，その多くが母乳摂取不足とそれに起因する二次性母乳分泌不全である[2]．母乳の摂取量と産生量を改善するための支援として，表IV-6-2の方法がある．

2.3 母乳分泌過多の看護

母乳分泌過多の可能性がある場合，母親に痛みや不快感がなく，また児にも苦痛がないようなら，特に介入する必要はない．児の体重増加の程度や現

表IV-6-1　不適切な吸着のサイン
口を開けなかったり，おちょぼ口をする
唇を巻き込んでいる
児の舌が見えない
頬がぴんと張っている，またはくぼみがある
早い吸啜しかない
舌打ちをするような，舌を鳴らすような音が聞こえる
授乳終了直後の乳頭が，平らになったりすじができていたりする
授乳中や授乳後に痛みを感じる
乳房から母乳が十分飲み取られず，乳房が張りすぎることがある

出典：B-R-E-A-S-T-FEED OBSERVATION FORM. BREASTFEEDING COUNSELLING, A TRAINING COURSE. PARTICIPANTS'MANUAL, PART ONE, Sessions 4, p. 21. WORLD HEALTH ORGANIZATION CDD PROGRAMME, UNICEF, 1993, 一部抜粋

表IV-6-2	母乳の摂取量と産生量を改善するための支援

効果的な吸着で授乳する

児の早めの空腹のサインを知らせるなど，授乳回数を増やす提案をする

児がそれぞれの乳房から後乳まで飲めるように，1回の時間を制限しない

児の哺乳行動発現を促進するために，肌と肌との触れ合いを増やす

人工乳首やおしゃぶりの使用を避ける

母乳の流れを助ける目的で，授乳中，乳房をやさしくマッサージしたり，そっと圧したりする

児が飲み取れない場合は搾乳をする

以上の方法を，母親が生活のなかで実践できるかについて家族も含めて話し合う

出典：NPO法人日本ラクテーション・コンサルタント協会：母乳育児支援スタンダード，第2版，p. 247, 医学書院，2015, 一部改変

在の授乳状況をよく聞き，また実際の授乳を観察する．射乳反射が強いことで，児が乳首を離したり，うなったりひっぱったりすることがある．それを見た母親が，児は乳房を嫌がっているのではないか，母乳の味が悪いのではないか，あるいは母乳が足りないのではないかと勘違いすることもあるので，母親の考えや気持ちを否定せず，まずはありのままに受け止めて，母親の話をよく傾聴する[3]．

授乳後に乳房がすぐに張って苦痛を感じたり，乳房トラブルを繰り返していたりする母親の中には，「トラブルを予防するために，乳房を常に空にしておかなければならない」という情報をもっていることがある．しかし，搾乳のしすぎはかえって乳汁分泌を促進して乳房緊満を引き起こす．乳房の緊満感が強い母親には，苦痛が軽減する程度に軽く搾乳することもあるが，限定的な対処方法にとどめるべきである[4]．低カロリーの食事をとるようにアドバイスを受けている場合もあるが，母乳分泌過多や乳房トラブルと食事制限との関連について，現段階ではそのエビデンスはない．母乳分泌過多というつらい経験をしている母親に根拠のない食事制限の情報を伝えることは，精神的にも追い詰める場合があることを理解しておく[5]．

母乳の分泌を抑制する支援としては，次の方法がある[6]．

(1) 1回に片側からのみの授乳

1回の授乳で，乳房がすっきりするまで片側のみしっかり飲ませる．この時，母乳の中には乳汁分泌を抑制するタンパク質（feedback inhibitor of lactation：FIL）が含まれており，乳房の中に母乳が残る状態が一定時間あると分泌を減らしていけることを説明しておく．

児が欲しがるときに，一定時間（例えば3〜4時間）片側の乳房のみの授乳を行い，この時間内に児が母乳を欲しがった時は同じ側から与える．1回の授乳において，はじめに出る母乳（前乳）は脂肪が少なく，終わり頃の母乳（後乳）は児の成長・発達に必要な飽和脂肪酸，多価不飽和脂肪酸，ドコサヘキサエン酸（DHA）などの必須脂肪酸やビタミンKなどが多く含まれている[7]．決まった時間片側の乳房だけを与えることは，後乳を充分に飲むことにもつながる．片側授乳の間隔は，母親の分泌の程度によって調整し，次の一定時間に反対側のみの授乳を行う．症状が落ちつくまで一時的にこのように授乳する．

今までの授乳方法の変更に伴う母親の不安に配慮し，乳房トラブルの有無や児の排泄回数・体重変化などを注意深く観察しながら行う．

(2) 十分搾乳をした後に，1回に片側からのみの授乳

まず十分に両側の乳房を搾乳し，その後早いタイミングで授乳を始める方法も，効果的な支援

として報告されている．片側授乳の間隔は，母親の症状に合わせて決める．

2.4 乳腺炎の看護

a) 情報収集

母親が乳房の圧痛や熱感，腫脹などを訴える場合は乳腺炎を疑い情報収集を行う．症状に気づいたきっかけや発症時期，発症から現在までの経過，今までに受けた治療があればその内容，現在行っているセルフケアなどについて経過を追って聞く．乳房に痛みや腫脹などの異常を感じる場合は，その部位，痛みの程度，どのような痛みか（持続的か間欠的か，表面の痛みか深部か，乳頭へ走る痛みかなど），痛みと授乳との関係（痛みは授乳中，授乳していない時，あるいはどちらもなど）を把握する[8]．

母親のバイタルサインや，栄養状態，疲労の程度，体格（肥満，やせなど），話し方や声の調子などの一般状態を観察する．乳房の視診は必ず両側の乳房を観察する．発赤や硬結がある場合は，その大きさや部位，形などを観察する．また，乳頭や乳輪に傷があるかどうかも確認する．

乳房に触れる際は，母親の承諾を得た後にプライバシーに配慮しながら行う．触診の前後には必ず手洗いをし，感染予防のために手袋を使用することが望ましい．室内は暖かくし，温かい手で触診する．痛みを与えることがないように注意しながら，乳房全体をまんべんなく触れるようにする[9]．また，乳汁の色，粘稠度，膿排出の有無も観察する．

授乳の様子も観察する．児が有効に母乳を飲めているか，授乳時の姿勢や抱き方，飲ませ方，乳房に異常を感じてからの授乳の変化の有無（児が飲みつかない，乳頭をはずさない，など）についても把握する．

b) 対処と支援

乳腺炎への対処が遅れたり不適切であると，膿瘍形成や再発のリスクは増大する．以下に乳腺炎の対処法を述べる[10]．

(1) 乳房から乳汁の除去

まず授乳姿勢と吸着が適切に行われているか確認する．患側の乳房からの頻回授乳をすすめるが，痛みにより射乳反射が起こりにくい時は健側から授乳する．その際，閉塞部位と児の上顎または下顎が合うような授乳姿勢を提案する．乳汁の流れを促すために，授乳中に閉塞部位から乳頭に向かって軽くマッサージしてもよい．

直接授乳が不十分な場合は，乳房に痛みを感じない程度に圧力を調整して，手による搾乳を行う．授乳時や睡眠時などには，患側を圧迫する姿勢を避ける．

(2) 母親のストレスと疲労の軽減

頻回授乳と母親の安静とを両立させる（母子同室など）．また，母親および家族に安静の必要性を説明し，協力を得る．非常に重症な場合や家族の援助がない場合には，母子同室での入院を考慮する．

(3) 食事の指導

食事や水分は制限したり過剰に摂取したりせずに適量を摂取する．特定の食物が乳腺炎のリスクであるというエビデンスはない．

(4) 乳房のケア

授乳直前に乳頭乳輪部を局所的に温湿布で温めることで，射乳反射を起こりやすくし，乳房か

ら乳汁を流れやすくする．授乳後や搾乳後は，心地よいようであれば冷湿布を促す．

(5) 支援的カウンセリングと情報提供

乳腺炎は，倦怠感などの全身の不調と乳房の熱感や痛みを伴う，非常につらい経験である．加えて，母乳育児継続への不安，再発への恐怖，治療が及ぼす心身への負担，家族に負担をかけていることへの申し訳なさなどさまざまな思いを抱いている場合が多い．そのような母親の気持ちに共感しながら，授乳が続けられるように継続的な支援を行う必要がある．

母親には授乳を継続しても安全であること，患側の乳房から母乳を飲んでも児には害にならないこと，さらに乳房は形の面でも機能の面でも回復することを伝える．現在の困難を克服するための努力は，その価値があることを伝えて励ましていく．

すべての必要な処置について，また，今後の経過予測や自己管理上の注意点などについて，わかりやすい情報提供が必要である．また，完全に回復するまで，継続した援助を行っていくことが重要である．

c) 薬物療法時の看護

授乳や搾乳などで乳汁を排出しても 12〜24 時間以内に症状が改善されない場合や症状が悪化する場合には，抗菌薬治療が開始される．母親が授乳中の児への影響を心配して服薬したがらないことはしばしばあるが，服薬の必要性や今後の見通しなどを母親に十分に説明して理解を促し，納得して自らの意志で服用するように支援する．服薬中は症状の経過を観察し，薬の効果や回復過程を確認していく．

鎮痛薬で痛みが軽減すれば，射乳反射が起こりやすくなる．また，イブプロフェンは，1.6 g/日までの服用は母乳中に検出されないので，母乳育児中も使用可能である．

d) 膿瘍形成時の看護

乳腺炎症状が続き，局所の発赤・腫脹が著しく，波動を触れる場合は膿瘍形成を疑う．膿瘍の治療には穿刺や切開などで排膿が行われるが，授乳は継続することが勧められている．

切開排膿時のケアとしては以下がある[11]．

・創部を清潔に保つ．

・炎症を増悪させないように注意深く，用手搾乳や排膿を行う．

・授乳ができない場合は，乳汁うっ滞と分泌維持のために搾乳する．

・手指洗浄と消毒を励行する．

e) 再発防止への支援

完治後は，再発を防ぐためのケアについて確認し，母親が自分で対処できるように支援することが重要である．具体的には以下のケアがある．

・児が適切に吸着し，制限のない授乳を行う．

・母親がしこりや痛み，発赤などがないか乳房をチェックできるように指導する．

・授乳後に乳房の張りが残るときは，症状が改善するまで搾乳するよう促す．

・疲労はしばしば乳腺炎の誘因になるので，適宜休息をとるよう勧める．

・手指洗浄などの衛生管理ができるように支援する．

3 産褥期の排泄障害を抱える褥婦の看護

妊娠により骨盤底は脆弱化する．分娩期にはさらに胎児の娩出という大きな力が加わることで骨盤内臓器の支持組織がダメージをうけ，排泄機能に影響を及ぼしやすい．産褥期には，尿意の鈍化や尿閉，尿失禁・便失禁の発症リスクが高くなる．しかし，その多くは一過性であり，母体の復古とともに自然に軽快することが多い．

3.1 尿閉

尿閉のほとんどが数日以内に自然治癒するが，分娩後 12 時間以上持続する場合には，飲水や温水による外陰部洗浄を促したり，流水音を聞いたりして自然排尿を試み，自尿がなければ導尿を行う．その後，経時的に尿意と自尿の有無を観察する．また，水分摂取を促し，尿意がなくても 3〜4 時間ごとに排尿を促していく．

3.2 尿失禁・便失禁

産後にみられる尿失禁・便失禁も一過性であり，骨盤底の復古により自然に消失することが多い．骨盤底筋を強化して，腹部臓器の下垂を防いだり尿道や肛門を引き締める力を強くするための，骨盤底筋群の体操を紹介し，長期的に実施するよう促していく（図IV-6-1）．

尿失禁・便失禁は身体的な苦痛だけでなく，日常の生活活動を制限することにもつながり，心理的にも大きなストレスとなる．産褥期にはしばしばみられることや，多くが一過性の症状であることを説明し，苦痛が最小限になるよう支援していく必要がある．

3.3 脱肛・痔

分娩時の胎児による圧迫や努責などの影響により，脱肛や痔が生じたり悪化したりすることが多い．疼痛や浮腫が強い場合には，坐位をとる際に円座や産褥椅子を使用する．また，シャワー浴を行ったり適宜痔核を用手還納（表IV-6-3）することも，疼痛の軽減につながる．便秘は症状

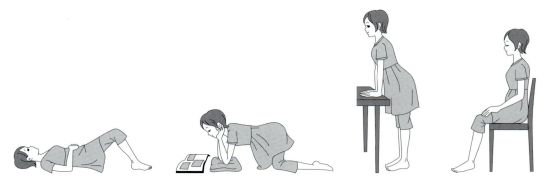

あおむけの姿勢　　四つんばいの姿勢　　机に手をついた姿勢　　椅子に座った姿勢

図IV-6-1　骨盤底筋群体操

上図のような，さまざまな姿勢で以下の体操を行う．
①肛門と腟を 5 秒間ぎゅっと引き締める．
②息を吐きながら力を抜いてリラックスする．
③①と②を 10 回繰り返すことを 1 セットとし，1 回に数セット行う．
出典：有森直子編：アセスメントスキルを修得し　質の高い周産期ケアを追求する．母性看護学II，周産期各論，p. 299，医歯薬出版，2015

表IV-6-3　痔核の自己還納の手順
①手洗いをし，清潔な手で行う
②示指・中指に軟膏か表面麻酔薬を少量とる
③力を抜いてリラックスしてもらい，示指・中指を痔核部分にあて，息を吐きながら，脱肛部をリング上に周囲からやさしく押し込むように還納する
④還納できたら肛門を引き締め，示指・中指でしばらく還納した部分を押さえる
⑤再び脱出してこないことを確認する

出典：村本淳子，高橋真理：ウィメンズヘルスナーシング　周産期ナーシング，第2版．pp. 202-205，ヌーヴェルヒロカワ，2011をもとに作成

を増悪させるので，便秘予防のための対処法について紹介し，セルフケアを促していく．

引用文献

1）NPO法人日本ラクテーション・コンサルタント協会：母乳育児支援スタンダード，第2版．p. 245，医学書院，2015．
2）文献1）に同じ，p. 247．
3）文献1）に同じ，p. 263．
4）文献1）に同じ，pp. 263-264．
5）文献1）に同じ，p. 264．
6）Caroline GA van Veldhuizen-Staas：Overabundant milk supply：an alternative way to intervene by full drainage and block feeding. International Breastfeeding Journal 2 (11)：1-5, 2007.
7）横尾京子，中込さと子，荒木奈緒：ナーシング・グラフィカ　母性看護学①母性看護実践の基本．p. 237，メディカ出版，2018．
8）公益社団法人日本助産師会　母乳育児支援業務基準検討特別委員会：母乳育児支援業務基準　乳腺炎．p. 25，日本助産師会出版，2015．
9）文献8）に同じ，p. 29．
10）文献8）に同じ，pp. 53-54．
11）文献8）に同じ，p. 57．

IV-7

スペシャルニーズを持つ褥婦の看護

産後の母親を取り巻く環境は核家族化や就労妊婦の増加などにより大きく変化しており，対象の背景を理解し，ニーズに合わせた支援を実施することが重要である．

1 精神障害（産後うつ病・愛着障害・精神疾患を含む）の褥婦の看護

産褥期に起こりやすい精神障害として，マタニティブルーズ，産後うつ病がある．マタニティブルーズになった褥婦は，その後に産後うつ病となりやすいため，出産後早期から褥婦の精神状態を十分に観察する．また，妊娠期より精神疾患を合併していることが明らかな場合は，妊娠期から養育環境の査定を行い，必要な場合は調整して出産を迎えるようにする．精神的に不安定な状態があれば，退院後も継続した支援ができるように体制を整える．

1.1 入院時の看護

入院中の進行性変化・退行性変化促進の支援に加えて，精神症状の把握を行う．特に，入院中はマタニティブルーズの症状を認めることがあり，抑うつ，涙もろさなどを認める場合はストレスが蓄積していることが考えられる．ストレスの原因となっていることを傾聴し，それに対する支援を行う．マタニティブルーズは産後うつ病に移行する可能性があるため，退院後も継続した支援を行う．

退院時までに家庭内養育について，以下のことをアセスメントする．

（1）褥婦の育児

精神障害がある褥婦は，夜間睡眠がとれないことで精神症状に影響を及ぼすことがある．そのため，睡眠状況と育児をあわせてアセスメントして，休息がとれるように配慮する．抗うつ薬等を内服している場合，母乳哺育か人工乳哺育にするか検討が必要となる．母乳分泌状態と精神状態，睡眠や疲労などをアセスメントして，どの哺育方法が褥婦の精神状態を維持しながら育児が行えるか検討する．精神状態が安定している状態で育児を行うには家族の支援が必須となる．夫や実母の協力体制も確認する．

（2）家族の支援状況

精神症状を安定させるために向精神薬を内服し，夜間の睡眠や日中の休息の確保が必要な褥婦

273

は，家族の支援が必要となる．また，育児不安が強く，精神症状が不安定な状態があれば，精神症状の観察と育児不安軽減のため家族にサポートしてもらうこともある．このような場合は，家族と育児・家事分担の調整を行う必要がある．褥婦の夫（パートナー），褥婦の実母もそれぞれの仕事や生活があり，育児だけに専念することが難しいこともある．また，夫や実母に負担がかかることで家族も身体的不調を起こすこともある．そのため，誰か一人に負担がかからないように，育児に関わる家族全員の考えなどを確認する．

(3) ソーシャルサポートの必要性

精神症状が不安定で育児よりも治療を優先したほうがよい褥婦，何らかの理由で家族関係も悪く支援が得られない褥婦は，出産後早期より地域との連絡を取りながら，保健師と連携し早期に家庭訪問して養育支援ができるような体制を整えることが必要となる．場合によっては，児童相談所，要保護児童対策地域協議会等と連携し新生児を施設で一時保護し，新生児の安全を確保する．

また，母親の精神状態によって，新生児に関心が向かない場合がある．新生児をかわいいと思えない，自分の子どもと思えないなどの新生児への否定的な感情表現をする場合もある．精神症状が不安定で自分のことに精一杯となっていて，新生児まで気持ちが向かない褥婦もいる．また，両親から小さいころに愛情を受けずに育てられた褥婦，虐待を受けて育った褥婦は，対人関係の形成に障害がある場合がある．このような母親は，新生児が泣いても対応しない，新生児に関心が持てないことがあり適切な養育が行えないこともある．このような褥婦の場合は，その両親や夫からのサポートも十分に得られない可能性がある．また，母親として新生児に関心が向くようになるまで時間がかかり，臨床心理士など専門家の支援が必要となる場合もある．

1.2　産後1ヵ月までの看護

褥婦は，産後2週から1ヵ月頃にメンタルヘルスの不調をきたすことが多い[1]ため，産後2週と産後1ヵ月に産婦健診が推奨され，行われるようになってきた．この健診で，退行性変化と進行性変化の診察を行うとともに，エジンバラ産後うつ病質問票（I-5章表I-5-6）を使い精神状態をアセスメントする．この精神状態が産後の生活状態や育児状況と関連していないか確認し，原因となっていることがあればそれを解消できるように丁寧に話を聞き，具体的に説明し褥婦ができるように支援し，心理的ゆとりをもって育児ができるように子育ての助言を行う．また，眠れていない，疲れている場合には家族の支援が得られるように調整を行う．産前産後サポート事業・産後ケア事業を行っている行政もある．産前産後サポート事業は自宅に来て沐浴などの育児支援が得られ，産後ケア事業は宿泊型を利用すると産婦人科医院や助産院などの医療機関に入院し支援を得られる．これらの事業は褥婦が住む市町村の保健師と連携して利用手続きを進めるようにする．退院から産後1ヵ月までは，母親の身体的負担，心理的負担が大きくなる時期であり，医療機関と保健所・保健センターが双方から適切なサポートが得られるように調整を行う必要がある．

1.3　継続看護

保健所・保健センターの支援が早期から必要な褥婦，産婦健診で育児不安が強い褥婦，精神的な不調がある褥婦，家族の支援体制が得られない褥婦，養育環境が整わず虐待する可能性がある褥婦と家族，愛着障害があり子どもの養育に問題が生じる可能性がある褥婦と家族などは，地域

と連携し支援を行う必要がある．近年問題となっている乳幼児の虐待予防も含め，精神疾患合併の褥婦だけではなく養育環境に問題がある褥婦は地域とともに切れ目ない支援を行うようにする．

2 若年の褥婦への看護

10代の母親は，母親の身体の未熟性に起因する切迫早産，胎児発育不全等の合併症をおこしやすい．また，親やパートナーに相談できないために未受診であることもあり，施設外で陣痛発来し突然病院を受診し出産するという飛び込み分娩をしたり，なかには生まれた新生児を遺棄することもあり，社会的な問題も起きやすい．虐待により死亡した子どもの母親は，養育能力が不足していることも多く，経済的基盤ができていない，親からの支援が受けられないなど社会経済的な問題を含んでいる事例が多い[2]．そのため，若年出産した母は出産直後よりも，育児をしていく中で蓄積されたストレスから虐待をおこすケースもあり，市町村（母子保健担当部署）や医療機関などの支援を通じて孤立しないように継続した支援を実施する必要がある．若年の妊婦は，要保護児童対策地域協議会において特定妊婦として登録し，継続的に支援を行う対象である．妊娠期だけではなく，飛び込み分娩等でも若年の褥婦がいることを認知した時点で，医療・保健・福祉で連携した支援を開始することが必要である．

3 高年の褥婦への看護

高年初産婦の特徴として，一般的に妊娠高血圧症候群や切迫早産の頻度が高くなる．また，分娩経過は遷延する傾向があり，それに伴い分娩時出血量が多くなる．高年の褥婦の疲労は，産後1ヵ月頃がピークといわれている．また，子どもへの愛情と母親としての実感と育てる責任の自覚という肯定的な気持ちがある一方で，子育てへの不安，母乳哺育への心配や焦り，体力のなさの自覚と生活に慣れるのが緩慢であることを実感している．産後1ヵ月の高年褥婦に認める身体症状は，肩こり，腱鞘炎，腰背部痛などである．これらのことから，高年の褥婦への保健指導として，妊娠期より産後の育児支援体制の調整を行い，必要時保健師と相談しながら社会資源の活用を勧め，疲労蓄積しないように環境を整えること，また継続的に育児相談できる場を提供することで母乳哺育への不安軽減と精神的な安定を図ること，腰背部痛や腱鞘炎の予防のために負担のかからないポジショニングや日常生活内でできる体操などを伝えていくことは有効である[3]．

4 経済的問題のある褥婦への看護

経済的問題がある褥婦の背景としては，若年での中絶歴，妊娠中の耐糖機能異常，妊娠貧血，性感染症（クラミジア感染症等），精神疾患合併等の問題を抱えていることがあるとの報告がある[4]．また，両親学級に参加しない，喫煙率が高いなど妊娠に望ましくない生活を過ごしてきた褥婦も多い．新生児は生後1ヵ月健康診査での母乳栄養率が低く，保健センターの継続支援を得ていることが多い．また，非正規雇用の比率が高く，安定した収入が得られず，低収入で食生活が乱れやすいことから，耐糖機能異常や妊娠貧血，産後の母乳分泌不足への影響が推測される．

また，家庭背景もシングルマザーや離婚歴のある母親の占める割合が高く，家族の支援体制が整えにくい.

　経済的な問題の解決策としては，公的な制度としての生活保護制度がある. 居住地の福祉事務所に相談し，保護の申請をして認められれば，生活を営む上で必要な各種費用に対応して扶助される. 日常生活に必要な生活扶助や出産扶助は定められた範囲内で実費支給される. 出産扶助は自宅で産んだ場合や指定施設以外で産んだ場合の生活保護法による援助であるが，それとは別に，経済的な理由で病院での出産が困難な妊産婦を対象とする制度として児童福祉法第22条による入院助産制度があり，本人からの申請があった場合に出産にかかる費用を公費で負担する. 市町村で助産施設として認可している病院等においてその出産費用を助成する制度もある. しかし，経済的に問題のある褥婦は，生活に困窮していてもその社会制度の存在を知らないことが多く，相談窓口を知らずに適切な社会保障を受けられていない. 経済的問題は，産後うつ病や虐待につながることから，公的な社会保障制度を適切に受け褥婦の生活を整え，母児が健康に過ごせるように，さらに，適切な養育環境の提供につながるように妊娠期から継続して調整する必要がある.

5　ソーシャルサポートに問題のある褥婦への看護

　ソーシャルサポートに問題がある褥婦には，実際に支援者がいない褥婦，支援者がいても関係性が悪く頼むことができない褥婦，相談相手や子育ての仲間がいない褥婦などが含まれる.

　支援者がいない褥婦は，未婚（シングルマザー），実母が高齢のため頼むことができない，支援者が遠方に住んでおり里帰りすることも手伝いに来てもらうこともできないという場合などがあり，保健師やソーシャルワーカーと連携し，出産後から支援が得られるように，産前・産後ヘルパー派遣事業の活用，経産婦の場合は上の子を保育園で預かるサービスの活用を検討する.

　家族がいても関係性が悪く家族に頼めないなど，家族が支援者としての役割ができない場合もある. このような褥婦は，生育歴から親との関係が悪いことが多く，家族に頼むことで精神状態に影響が出る場合もあるため，看護職者は，産前・産後ヘルパー派遣事業や後述する産後ケア事業等の活用ができるように保健師と調整する.

　支援を得られず，疲労，睡眠不足，不安感，抑うつ状態となった褥婦には，産後ケア事業の活用を勧める. 産後ケア事業は，助産師等の看護職者が中心となり，母子に対して，母親の身体的回復と心理的な安定を促進するとともに，母親自身がセルフケア能力を育み母子とその家族が健やかな育児ができるよう支援することを目的としている. 具体的な支援としては，母親の身体的な回復のための支援，授乳の指導及び乳房のケア，母親の話を傾聴する等の心理的支援，新生児及び乳児の状況に応じた具体的な育児指導，家族等の身近な支援者との関係調整，地域で育児をしていく上で必要な社会的資源の紹介等を行う. 医療機関を退院後，支援者を必要とする褥婦への支援としては，保健センターや子育て世代包括支援センターと連携し産後ケア事業の活用を勧める.

引用文献
　1）竹原健二，立花良之：我が国の妊産婦における妊娠20週から産後3か月までの産前・産後うつの割合とそ

の推移．第 73 回日本公衆衛生学会総会抄録集，p. 286，2014.

2）厚生労働省：子ども虐待による死亡事例等の検証結果等について（第 14 次報告）．https://www.mhlw.go.jp/stf/seisakunitsuite/bunya/0000173329_00001.html（2019 年 7 月 1 日アクセス）

3）森恵美：高年初産婦に特化した産後 1 か月までの子育て支援ガイドライン．https://www.n.chiba-u.jp/mamatasu/doc/guidelines_fix.pdf（2019 年 7 月 1 日アクセス）

4）竹内一，佐藤洋一，山口英里，他：子どもへの貧困の影響．佛教大学総合研究所協働研究成果報告論文集 5：173-207，2017.

索　引

A–Z

AFI　32, 71, 121
appropriate-for-dates（AFD）児　168
ART　77
asymmetrical type　78
AYA　97
Beckwith-Wiedermann 症候群　142
BTB　134
B 型肝炎ウィルス　67
B 群溶血性連鎖球菌（B 群溶連菌）　67, 228
CTG　31
C 型肝炎ウィルス　67
DIC　135
DOHaD 説　49
Dubowitz 法　186
EENC　209
EPDS　76
FCC　227
FGR　78
FHB　6
FHS　6
FSH　2
GBS　219, 228
GDM　12, 86
GnRH　2
GS　6
HbF　171
HDP　84
heavy-for-dates（HFD）児　168
HELLP 症候群　64, 86
HIV　67
hPL　5
HTLV-1　68
IgA　176
IGFBP-I　134
IgG　175
IgM　176
LH　2
light-for-dates（LFD）児　168
M 字型　24
MVP　32, 71, 121
NCPR　163, 211
NICU　153, 217, 224

Non-REM 睡眠　206
not doing well　219, 228
NRFS　139
NST　31
REEDA スコア　243
REM 睡眠　206
Rh（D）　74
RPOC　258
small-for-gestational age（SGA）児　168
SMBG　87
State　190
symmetrical type　78

ア 行

愛着　235
アクティブ・チェア　128
アプガースコア　185
アランチウス管　20, 173
アレルギー歴　159
アンビバレンス　23
育児支援チェックリスト　76
育児準備　57
育児用品　58, 59
移行乳　239
異所性妊娠　6, 72
一絨毛膜一羊膜　77
一絨毛膜二羊膜　77
1ヵ月健康診査　254
一過性徐脈　114
一過性頻脈　114
溢乳　199
インスリン抵抗性　12
院内助産　57
陰囊水腫　169
インフォームドコンセント　150
ウェルニッケ脳症　62
うっ滞性乳腺炎　258
産声　172
栄養膜細胞　4
会陰裂傷　262
エジンバラ産後うつ病質問票　76, 264
エストラジオール　5
エストリオール　5
エストロゲン　3
エルブ麻痺　183

（新生児の）嚥下　176
円座　267, 271
応形機能　106, 115
黄体　3
黄体形成ホルモン　2
黄疸　177, 215
オートクリンコントロール　239
オキシトシン　113
悪露　239

カ 行

外陰部の清潔　52
外診　117
化学的流産　97
過期産児　167
過強陣痛　133, 141
核黄疸　215
過成長症候群　142
仮性メレナ　230
家族計画　253
家族中心ケア　227
家族ライフサイクル　46
褐色脂肪組織　174
化膿性乳腺炎　259
カフェイン　50
カンガルーケア　207
鉗子分娩　110
間接ビリルビン　195
感染症　88
顔面神経麻痺　183
器官形成期　13
規則授乳　200
基礎体温　6
喫煙　50
気道確保　161
基本的生活行動　151
吸引分娩　110, 152
急速遂娩　139, 151
吸啜　176
吸啜刺激　266
吸啜反射　200
共圧陣痛　109, 111
巨大児　218, 227
緊急コール体制　160
緊急帝王切開　161
クーバリエ徴候　136
グスマン法　131

クラミジア　68
クルンプケ麻痺　183
頸管裂傷　152
経産道感染　88
経産婦　2, 102
経妊婦　2
経皮的動脈血酸素飽和度　191
月経の停止　6
血糖値　178
原始反射　180
原始卵胞　2
顕微授精　96
抗Dヒト免疫グロブリン　75
（基礎体温の）高温相　6
交換輸血　216
口腔の清潔　52
後陣痛　239
光線療法　216
高年初産婦　95, 275
肛門括約筋　262
極低出生体重児　167
骨産道　104, 117
骨盤底筋群　261
骨盤底筋群体操　263, 271
骨盤誘導線　119
子ども虐待　47
ゴナドトロピン放出ホルモン　2
（妊婦への）個別指導　48

サ　行

サーモンパッチ　193
臍静脈　20
臍静脈　22
臍帯　193
臍帯血液ガス分析　211
ザイツ法　131
臍動脈　15, 22
サイトメガロウィルス　67
サイナソイダルパターン　115
鎖骨骨折　184
産科DIC　148
産科DICスコア　136
産科危機的出血　148
産後うつ病　47, 263, 273
産後ケア事業　255, 274, 276
産後入院　236
産褥椅子　271
産褥期　234
産褥精神病　264
産褥熱　240, 260
産前休業　90
産前産後サポート事業　274
産徴　8, 108
産痛　112

産痛への自然な対応　158
産道　104
産婦のニーズ　122
産瘤　115, 152, 182, 192
子癇　86, 137, 160
弛緩出血　143, 154
時間授乳　200
子宮峡部　8
子宮頸部　8
子宮口全開大　108
子宮収縮抑制薬　89
子宮体部　8
子宮内胎児死亡　136
子宮内反症　144
子宮破裂　146
子宮復古　120, 238
子宮復古不全　257
自己血糖測定　66, 87
死産　102
至適温度環境　225
至適体重増加量　29
児頭骨盤不均衡　131
児頭周囲径　141
児頭大横径　33
シムス位　54
若年妊娠　28, 95
周産期　166
周産期うつ病　263
（妊婦への）集団指導　48, 49
絨毛膜　21
絨毛膜羊膜炎　70, 141
受精　3
受精能　3
受精卵　2
出産・育児準備物品　58
出産体験　129
出産体験の意味づけの援助モデル
　129
出産のふり返り　56
出産場所　57
出生連絡票　255
授乳姿勢　267
常位胎盤早期剥離　33, 84, 135,
　141
小泉門　169
静脈管　20, 173
静脈血栓塞栓症　62
初回排尿排便　205
初期嘔吐　199
褥婦　234
初産婦　2, 102
ショック指数　148
ショック症状　159
ショック体位　154

初乳　239
初妊婦　2
自律授乳　200
シルバーマンスコア　186
進行性変化　238
新生児一過性多呼吸　172, 213
新生児仮死　211
新生児期　166
新生児呼吸窮迫症候群　214
新生児集中治療室　217, 224
新生児循環　172
新生児遷延性肺高血圧症　172,
　214
新生児蘇生　153, 211
新生児聴覚スクリーニング検査
　196
新生児の血糖値　194
新生児の心音　191
新生児メレナ　220
新生児薬物離脱症候群　182
真性メレナ　220, 230
身体測定　194
陣痛　103
陣痛発来の機序　109
水平感染　229
髄膜炎　228
健やか親子21（第2次）　48
生活保護制度　276
正期産児　167
精子　3
成熟度評価　186
成熟卵胞　2
正常妊娠　2
生殖補助医療　77, 96
成人T細胞白血病ウィルス　68
精神疾患合併妊婦　92
精神症状の評価　157
性生活　54
成乳　239
性別判定　169
生理的黄疸　195
生理的体重減少　179, 195
生理的体重増加　179
切迫早産　69, 88
切迫流産　68, 88
遷延分娩　108
前期破水　71
前置胎盤　33, 145
先天性代謝異常　196
早期必須新生児ケア　209
早期皮膚接触　158
早期母子接触　207, 251
早期離床　266
早産　69, 88

早産期　153
早（期）産児　167, 217, 224
双胎（胎児）間輸血症候群　78
早発型敗血症　219
ソーシャルワーカー　75
側彎反射　181
祖父母学級　55

タ　行

胎位　107
（産婦の）体位　119
（褥婦への）退院指導　251
体温喪失　202
胎芽　2
体外受精　96
胎向　107
退行性変化　238
胎児　2
胎児 well-being　31
胎児期　166
胎児機能不全　86, 139
胎児循環　15, 172
胎児心音　6
胎児心拍数　36
胎児心拍数基線　31, 114
胎児心拍数基線細変動　31, 114, 139
胎児心拍数陣痛図　31
胎児心拍数モニタリング　161
胎児心拍動　6
胎児発育不全　78, 84
胎児付属物　2
胎児ヘモグロビン　171
（妊婦の）体重管理　50
胎勢　107
大泉門　169, 192
胎動　6
胎内感染　38
胎嚢　6
胎盤剥離徴候　109
胎盤娩出　120
胎便吸引症候群　213
多職種によるサポート　75
多胎妊娠　89
脱肛　271
タッチング　129
脱落膜　5, 21
単純性血管腫　193
単純ヘルペスウィルス　67
男女雇用機会均等法　26
父親役割獲得　44
遅発一過性徐脈　139
遅発型敗血症　219
着床　2, 4

中性温度環境　174, 225
中大脳動脈最高血流速度　74
超低出生体重児　167
直接ビリルビン　195
直腸温　191
直腸腟瘻　263
鎮痛方法　163
つわり　81
帝王切開　110, 152, 161
低血糖　215, 229
低出生体重児　167, 217, 224
ディベロップメンタルケア　181, 225
停留精巣　169
頭蓋内出血　221, 230
頭血腫　152, 182, 192
糖代謝異常　142
同調（entrainment）　248
頭殿長　33
糖尿病合併妊娠　38
糖負荷試験　65
動脈管　20, 173
動脈管開存症　222, 231
透明帯反応　4
トキソプラズマ　67
特定妊婦　92, 95, 275
特定不妊治療支援事業　96
飛び込み分娩　275
ドライテクニック　203

ナ　行

内診　117
軟産道　105, 117, 155
二絨毛膜二羊膜　77
二層性胚盤　4
入院助産制度　276
乳児期　167
乳児用液体ミルク　201
乳腺炎　269
乳頭トラブル　267
乳房マッサージ　258
尿失禁　261, 271
尿閉　261, 271
妊娠　2
妊娠悪阻　61, 80
妊娠期間　6
妊娠高血圧症候群　62, 77, 84
妊娠性貧血　89
妊娠線　13
妊娠糖尿病　12, 38, 64, 86
妊娠反応陽性　6
妊娠リスクスコア　80
妊婦　2
妊婦健康診査　35

妊婦のシートベルト着用　54
年齢階級別労働力率　24
脳梗塞　148
脳出血　147
脳性麻痺　142
脳卒中　146
望まない妊娠　76
ノルアドレナリン　113
ノンストレステスト　31

ハ　行

把握反射　180
バース・スツール　128
バースセンター　57
バースプラン　55
バースレビュー　250
敗血症　228
肺サーファクタント　15, 171
排泄　51, 177
梅毒　68
胚盤胞　4
排卵　3
ハイリスク妊娠　28, 80
播種性血管内凝固　135
破水　108
破水感　134
発育卵胞　2
発生週数　6
母親・両親学級プログラム　56
母親学級　55
母親役割獲得　23, 42
バリア機能　203
パルスオキシメーター　213
パルボウィルス B19　68
板状硬　135
光環境　206
微弱陣痛　133
ビショップスコア　105
非対称性緊張性頸反射　180
ビタミン K　201, 220
ヒト胎盤性ラクトーゲン　5
ヒト免疫不全ウィルス　67
ビリルビン　177
貧血　11
風疹　67
不規則抗体　74
（分娩時の）腹圧　103
ブラゼルトン新生児行動評価　188
フリードマン曲線　118
プロゲステロン　3
分娩　102
分娩監視装置　150
分娩麻痺　183

分娩誘発　152
βエンドルフィン　112
ベセスダシステム　97
便失禁　262, 271
娩出力　103
変動一過性徐脈　139
膀胱神経麻痺　261
帽状腱膜下出血　182
（妊婦への）保健指導　47, 58, 59
母児異室制　202
母子感染　88
ポジショニング　245
母子相互作用　248
母子同室制　201, 208, 251
母性意識　40
母体搬送　162
ボタロー管　20, 173
没入感情　249
母乳育児　235
母乳性黄疸　216
哺乳反射　180
母乳不足　267
母乳不足感　267
母乳分泌過多　267

母乳分泌不全　267
ボンディング障害　235

マ 行

マイクロバブルテスト　214
マイナートラブル　80
麻酔からくる合併症　162
マタニティウェア　52
マタニティビクス　55
マタニティブルーズ　47, 263, 273
マタニティヨーガ　55
マルチウス法　131
ミニマルハンドリング　214, 230
無呼吸　191
沐浴　203
モロー反射　180
モントゴメリー腺　10

ヤ 行

有効陣痛　118
癒着胎盤　145
羊水　108
羊水インデックス　32
羊水過少　71

羊水過多　71
羊水塞栓症　149
羊水ポケット　32
腰椎麻酔直後の変化　162
要保護児童対策地域協議会　94,
　274
羊膜　21

ラ 行

ラッチ・オン　245
卵円孔　20, 173
卵黄嚢　5
卵胞　2
卵胞刺激ホルモン　2
リード理論　113
流産　68, 88
両親学級　55
旅行　53
臨床心理士　75
臨床的絨毛膜羊膜炎　134
ルービン　23, 242
レオポルド触診法　35
レジリエンス（回復力）　75
労働基準法　26

執筆者一覧 (執筆順)

入 山 茂 美　名古屋大学大学院医学系研究科看護学専攻（まえがき，II-1，III-3）

大 林 陽 子　三重大学大学院医学系研究科看護学専攻（I-1，I-6，I-4・I-7 導入文）

安 田 孝 子　浜松医科大学医学部看護学科（I-2 章 1・2）

千 葉 陽 子　京都看護大学看護学部（I-2 章 3・4，I-7 章 2～5）

渡 邊 浩 子　大阪大学大学院医学系研究科保健学専攻（I-3）

白 石 三 恵　大阪大学大学院医学系研究科保健学専攻（I-4 章 1・2）

真 野 真紀子　社会医療法人杏嶺会一宮西病院（I-4 章 3）

木 全 美智代　名古屋第一赤十字病院総合周産期母子医療センター・バースセンター（I-4 章 3）

牛 田 貴 文　名古屋大学大学院医学系研究科産婦人科学講座（I-5 章 1.1～1.4，II-5 章 1.1・1.2・1.5・3.2）

今 井 健 史　名古屋大学大学院医学系研究科産婦人科学講座（I-5 章 1.5～1.9，II-5 章 3.1・3.3）

小 谷 友 美　名古屋大学医学部附属病院総合周産期母子医療センター（I-5 章 1.10，II-5 章 1.3・1.4）

山 本 英 子　名古屋大学大学院医学系研究科医療行政学講座（I-5 章 1.10，II-5 章 1.3・1.4）

小 林 知 子　名古屋大学大学院医学系研究科産婦人科学講座（I-5 章 1.11・1.12・2，II-5 章 2）

新 井 陽 子　北里大学看護学部（I-7 章 1，IV-7）

武 田 江里子　浜松医科大学大学院医学系研究科看護学専攻（II-2，II-3）

濱 嵜 真由美　宮崎県立看護大学別科助産専攻（II-4）

野 口 真貴子　日本赤十字看護大学（II-6）

中 根 直 子　日本赤十字社医療センター看護部（II-7）

伊 藤 直 樹　帝京大学医学部小児科（III-1，III-2）

井 關 敦 子　岐阜大学医学部看護学科（III-4）

古 川 陽 介　元帝京大学医学部小児科（III-5）

森 田 清 子　帝京大学医学部小児科（III-6）

清 水 いづみ　中部大学生命健康科学部保健看護学科（III-7 章 1・2・4）

小 野 里 衣　名古屋大学大学院医学系研究科博士後期課程（III-7 章 3・5）

河 村 江里子　大垣市民病院看護部，名古屋大学大学院医学系研究科博士後期課程（III-7 章 6・7）

春 名 めぐみ　東京大学大学院医学系研究科健康科学・看護学専攻（IV-1，IV-2，IV-3）

安 積 陽 子　北海道大学大学院保健科学研究院（IV-4）

森 山 佳 則　名古屋大学大学院医学系研究科産婦人科学講座（IV-5）

川 田 紀美子　九州大学大学院医学研究院保健学部門（IV-6）

《編者紹介》

入山茂美
いりやましげみ

    2006 年 東京大学大学院医学系研究科国際保健学専攻博士後期課程修了
    現　在　名古屋大学大学院医学系研究科看護学専攻教授, 博士 (保健学)

春名めぐみ
はるな

    1998 年 東京大学大学院医学系研究科国際保健学専攻博士後期課程修了
    現　在　東京大学大学院医学系研究科健康科学・看護学専攻准教授, 博士 (保健学)

大林陽子
おおばやしようこ

    2015 年 名古屋大学大学院医学系研究科看護学専攻博士後期課程単位取得満期退学
    現　在　三重大学大学院医学系研究科看護学専攻准教授, 博士 (看護学)

現代の母性看護 各論

2019 年 12 月 25 日　初版第 1 刷発行

定価はカバーに
表示しています

編　者	入　山　茂　美
	春　名　めぐみ
	大　林　陽　子
発行者	金　山　弥　平

発行所　一般財団法人　名古屋大学出版会
〒 464-0814　名古屋市千種区不老町 1 名古屋大学構内
電話 (052) 781-5027 / FAX (052) 781-0697

© Shigemi IRIYAMA, et al., 2019　　　　　　Printed in Japan
印刷・製本 亜細亜印刷㈱　　　　　　ISBN978-4-8158-0974-4
乱丁・落丁はお取替えいたします.

JCOPY 〈出版者著作権管理機構　委託出版物〉
本書の全部または一部を無断で複製 (コピーを含む) することは, 著作権
法上での例外を除き, 禁じられています. 本書からの複製を希望される場
合は, そのつど事前に出版者著作権管理機構 (Tel：03-5244-5088, FAX：
03-5244-5089, e-mail：info@jcopy.or.jp) の許諾を受けてください.

入山茂美／春名めぐみ／大林陽子編
現代の母性看護 概論

B 5 判・224 頁・本体 2,700 円

現代社会で女性の生き方が多様化する中で，いかに母子の健康を支援するか．リプロダクティブ・ヘルスや母子統計などの基礎的事項だけでなく，生殖医療やシングルマザーなどの現代的な課題も取り上げ，保健分野を含め最新かつ必要な事項を盛り込んだ本書は，看護学生のテキストに最適．

菅沼信彦著
最新 生殖医療
—治療の実際から倫理まで—

A 5 判・242 頁・本体 3,600 円

生殖補助医療は身近になった一方で，進歩ゆえに生じた複雑な社会的・倫理的問題に直面している．本書は，最新の不妊治療法を詳しく述べるとともに，ES 細胞・iPS 細胞等の先端科学技術の応用や，代理母・配偶子提供などが抱える現代的課題も取り上げ，その光と影の両面をわかりやすく解説する．

長屋昌宏著
新生児 ECMO
—臨床の手引き—

A 5 判・200 頁・本体 4,600 円

高度な呼吸循環障害に陥った新生児の肺や心機能を補助する ECMO について，第一人者が豊富な臨床経験に基づいてわかりやすく解説する．ECMO の開始から離脱までの実技，維持管理の実際はもちろん，基礎知識や今後の課題をも網羅した，医師・臨床工学技士・看護従事者必携の書．

ジェニー・ストロング他編　熊澤孝朗監訳
痛み学
—臨床のためのテキスト—

B 5 判変型・578 頁・本体 6,600 円

痛みに取り組むための国際的テキストの邦訳新版．医療の現場では避けて通れない痛みのメカニズム・評価・マネジメント，痛みと心理・生活スタイル等を包括的に解説し，エビデンスに基づいた効果的な介入・治療を促す．作業療法士・理学療法士ほか，痛みの治療・研究に携わる人に．

鈴木富雄／阿部恵子編
よくわかる医療面接と模擬患者

A 5 判・192 頁・本体 1,800 円

医療面接の基本知識と，医療面接の実習の場で患者役を演じる“模擬患者”になるための方法や具体的な実習の進め方を，第一線の執筆陣が最新の情報を盛り込みながら，やさしく解説する．医学・歯学・薬学・助産・看護分野のシナリオ集も掲載した，今日から練習に使える一冊！

下野恵子／大津廣子著
看護師の熟練形成
—看護技術の向上を阻むものは何か—

A 5 判・264 頁・本体 4,200 円

日本の病院と教育の現状から考える——．わが国の看護師の熟練形成がうまくいっていないのはなぜか．看護師は本当に不足しているのか．医療と看護の現在を，各種調査にもとづく国際比較や内在分析から冷静に捉え，真の“医療崩壊”を防ぐために，看護師の仕事とスキルアップを支援する制度を提言．

原田正文著
子育ての変貌と次世代育成支援
—兵庫レポートにみる子育て現場と子ども虐待予防—

B 5 判・386 頁・本体 5,600 円

世界的にも稀な大規模で信頼性の高い子育て実態調査の結果を，過去の調査と比較しつつ丹念に分析．ここ 20 数年間での子育ての急速な変貌とその課題を明らかにする．精神科小児・思春期臨床の視点やストレス理論，心の発達理論なども踏まえ，母親に必要な支援および子ども虐待の予防策を探る．